营养配膳员职业技能培训丛书

常见疾病膳食营养案例

主编 袁继红 李海燕 杨 莉

科学出版社

北 京

内 容 简 介

本书共 12 章，系统解读了临床常见疾病膳食营养案例，包括呼吸、心血管、消化、肾脏、血液、内分泌与代谢、风湿免疫、神经系统、普通外科、肝胆胰外科、眼科、口腔科疾病。以典型案例为切入点，介绍了相关疾病的特点、营养风险筛查、营养评估、动机性访谈、膳食治疗原则，以及相关的健康教育、知识链接。注重治疗过程中的心理护理、营养健康知识宣教，提高患者对疾病的认知度，了解存在的营养问题。

本书实用性和可操作性强，可供临床专科护士、营养配膳从业人员、医学院校学生及相关人员职业培训机构培训使用。

图书在版编目（CIP）数据

常见疾病膳食营养案例 / 袁继红，李海燕，杨莉主编 . -- 北京：科学出版社，2025.4. -- ISBN 978-7-03-080365-8

Ⅰ . R151.4

中国国家版本馆 CIP 数据核字第 2024TV5716 号

责任编辑：郝文娜 / 责任校对：张　娟
责任印制：师艳茹 / 封面设计：吴朝洪

科 学 出 版 社 出版

北京东黄城根北街 16 号
邮政编码：100717
http://www.sciencep.com

三河市春园印刷有限公司印刷

科学出版社发行　各地新华书店经销

*

2025 年 4 月第 一 版　开本：710 × 1000　1/16
2025 年 4 月第一次印刷　印张：15 1/2
字数：284 000

定价：68.00 元
（如有印装质量问题，我社负责调换）

主编简介

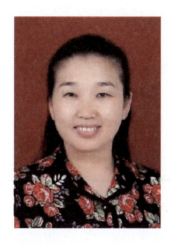

　　袁继红　中国人民解放军总医院第一医学中心营养室主任，注册营养技师，资深营养配膳管理专家。中国健康管理协会理事，中国健康管理协会膳食营养健康分会常务副会长兼秘书长，中国营养学会膳食与烹饪营养分会副主任委员，中国研究型医院学会后勤分会理事。在全国率先倡导营养配膳员专业化、规范化培训。

　　主编《医院膳食运行规范》上下册、《膳食营养与治疗护理手册》；牵头编写《医疗机构营养配膳员操作规范》团体标准；主创"一例胃癌患者的治疗膳食始末"获"2014年全国品管圈大赛"一等奖；在国内核心期刊发表论文 5 篇，在 SCI 收录期刊发表学术论文十余篇。

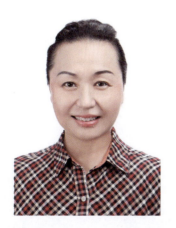

　　李海燕　主任护师，硕士研究生指导老师，中国人民解放军总医院第一医学中心心血管大内科护士长，国内知名护理专家。国家心血管病专家委员会护理专业委员会副主任委员，中华护理学会心血管护理专业委员会委员，"中国标准化病人"教指委员会专家委员，全国护理职业技能大赛裁判组长，《中华急危重症护理杂志》审稿专家、中国健康管理学会膳食营养健康分会常务理事。从事临床一线护理管理和教学工作 40 余年，在心血管危重症救治、冠心病二级预防管理，护理规范化培训、护理技能训练考核等方面有很深的造诣，连续 10 年举办国家级继教项目"心血管病风险管理及标准化创新培训班"，兼任中华护理学会、北京护理学会专科护士基地负责人，教学满意度、竞赛成绩全国排名位居前列。曾获解放军医学院教学技能竞赛二等奖、教学成果一等奖，军队教学成果三等奖，全军护理学术年会一等奖，中华医学会心血管年会优秀论文二等奖，主编、副主编专著、专科护理教材 15 部，发表学术论文 40 余篇。

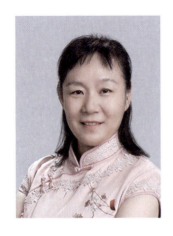

杨　莉　解放军总医院第一医学中心肝胆胰外科医学部护士长，副主任护师。中国抗癌协会肝胆肿瘤整合护理专委会副主任委员，中国研究型医院学会护理教育专业委员会委员，中国人口文化促进会健康教育服务分会常务委员，从事临床护理与教学工作 30 余年，对肝胆胰外科疑难重症患者的护理临床管理具有丰富的经验。主持军队重大课题 1 项、参与军事课题 1 项，医院课题 2 项，获军队医疗成果三等奖 2 项，获专利 7 项。获解放军总医院"护理创新奖"和中国研究型医院护理分赛"中研杯"二等奖；国家二级健康管理师、老年照护培训师，全军重症监护班授课教师。参编书籍 10 余部，发表论文 20 余篇，SCI 期刊收录论文 1 篇。

编著者名单

主　编　袁继红　李海燕　杨　莉

副主编　邢　爽　宋超群　胡　鑫

编著者　（以姓氏笔画为序）

王　彬	王　瑛	王　超	王玉娟	王麦换
王德红	方　翠	龙玲玲	白圆圆	白嘉鹤
邢　爽	吕仙荣	乔　娜	任　梦	刘　娜
刘　霄	刘秋玉	孙丰晴	李　冰	李　钰
李玉涵	李晓兰	李海燕	杨　妃	杨　莉
肖韩梦	宋超群	张　力	张　磊	张正伟
张艳燕	周　静	孟俊华	赵庆华	胡　鑫
侯彩平	姜黎黎	袁继红	聂一豪	夏一雪
高　琳	徐焕英	唐旭迎	黄利杰	彭雅倩
董丽杰	谢　萍	腾源源	潘立茹	薛云娜

前　言

随着人民生活水平的提高，我国居民健康和营养状况不断改善，居民平均预期寿命持续增长。《中国居民营养与慢性病状况报告（2020年）》显示，2019年高血压、糖尿病、高胆固醇血症、慢性阻塞性肺疾病患病率和癌症发病率与2015年相比有所上升；疾病防治中心（CDC）研究我国居民慢性病状况也显示，吸烟、过量饮酒、身体活动不足和高盐、高油、高糖、高脂等不健康生活方式是慢性病发生、发展的主要危险因素，可见防控慢性病、合理安排膳食、提高营养水平，促进全民健康，依然任务艰巨。

本书遵照《"健康中国2030"规划纲要》要求，参照我国控制慢性病治疗最新研究进展，注重基础理论与临床实践应用技能相结合，以临床案例为切入点，介绍常见疾病膳食营养，汇集包括呼吸、心血管、消化系统、肾脏、血液、内分泌与代谢、风湿免疫、神经系统、普通外科、肝胆胰外科、眼科、口腔科疾病等临床常见疾病，系统解读这些常见病和多发病的发病、预防、治疗和康复与营养膳食的密切关系，以及如何进行营养风险筛查、营养评估并有针对性地制订膳食营养治疗方案与原则。同时强调要重视治疗过程中患者的心理护理，全程跟进多维度的营养健康知识宣教，以提高患者对疾病的认知度和对营养健康的认知水平，积极改善生活方式，践行合理膳食营养，提升对膳食营养治疗的依从性，有效促进身心健康。本书由解放军总医院第一医学中心、解放军总医院服务保障中心、山东省聊城职业技术学院、重庆松山医院、成都中心医院、北京卫戍区朝阳区第十离职干部休养所等单位的营养膳食管理专家、资深临床护理专家、业务骨干及临床医师共同编撰完成。国际营养科学联盟院士、青岛大学营养学首席科学家李铎教授给予了殷切指导并审阅了书稿。本书适于临床专科护士、营养配膳从业人员、医学院校学生及相关职业培训机构培训使用。限于编者水平若书中存不足，恳请各位读者予批评指正。

解放军总医院第一医学中心

袁继红　李海燕　杨　莉

2025年1月

目 录

第 1 章

慢性阻塞性肺疾病

学习目标

掌握慢性阻塞性肺疾病患者的营养治疗原则、健康宣教内容。应用 AIDET 沟通模式。提高患者健康膳食依从性。结合营养配膳医嘱，为患者制订个体化食谱。

一、概述

慢性阻塞性肺疾病（chronic obstructive pulmonary disease，COPD）简称慢阻肺，其特征是持续存在的呼吸系统症状和气流受限，通常与显著暴露于有害颗粒或气体的气道和（或）肺泡异常有关，导致持续性呼吸道症状和气流受限，且伴有心血管、肌肉骨骼、代谢和心理等方面的疾病或症状。

COPD 患病率、病死率居高不下，2018 年发布的资料显示我国 COPD 占 40 岁以上人群的 13.7%，因肺功能进行性减退，严重影响患者的劳动力和生活质量，COPD 患者营养不良发生率高，导致呼吸肌和外周骨骼肌的肌力下降，严重影响患者的通气状况、活动能力和生活质量。美国营养学会指南提出，COPD 持续营养支持应该从患者入院开始直到出院后，应始终保证其摄入足够的热量但又不影响其呼吸功能。由于三大营养素中，碳水化合物的呼吸商最高，高碳水化合物饮食不仅消耗大量氧气而且产生大量二氧化碳，增加患者的通气负担，故有学者主张对 COPD 患者实施 COPD 总体治疗，目标是改善患者的临床症状和促进生活质量的提高。

二、典型案例

【场景】呼吸与危重症医学科病房。

【案例】

1. 患者女，65 岁。主因反复咳嗽、咳痰 8 年余，活动后喘息 4 年余入院。2016 年出现无明显诱因的咳嗽、咳白色黏痰，反复发作，当地医院确诊为"慢性支气管炎"，未给予特殊诊治。2020 年出现活动后喘息，伴胸闷、呼吸困难，未规律诊治。为求进一步治疗，2024 年 6 月门诊以"慢性阻塞性肺疾病"入院。

2. 职业：务农。

3. 既往史：高血压 10 余年。

4. 生活饮食习惯：平日喜食大米饭，每日大米摄入量 300g，脂肪、蛋白质摄入不足，口味偏重，重油重盐、喜食微辣，偶食腌制小菜，蔬菜摄入正常，偶尔吃水果，饮食结构较单一。

5. 人体体格测量：身高 155cm，体重 55kg。

6. 劳动强度：轻体力劳动。

7. 运动方式：无规律运动的习惯，每天运动＜ 1000 步。

8. 实验室检查：血清白蛋白 33.5g/L，血清前白蛋白 2.8g/L。

9. 辅助检查：双肺呼吸音粗，湿啰音。

10. 肺功能检查：①混合性通气功能障碍；②通气功能极度损害；③气道阻力明显增高；④肺周边弹性阻力明显增高；⑤支气管舒张试验阴性（绝对值 40ml，改善率 6.7%）。

11. 支气管镜提示：支气管镜下见多发支气管开口狭窄、闭塞，支气管黏膜充血、水肿伴炭末沉积。

12. 膳食医嘱：低盐低脂肪普通饮食。

【营养风险筛查】

1. 应用 24 小时膳食回顾法，对患者连续 3 天食物消耗量准确记录。

2. 体重指数（BMI）22.9kg/m^2。

3. 应用老年营养风险指数（GNRI）筛查，由于 COPD 急性发作期机体消耗增多，患者摄入蛋白质严重不足，血清白蛋白 33.5g/L，血清前白蛋白 2.8g/L，存在营养不良的风险。

【营养评估】

1. 饮食结构不合理，高盐饮食，三大营养素（包括碳水化合物、脂肪、蛋白质）比例搭配不均衡。

2. 粗粮摄入不足：应用饮食日志对患者饮食习惯实施评估，患者喜食米饭，以米饭、面条为主食，每日主食大于 250g，碳水化合物摄入过多。

3. 口味过重：重油重盐，摄入食盐＞ 10g/d。

4. 蛋白质摄入不足：食少量猪瘦肉和蛋、奶类，鱼类和虾类等优质蛋白摄入极少。

5. 果蔬摄入偏少：新鲜绿叶蔬菜、水果、富含膳食纤维的食物摄入不足。

6. 生活规律，平日无运动习惯，农忙季节持续劳动超过 1 小时，有喘息症状，休息后可缓解，2020 年开始出现活动后喘息伴胸闷、呼吸困难症状。

7. BMI：$22.9kg/m^2$。

【医患沟通模式 AIDET】针对慢阻肺患者，通过 AIDET 沟通模式，了解到患者缺乏对疾病及治疗用药相关知识，出于经济原因，可能会出现治疗依从性下降的情况，而该患者希望通过了解和学习来改善生活质量（见第 5 页相关知识链接）。

【膳食治疗原则】

1. 入院当天　根据患者性别、年龄、BMI、活动量，制订个体化膳食食谱，食谱中的菜肴种类基于患者平日饮食偏好选择，由营养科医师会诊，具体食量由营养科调控，指导患者计算每日所需总热量：身高 155cm，体重 55kg，BMI $22.9kg/m^2$。理想体重为 155–105=50kg，每日总热量 50×（20 ~ 25）=1000 ~ 1250kcal，全天总热量 ≤ 1250kcal，其中碳水化合物占总热量 60%，蛋白质占 20%，脂肪占 20%，食盐＜ 3g/d。

2. 住院期间

（1）营养科根据营养科医师会诊建议，为患者烹饪并配送食物。

（2）护士做好患者的健康宣教，帮助患者适应低碳水化合物食谱饮食结构。

（3）患者住院期间对膳食的总量或口感存在任何意见，可直接向护士反馈，以便联系营养师或营养科进行调整。

3. 出院当天　责任护士发放 COPD 饮食指导手册、膳食日记，介绍居家电子秤使用方法，并进行 LED 宣教，指导患者及其家属依据患者自身情况，计算每日所需热量，掌握食物交换法，对膳食营养进行简易换算（表 1–1）。

【健康教育】

1. 教会患者把握饮食总原则：低碳水化合物、少油、低盐、低脂肪。

2. 鼓励患者改变饮食习惯：增加蛋白质（如蛋、奶、鱼、虾类）摄入；将红肉替换为白肉（如将猪肉替换成鱼肉），全脂牛奶替换为脱脂牛奶，将部分主食替换为杂粮、粗粮等，增加含钾、钙丰富的新鲜蔬菜及水果的摄入。

3. 指导胃肠道功能良好的慢阻肺患者制订个性化营养治疗方案，推荐低碳水化合物饮食（碳水化合物：脂：蛋白质 =32：50：18）可适当加入 ω–3 脂肪酸、二十碳五烯酸（EPA）、维生素 D_3 及高质量乳清蛋白，以优化骨骼肌、提高机体运动耐受性、改善机体炎症状况。

4. 教会家庭烹饪者控盐、控油的技巧：将家中盛盐的大瓶子换成小罐子，每次炒菜使用小勺子放盐，将油瓶置换成带刻度的油壶。

表 1-1 低碳水化合物一日食谱

项目	食物的种类及量	交换份（个）
早餐	水煮蛋 90g（1 个）	1
	牛奶 200ml（1 袋）	1.5
	馒头 35g（1 个）	1
加餐	苹果 200g（约 1 个）	1
午餐	大米 50g	2
	胡萝卜 200g	1
	白菜 250g	0.5
	瘦肉 100g	2
	茶油 20g（2 勺）	2
加餐	核桃 15g（约 3 个）	1
晚餐	大米 50g	2
	豇豆 250g	1
	鳕鱼 200g	1
	瘦肉 100g	2
	茶油 10g（约 1 勺）	1
合计		20

5. 教会患者使用 APP 进行营养成分换算，教会患者及其家属学会看食品说明书，学会换算营养成分含量。

6. 关注患者在改变饮食习惯过程中的心理变化，使其愉快地接受科学饮食习惯。

三、相关知识链接

（一）AIDET [问候（acknowledge）、介绍（introduce）、过程（duration）、解释（explanation）、感谢（thank you）]

沟通模式具有灵活一致的沟通结构，使医务人员能够及时掌握患者的需求，有效传达服务信息，同时提供优质的护理服务。

AIDET 沟通模式是美国医疗机构常用的一种针对医疗卫生保健专业人员的沟

通框架，适用于护士、医师、技术人员、食品服务者、管理人员及所有床旁和护理过程中与患者和家属接触的人员。临床上常用于医患之间的沟通，旨在加强与患者的交流，缓解其焦虑情绪，提高依从性，改善临床结局。

AIDET 沟通模式中的过程、解释可以根据患者的需求，为其提供所需知识，弥补知识方面的欠缺，从而提升患者膳食模式依从性，同时也可以提高患者的护理感知，改善患者的临床结局，促进患者对医护人员的信任；并且可使护患双方建立更为紧密的关系，增强护士的责任心和成就感，提升工作积极性。

（二）低碳水化合物饮食

低碳水化合物饮食（low carbohydrate diet，LCD）是指降低膳食中碳水化合物比例，碳水化合物：脂肪：蛋白质 =32 ∶ 50 ∶ 18。使其占到每日摄入总热量的 45% 以下，相应提高蛋白质和（或）脂类的摄入比例，以达到纠正营养不良、缓解、控制或预防疾病症状，抑制炎症反应的目的。因此，低出碳水化合物饮食有助改善 COPD 患者的呼吸状况和生活质量。

由于在三大营养素中，碳水化合物的呼吸商最高，高碳水化合物饮食不仅消耗大量氧气且产生大量的二氧化碳，增加患者的通气负担，故主张对 COPD 患者采取低碳水化合物饮食。

参考文献

[1] Vogelmeier C F，Criner G J，Martinez F J，et al.Global strategy for the diagnosis, and preventiong of chronic obatructiv lung disease 2017 report.GOLD executive summary[J]. Respirology，2017，22（3）：575-603.

[2] 朱凌燕，张莹，曹芸，等 . 低碳水化合物饮食对慢性阻塞性肺疾病患者血气分析指标及生活质量影响的研究 [J]. 中华护理杂志，2018，53（12）：1413-1418.

[3] 赵笑含，马亚楠，刘瑞云，等 .AIDET 沟通模式在临床护理中的应用研究进展 [J]. 护理研究，2023，37（6）：1026-1030.

[4] 王妍，闫巍，张昊天 .《2024 年 GOLD 慢性阻塞性肺疾病诊断、管理及预防全球策略》更新要点解读 . 实用心脑肺血管病杂志，2024，32（2）：1-8.

第2章

心血管疾病

第一节　冠心病、稳定型心绞痛、高脂血症

学习目标

掌握冠心病、高脂血症的营养治疗原则、健康宣教内容。复述最佳心脏健康膳食模式和其特点。应用动机性访谈技巧，促使患者产生内在动机，提升执行宣教内容的依从性。

一、概述

心血管疾病是全球范围内威胁人类生命健康的最主要的慢性非传染性疾病之一，以动脉粥样硬化为主的心血管疾病是我国城乡居民第一死因，饮食是冠心病的重要影响因素，良好的饮食行为和膳食摄入在冠心病的预防和治疗过程中起着非常重要的作用。

低密度脂蛋白胆固醇是动脉粥样硬化性心血管疾病（atherosclerotic cardiovascular disease，ASCVD）的致病性危险因素，2023年中国血脂管理指南仍然推荐将低密度脂蛋白胆固醇（LDL）作为血脂干预的主要靶点，研究显示，低密度脂蛋白含量与心血管疾病的发病率和病变程度相关，被认为是动脉粥样硬化的主要致病因子，也是评价个体冠心病发生危险因素的一个重要指标，因此，提高公众对动脉粥样硬化性心血管疾病患者血脂异常的知晓率、治疗率和控制率是ASCVD一级预防、二级预防的核心策略，以危险分层确定其目标值，推荐在生活方式干预基础上，联合药物治疗的达标策略。以中国血脂管理指南指导临床实践，全面提升我国血脂管理水平，推进ASCVD防治。

二、典型案例

【场景】心血管内科病房。

【案例】

1. 患者男，58 岁。主诉近半个月间断出现胸闷，多于情绪波动、劳累后出现，偶有心前区隐痛，无放射痛。以冠心病、稳定型心绞痛、高脂血症入院。

2. 职业：自由职业 20 年。

3. 既往史：高脂血症 2 年。

4. 生活饮食习惯：平日喜面食，口味偏重，每周 5 次在外聚餐，三餐后无吃水果的习惯。

5. 人体体格测量：身高 171cm，体重 77kg。

6. 劳动强度：中等体力劳动。

7. 运动方式：无规律运动，每天步数 < 1000 步。

8. 实验室检查：三酰甘油 12.32mmol/L，总胆固醇 6.53mmol/L，低密度脂蛋白胆固醇 3.7mmol/L。

9. 辅助检查：冠状动脉 CT 提示回旋支中 - 重度狭窄 70% ～ 80%。

10. 膳食医嘱：低盐低脂肪饮食。

【营养风险筛查】

1. 应用 24 小时膳食回顾法，了解每日膳食摄入的总热量、总脂肪、饱和脂肪酸、胆固醇、钠盐和其他营养素摄入水平，对患者连续 3 天食物消耗量准确记录。

2. BMI：26.3kg/m²。

3. 血脂检验结果：三酰甘油 12.32mmol/L，总胆固醇 6.53mmol/L，低密度脂蛋白胆固醇 3.7mmol/L，评估患者脂类代谢异常。

【营养评估】

1. 患者饮食结构不合理，高脂肪饮食，营养搭配不均衡。

2. 粗粮摄入不足：应用饮食日志对患者饮食习惯实施评估，患者平日喜食面食，以面条、馒头为主食，每餐主食 > 250g，碳水化合物摄入过多。

3. 口味过重：喜欢吃红烧炖鸡、炖鸭及带皮五花猪肉，摄入食盐 > 15g/d。

4. 高脂肪饮食：每周 5 次与朋友在外聚餐，喝啤酒、吃烤羊肉串，直到后半夜。

5. 水果蔬菜摄入不足：新鲜绿叶蔬菜、水果等富含膳食纤维食物摄入严重不足。

6. 生活不规律，平日无运动习惯，上下班开车，运动量不足，脂肪产生大于消耗，睡眠严重不足。

7. BMI：26.3kg/m^2。

【动机性访谈】通过实施动机性访谈，了解到患者有意愿想要改变目前不良生活方式和饮食结构，由于近半个月间断出现胸闷、心前区不适感，多于情绪波动、劳累后出现，严重影响患者生活质量。

【膳食治疗原则】根据营养处方和个人饮食习惯制订食谱，选择健康膳食，指导患者改变不良行为，纠正不良饮食习惯。

1. 推荐治疗膳食：低盐低脂肪饮食。结合患者饮食喜好及病情分析，高脂血症 2 余年，三酰甘油及低密度脂蛋白均较高。

2. 轻体力劳动者：计算每日所需总热量。身高 171cm，体重 77kg，BMI 26.3kg/m^2，超重。理想体重为 171-105=66kg，每日总热量 =66×（20～25）kcal = 1320～1650kcal，全天总热量≤1650kcal，其中碳水化合物占总热量的 60%，蛋白质占 20%，脂肪占 20%，食盐＜5g/d，油＜25g/d。

3. 避免食用动物性脂肪、动物内脏等含胆固醇高的食物。

【健康教育】

1. 教会患者把握饮食总原则：少油、低盐、低脂肪、低胆固醇、控制总热量。

2. 鼓励患者改变饮食习惯：如将红肉替换为白肉，猪肉替换为鱼肉、虾肉、禽类肉，全脂牛奶替换为脱脂牛奶，将部分主食替换为杂粮、粗粮等，增加含钾、钙丰富的新鲜蔬菜及水果摄入。

3. 教会家庭烹饪者控盐、控油的技巧：将家中盛盐的大瓶子换成小罐子，每次炒菜使用小勺子放盐，将油瓶置换成带刻度的油壶。摄入食盐＜5g/d。

4. 教会患者使用心脏健康餐盘评估表、APP 进行营养成分换算；教会患者及其家属学会看食品说明书，学会换算营养成分含量。

5. 督促患者限制饮酒或戒酒，如果不得不饮酒，也应少量饮，白酒每次 25～50ml，葡萄酒每次 100～150ml，啤酒每次＜250ml。

6. 推荐患者在两餐之间补充坚果类食品，量为 10～15g/d。

7. 关注患者在改变饮食习惯过程中的心理变化，克服不良情绪，愉快接受少油、低盐、低脂肪、低胆固醇、控制总热量的饮食习惯。

三、相关知识链接

（一）动机性访谈

动机性访谈由 William.Miller 与 Stephen.Rollnick 于 1990 年创立并逐渐完善，最早应用于治疗酗酒及其他物质使用障碍，尝试解决来访者无动机或抗拒治疗等问题。

1. 动机性访谈　是以事人为中心，兼助有方向的助人模式，通过探索及解决个案的矛盾心态，并从整体的改变历程出发，依据当事人所处的不同改变阶段，提供不同的心理干预方法，帮助他们面对自己的心理问题及行为，有效提升改变的动机，化解矛盾心理与阻抗，促进健康行为改变。

2. 动机性访谈的四大要素——表达共情、呈现矛盾、应对抵抗、促进自我效能。通过动机性访谈，采用开放式问题引导，使患者了解现存的营养风险及评价结果，并产生改变行为的动机。了解患者改变的愿望、能力、原因及需求，在此基础上深入探讨改变行为的执行能力，以激发患者自主改变的动机，尊重患者的自主选择为原则。患者的执行力来自于自身，使患者产生内在驱动力，并通过宣教内容做出改变。

（二）血脂包括哪些指标

血脂是血清中的胆固醇、三酰甘油和类脂（如磷脂）等的总称，与临床密切相关的血脂主要是胆固醇和三酰甘油。

（三）血脂指标正常值

见表 2-1。

表 2-1　血脂指标正常值

指标	正常值
总胆固醇	＜ 5.2mmol/L（200mg/dl）
低密度脂蛋白胆固醇	＜ 3.4mmol/L（130mg/dl）
高密度脂蛋白胆固醇	＞ 1.0mmol/L（40mg/dl）
三酰甘油（空腹）	＜ 1.7mmol/L（150mg/dl）

（四）心脏健康最佳膳食模式

1. 地中海膳食模式　地中海膳食模式是 20 世纪 60 年代早期，基于地中海周边国家和地区的膳食特点提出的，其主要特点是：高摄入水果、蔬菜、坚果、橄榄油、鱼类、复杂的碳水化合物和单不饱和脂肪酸；适量摄入乳制品和红酒；低摄入动物脂肪和单糖。

2. 得舒（DASH）膳食模式　收缩压（SBP）高列为心血管疾病负担可改变的危险因素之首，研究数据显示了饮食因素与血压或高血压之间的因果关系。这种膳食模式的食物组成特点是：选择低脂肪的乳制品、鱼肉、鸡肉、瘦肉；高摄入天然水果、蔬菜、全谷类、坚果和豆类。其营养成分的特点是低饱和脂肪酸和丰富的钾、镁、维生素及膳食纤维等，该类饮食可有效降低血压，因此，长期作为推荐预防和控制高血压的饮食模式。

3. 中国心脏健康膳食模式（CHH） 北大王燕芳团队于2022年开发研制，研究背景基于全球超过1/5的世界人口经常食用中国美食，但是没有符合中国饮食文化的循证健康饮食可供实施。CHH在降低中国成人高血压患者的血压方面有效，其中鲁菜、淮扬菜、粤菜、川菜膳食适合中国主要烹饪文化。

CHH脂肪供能减少5%～8%，蛋白质供能增加3.5%～5.5%，碳水化合物供能增加0～5%，钠摄入量从近6000mg/d减至3000mg/d，膳食纤维从11g/d增至30g/d，钾从低于＜1700mg/d增至3700mg/d。连续食入28天后，收缩压和舒张压分别降低10.0mmHg（1mmHg=0.133kPa）和3.8mmHg；提示这种饮食模式具有经济、有效的降压作用。中国心脏健康膳食模式可有效降低中国成人高血压患者血压且成本效益低，其临床意义结果支持"食物就是药物"的观点，并使许多高血压患者有信心采用健康饮食作为生活治疗方式。

中国心脏健康膳食模式将成为继DASH膳食模式和地中海膳食模式之后世界第三大健康饮食模式，见表2-2，表2-3。

表2-2 中国城市的日常饮食和中国心脏健康膳食的营养成分对比

营养成分	中国城市的日常饮食	CHH
热量（kcal）	2053	个性化
脂肪（占总能量的百分比）	33%	25%～27%
饱和脂肪	/	6
单不饱和脂肪	/	12
多不饱和脂肪	/	8
碳水化合物（占总能量的百分比）	55%	55%～60%
蛋白质（占总能量的百分比）	13.5%	17%～19%
膳食纤维（g/d）	11	30
钠（mg/d）	5859	3000
钾（mg/d）	1660	3700
镁（mg/d）	/	500
钙（mg/d）	412	1200

表 2-3　中国心脏健康膳食——鲁菜系一日菜单与对照饮食

	CHH	对照饮食
早餐	蔬菜花卷	普通花卷
	小米粥	小米粥
	煮鸡蛋	煮鸡蛋
	酱煮绿豆芽配坚果	酱煮绿豆芽
午餐	燕麦蒸米饭	豆角炒肉饭
	粉丝炒白菜	豆豉炒白菜面
	萝卜、虾炖豆腐	紫菜蛋花汤
	香蕉（1/2 个）	
	脱脂牛奶	
晚餐	玉米面馒头	芹菜肉包子
	红豆米粥	普通米粥
	甜椒豆腐炒金针菇	甜椒豆腐炒蘑菇
	酸奶	花卷

第二节　急性心肌梗死

学习目标

掌握急性心肌梗死患者的营养治疗原则、食物总热量计算，能够应用心脏康复方案，帮助患者控制血脂、血压，减轻体重。

一、概述

急性心肌梗死（acute myocardial infarction，AMI）是由于冠状动脉粥样硬化斑块急性破裂或侵蚀，血小板激活，继发冠状动脉血栓性阻塞，引起心肌缺血、损伤或坏死，包括 ST 段抬高型心肌梗死（ST segment elevation myocardial infarction，STEMI）和非 ST 段抬高型心肌梗死（non-ST segment elevation myocardial infarction，NSTEMI）。国家心血管病研究中心（NCCD）发布的《中国心血管健康与疾病报告 2022》指出：中国心血管病现患病人数 3.3 亿，其中冠心病 1139 万例。从 2005 年开始，AMI 死亡率呈快速上升趋势。

本病是多因素作用于不同环节所致，多发于 40 岁以上成年人，男性发病早于女性，近年来发病趋于年轻化。尽管随着介入治疗技术的发展，冠心病患者的急诊救治率和短期死亡率已经得到显著改善，然而患者出院后仍然处于慢性缺血状态，远期死亡率和心脏事件的发生率仍然较高，这就导致术后的康复问题凸显，冠心病治疗重点也转变为发病前的预防和发病后的康复。近年来，越来越多的高级别证据显示，早期心脏康复能够促进建立冠状动脉侧支循环，改善心肌代谢和心功能，降低 37% 的病死率。有效的二级预防可有效降低心血管疾病的再发病率和死亡率。美国心脏协会营养委员会于 2006 年发布的《营养及生活方式建议》强调了 AMI 患者合理饮食的重要性，由于重症心肌梗死患者身体处于高代谢状态，体内的能量被大量消耗，所以在 AMI 急性期，保持身体功能代谢平衡，对于疾病的康复有重要的作用。在心脏康复过程中，要结合营养治疗干预，有效控制高血压、糖尿病、血脂异常、肥胖等危险因素，以期提高心肌梗死患者的生活质量，回归社会。

二、典型案例

【场景】冠心病监护病房。

【案例】

1. 患者男，43 岁。主诉间断剑突下疼痛 10 天，加重 18 小时，心电图检查示 $V_1 \sim V_5$ 导联 ST 段抬高，以"急性前壁 ST 段抬高型心肌梗死"入院，入院后予以双联抗血小板药物、改善微循环、β 受体阻滞剂、他汀类药物治疗。1 周后行冠状动脉造影 + 支架置入术，冠状动脉造影显示左前降支开口正常，近中段完全闭塞，置入支架 1 枚，病情平稳后出院。

2. 职业：销售经理。

3. 既往史：无高血压、糖尿病病史。

4. 生活饮食习惯：哈尔滨人，久居北京，应酬多，平时在外与朋友聚餐，每周 5 次，经常加班熬夜。

5. 人体体格测量：身高 175cm，体重 78kg。

6. 劳动强度：中等体力劳动。

7. 运动方式：无规律运动，每天步数约 5000 步。

8. 实验室检查：总胆固醇 4.79mmol/L，三酰甘油 1.78mmol/L，高密度脂蛋白胆固醇 0.88mmol/L，低密度脂蛋白胆固醇 3.01mmol/L。

9. 心脏超声：左心室射血分数（LVEF）60%，二尖瓣、三尖瓣轻度反流，节段性室壁运动障碍（左心室心尖部）。

10. 心肌坏死标志物：肌酸激酶同工酶定量测定 10.29ng/ml，肌钙蛋白 T 0.153ng/ml。

11. 膳食医嘱：急性期，流质饮食；缓解期，半流饮食；恢复期，低盐低脂肪普通饮食。

【营养风险筛查】

1. 使用营养风险筛查 2002（nutritional risk screening 2002，MS2002）进行营养风险筛查，患者为急性期心肌梗死，以卧床静养为主，提供每日总热量，调整膳食营养结构比例。

2. BMI：25.47kg/m^2，超重。

3. 患者低密度脂蛋白胆固醇 3.01mmol/L，属于极高危人群，低密度脂蛋白胆固醇（LDL）作为血脂干预主要靶点，其目标值应在 1.81mmol/L 以下，推荐在生活方式干预基础上，联合他汀类药物治疗的达标策略。

【营养评估】

1. 患者经常加班熬夜，作息时间不规律。

2. 高脂肪饮食：每周 5 次与朋友在外聚餐，喝啤酒、白酒，大鱼大肉。

3. 果蔬摄入不足：新鲜水果摄入不足，没有吃水果的习惯。

4. 生活不规律：平日无规律运动习惯，上下班开车，运动量不足，热量消耗少于摄入热量，导致人体的热量摄入超标。

5. BMI：25.47kg/m^2。

6. 饮食不规律，结构不合理，高脂肪、高热量饮食比重大。

【动机性访谈】通过与患者动机性访谈，了解到患者存在焦虑，担心疾病影响今后的工作和生活，渴望能尽快恢复体能，有迫切的意愿想改变目前的生活方式。

【膳食治疗原则】

1. 心肌梗死急性期：①心肌梗死发病后 3 天内，卧床休息，以流质饮食为主，可予少量蔬菜汤，去油的肉汤、米汤等，每日 6 ～ 7 次，每次 100 ～ 150ml，不宜食用刺激、引起胀气的食物，如豆浆、牛奶，避免过热过冷，以免引起心律失常。②低盐饮食，每天摄入食盐量不超过 4g。

2 心肌梗死缓解期：心肌梗死发病 4 天至 4 周可逐步改为半流食，少食多餐，宜清淡，富有营养且易消化，可进食米粥、鸡蛋、牛奶、蔬菜和水果，保持排便通畅。1 周后，患者逐渐恢复活动，饮食也可适当调整，但脂肪和胆固醇的摄入仍应控制，饱餐可引起心肌梗死再次发作。

3. 心肌梗死恢复期：心肌梗死发病 4 周后，随着病情的稳定，其活动量增加，每天热量不低于 1000kcal。足量的优质蛋白和维生素有利于心肌梗死损伤部位的修复。特别是绿叶蔬菜和水果等富含维生素的食物。每天的饮食中还要有一定量的粗纤维，以保持排便通畅。

4. 推荐治疗膳食：住院期间饮食治疗应遵循循序渐进的原则，可以从清流质饮食向浓流质饮食、低盐低脂肪半流食、低盐低脂肪软饭、低盐低脂肪普通饮食逐步过渡；避免过冷或过热饮食，浓茶和咖啡不适宜饮用；保证丰富膳食纤维的摄入，尤其是水果中的可溶性膳食纤维可以防止便秘，保持排便通畅。

5. 轻体力劳动者：计算每日所需总热量。身高 175cm，体重 78kg，BMI 25.47g/m^2，理想体重为 175-105=70kg，每日总热量 =70×（20～25）=1400～1750kcal，全天总热量≤ 1750kcal，其中碳水化合物占总热量的 60%，蛋白质占 20%，脂肪占 20%，食盐＜ 5g/d，油＜ 25g/d。

6. 避免摄入动物性脂肪、内脏等含胆固醇高的食物。

【健康教育】

1. 教会患者把握饮食总原则，即低盐、低脂肪、低胆固醇。控制总热量，进食优质蛋白，教会患者使用APP软件来测算每餐摄入热量，达到维持理想体重的目的。

2. 鼓励患者改变饮食习惯，规律三餐时间，进食定时定量。外出应酬时，可以将炒菜放到清水里涮后再吃，常吃绿叶蔬菜和水果，补充微量元素、维生素 C 和膳食纤维等。

3. 改变饮食习惯的同时，改变作息生活，不熬夜，保持每天 7～8 小时睡眠时间。

4. 避免过饱或暴饮暴食，一次食入过多的食物会增加心肌耗氧量，加重心脏负担。少食多餐，每次进食以七八分饱为宜。肥胖或超重者需限制糖的摄入。

5. 限制食盐摄入。食盐中的钠可增加心脏负担，对急性心肌梗死患者是不利的。合并高血压的患者更应限制食盐的摄入量，每天控制在 5g 以下。摄入食盐量可随季节的变化和活动量增加适当调整。例如：在夏季出汗量较多时，可适当增加盐的摄入。盐腌、盐渍加工的食物及酱油中均含有大量的食盐，应"敬而远之"。味精虽无咸味，但其钠的含量是食盐的 80% 左右，冠心病患者应尽量避免食用。

6. 注意补充微量元素。碘可以减少胆固醇和钙盐在血管壁的沉积，预防血管硬化。含碘丰富的食物有海带、紫菜、海鱼、虾、蚶、海蜇、海参等。

7. 讲解电解质与心脏关系。钾离子可以保护心肌细胞，富含钾离子的食物有菠菜、萝卜、卷心菜、芹菜茎、南瓜、鲜豌豆、柠檬。镁离子可以影响血脂代谢和血栓形成，富含镁离子的食物有小米、玉米、豆类及豆制品、枸杞子、桂圆。钙离子可以降低食物中胆固醇的吸收，富含钙离子的食物有奶类、豆制品、虾皮等。

8. 出院 1 个月，可到心内科专科门诊，做心功能评估检查，根据医师开具的运动处方，以 FITT（运动频率、运动强度、运动时间、运动类型）原则，开始低强度运动，如八段锦、弹力带操、游泳，实施运动康复与膳食营养干预相结合。

三、相关知识链接

运动康复与营养干预

1. 运动康复计划的设置　运动康复计划应根据患者的实际情况进行制订。遵循渐进式的康复计划，包括适度的低强度运动、心肺康复和力量训练等。每周进行 3～5 次康复运动，每次运动时间为 30 分钟至 1 小时，运动强度应逐渐递增。在康复运动过程中，需要监测心率和血压，以确保患者的身体状况可以承受运动康复计划。

2. 营养干预计划制订　制订个性化营养治疗方案，根据其性别、年龄、体重及身高计算基础热量消耗，根据脉率、脉压等计算静息代谢消耗率，最后用基础热量消耗和静息代谢消耗乘积计算患者每日所需的热量；在治疗期间，对患者进行营养干预可以帮助患者维持健康体重、降低血脂和血糖，提高营养摄入和减少脂肪摄入。营养干预计划考虑心脏病的营养治疗建议，并将饮食计划制订为每日摄入 5～10 种蔬菜和水果、多种谷类、适量的蛋白质和不饱和脂肪酸（表 2-4）。

3. 定期评估　在心脏康复运动结合营养干预的应用中，对患者进行评估。通过定期评估，可以更好地了解患者的身体状况和心血管不良事件。记录患者的营养摄入、运动时间和强度等。康复效果的评估主要通过生活质量问卷、心理健康评估等方式进行。

表 2-4　十大优质蛋白质来源

排名	食物名称	蛋白质含量 g/100g（平均值）	氨基酸评分（代表值）
1	鸡蛋	13.1	106
2	牛奶（液体）	3.3	98
3	鱼肉	18	98
4	虾肉	16.8	91
5	鸡肉	20.3	91
6	鸭肉	15.5	90
7	瘦牛肉	22.6	94
8	瘦羊肉	20.5	91
9	瘦猪肉	20.7	92
10	大豆（干）	35	63（浓缩大豆蛋白评分为 104）

第三节　慢性心力衰竭

学习目标

掌握慢性心力衰竭患者的营养治疗原则、食物含水量计算、24小时出入量记录。应用营养风险筛查量表 NRS-2002 对心力衰竭患者进行风险评估。

一、概述

慢性心力衰竭（chronic heart failure，CHF）是由各种原因引起的心肌损伤，导致心脏结构和（或）功能改变，造成心室泵血或功能充盈低下的一种复杂的临床综合征。心力衰竭的发病率随年龄增长而增高：年龄 < 55 岁时，发病率约为 1%，70 岁及以上人群发病率 > 10%，心力衰竭患者 4 年死亡率达 50%，严重心力衰竭患者 1 年死亡率高达 50%。慢性心力衰竭患者心功能降低，可引起胃肠道水肿、静脉淤血、肝脾大，进而造成胃肠功能障碍，影响消化吸收。

CHF 患者营养不良发生率高达 16% ~ 62%，营养不良不仅会增加 CHF 患者再入院率、死亡率及感染发生率，而且会导致 CHF 患者心功能恶化和运动耐力下降，进入"营养不良—炎性反应—恶病质"的恶性循环。因此及早对 CHF 患者进行营养风险筛查、评估及干预是改善疾病预后的重要环节。

营养支持始于食物，针对心力衰竭存在营养不良的患者，可增加口服营养补充（oral nutritional supplement，ONS）来增加热量、蛋白质和微量元素供应，从而维持或改善患者的营养状况、提高生存质量。

二、典型案例

【场景】心血管内科病房。

【案例】

1. 患者男，75 岁。主诉发作性胸闷、心悸 10 年，加重 10 余天，2019 年诊断为扩张型心肌病，2023 年 1 月行心脏起搏器置入术，近半个月夜间发作胸闷、喘憋，端坐卧位后好转，以"扩张型心肌病、心功能不全、心功能Ⅳ级"入院。

2. 职业：退休。

3. 既往史：扩张型心肌病 5 年，心房颤动 5 年。

4. 生活饮食习惯：河南人，久居北京，平日喜食辛辣、冰凉食物，口味偏咸，2019 年确诊为扩张型心肌病。患慢性心力衰竭后饮食清淡，以稀饭、面条半流质饮食为主，食物种类单一，三餐饮食养成食入少量水果的习惯，因数颗牙齿脱落，摄高纤维的水果和蔬菜严重不足。

5. 人体体格测量：身高 168cm，体重 43kg，双下肢轻度水肿。

6. 劳动强度：卧床休息为主。

7. 运动方式：每天步数＜ 100 步。

8. 实验室检查：血清白蛋白 30.9g/L，红细胞 3.08×10^{12}/L，脑利钠肽前体 17 069pg/ml（＜ 150pg/ml）（心力衰竭指标），血钾 3.38mmol/L。

9. 心脏超声：全心扩大，左心室整体功能重度降低，射血分数（EF）28%。

10. 膳食医嘱：高蛋白软食、肠内营养粉 50g，每日 3 次。

【营养风险筛查】

1. 应用 24 小时膳食回顾法 / 食物日记，了解、评估每日膳食摄入的总热量、蛋白、饱和脂肪、胆固醇、钠盐和其他营养素摄入水平，对患者连续 3 天食物消耗量准确记录。

2. 使用营养风险筛查 2002，患者高龄，近期食物摄入少，BMI 15.2kg/m²，肱三头肌皮褶厚度＜ 10.0mm，上臂肌围 16.0cm，营养风险评分 4 分，提示重度营养不良。

3. 营养评价指标：血清白蛋白 30.9g/L，红细胞 3.08×10^{12}/L，血钾 3.38mmol/L，根据生化结果提示低蛋白血症，电解质紊乱。基于 NRS-2002 评估，血清白蛋白 30.9g/L、BMI 15.2kg/m² 等各项指标，存在重度营养不良。

【营养评估】

1. 饮食结构不合理，总能量、蛋白质、含钾的食物摄入不足，营养搭配不均衡。

2. 总热量摄入不足，根据 24 小时膳食回顾法，患者每日摄入膳食总热量，远远低于每日身体所消耗量。

3. 蛋白质摄入不足：应用食物日志对患者饮食习惯实施评估，自发病以来食欲减退，三餐分配以主食为主，喜食面条、馒头、米饭，每餐主食配菜摄入约 50g，除每日早晨进食 1 枚鸡蛋外，无其他蛋白质摄入。

4. 饮食结构单一，三餐摄入主食外，餐后食入香蕉、苹果为主，但是量少，每次约 30g，因患者牙齿脱落，蔬菜类摄入量很少，膳食纤维严重缺乏。

5. 睡眠质量差，夜尿多，每小时 1 次，夜间间断睡眠，时长 3 ～ 4 小时。6 分钟步行试验＜ 150m，提示心功能差。

6. 患者长期使用利尿药，血钾偏低（3.38mmol/L），饮食中缺少富含钾的食物。

【知信行理论模式】通过营养评估、问诊，了解到患者对疾病严重程度认识不足，虽然在确诊后对饮食结构有所调整，但未根据心力衰竭患者营养需求设定每日营养配餐，导致机体营养素摄入不足，营养不良加重心力衰竭，造成恶性循环。

患者通过获取心力衰竭有关知识，产生对疾病的认识，在患者家属的积极配合下，提高了患者的自我管理能力。

【膳食治疗原则】根据患者重度心力衰竭，属于混合型营养不良，表现为体重下降、体质虚弱、低蛋白血症、双下肢水肿、微量营养素缺乏，应及时纠正营养不良导致心脏负担加重的恶性循环，改善心功能，提高生活质量。

1. 制订膳食医嘱：低盐、低脂肪、高蛋白饮食＋肠内营养粉 50g，每日 3 次，肠内营养支持以口服营养补充为首选。

2. 正确指导患者计算每日所需总热量：身高 168cm，体重 43kg，BMI 15.2kg/m²。理想体重为 168-105=63kg，每日总热量为 63×（20～25）=1260～ 1575kcal，全天总热量 ≤ 1575kcal，其中碳水化合物占总热量的 60%，蛋白质占 20%，脂肪占 20%，食盐＜ 3g/d。

3.CHF 患者蛋白质摄入量应高于普通人群，营养正常的 CHF 患者蛋白质推荐摄入量为 1.1g/（kg·d），营养不良的心脏恶病质患者为 1.5～2.0g/（kg·d），2020 年欧洲心脏病学会心衰协会心衰自我管理指南均推荐蛋白质摄入量不低于 1.5g/（kg·d），可以有效防止负氮平衡，显著降低病死率。

4. 钠摄入量对于心功能Ⅲ～Ⅳ级患者非常重要，《中国心力衰竭诊断和治疗指南 2024》明确指出，心力衰竭患者应限钠＜ 3g/d，慢性心力衰竭急性发作伴有容量负荷过重且无低钠血症的患者，应限制钠盐＜ 2g/d，同时需要注意限钠期间，定期检测血钠水平，由于严格控制钠的摄入，同时合并使用利尿剂，有发生低钠血症的风险。

5. 每日液体的摄入量：病情严重者应限制在 1.5～2.0L/d，保持出入量负平衡约 500ml/d。制订液体摄入量计划时也应遵循个体化原则，与患者 BMI，有无呕吐、腹泻等实际情况相结合。

6. CHF 患者常缺乏维生素 B、维生素 D、铁、锌、镁等微量营养素，因此对于间断使用利尿剂治疗或有饮食限制的 CHF 患者应确保每日摄入足量的营养素，且各种微量营养素应结合患者的血生化结果，按一定比例合理摄入，从较小量供应开始，避免造成 CHF 加重。

【健康教育】

1. 教会患者把握饮食总原则：高蛋白、低盐、低脂肪、低胆固醇，根据自身情况制订总热量摄入计划。

2. 日常生活中减少食咸鱼、腊味、腌制食品（如腌制干菜）及快餐等高钠食物，减轻体内水钠潴留。

3. 不宜食用过凉及辛辣刺激性食物，减少产气食物的食用，如豆类、红薯、板栗、萝卜等。

4. 由家人监督患者每日进食，若每日能量、蛋白摄入量不足所需量的 3/4，应调配营养，改变食物的制作方式及种类。比如可以将富含优质蛋白的肉类搅成肉馅，将蔬菜打碎成菜泥状，必要时辅以口服营养粉补充。

5. 养成记录饮食日记的习惯，记录每餐食物种类、数量、每天进餐时间，若患者出现消化不良、食欲减退应及时调整饮食方案。

6. 服用强效排钠利尿剂的患者，过分严格限制其盐的摄入量可导致低钠血症。应定期复查血钾、血钠，如血钾偏低，可增加饮食中富含钾元素的食物，如香蕉、橙子、杨桃等。

7. 教会患者每天清晨测体重，日常体重监测能够直观反映患者体液潴留情况及利尿剂疗效，帮助调整治疗方案。

8. 定期监测血清白蛋白、血红蛋白、转铁蛋白等营养指标，以此作为依据来调整饮食计划，满足机体营养需求。

三、相关知识链接

（一）知信行健康教育模式

1. 知信行理论模式（knowledge，attitude/belief，practice，KAP）是用来解释个人知识和信念如何影响健康行为改变的最常用模式，是由英国人柯斯特于 20 世纪 60 年代提出的。

2. 知信行理论是改变人类健康相关行为的模式之一，它将人类行为的改变分为获取知识、产生信念和形成行为三个连续过程。其中，"知"是对相关知识的认识和理解，"信"是正确的信念和积极的态度，"行"是行动。该理论提出了知识、信念和行为之间的递进关系，知识是行为改变的基础，信念和态度是行为改变的动力。只有当人们获得了有关知识，并对知识进行积极思考，具有强烈的责任感，才能逐步形成信念。知识只有上升为信念，才有可能采取积极的态度去改变行为。

（二）营养风险筛查工具

营养风险筛查 2002（NRS-2002）是 2002 年欧洲临床营养与代谢协会（ESPEN）德国慕尼黑年会报告、2003 年在 ESPEN 的官方杂志《临床营养》发表，被 ESPEN 指南推荐使用的住院患者营养风险筛查方法。NRS-2002 评分系统基于 128 个随机对照试验（RCT），循证医学证据充分。NRS-2002 也被美国肠外肠内营养学会（ASPEN）和中华医学会肠外肠内营养学分会（CSPEN）等指南及共识推荐。

见表 2-5，表 2-6。

表 2-5　NRS-2002 初筛表

	问题	是	否
1	BMI $< 20.5 kg/m^2$ ？		
2	最近 3 个月内患者体重有丢失吗？		
3	最近 1 周内患者的膳食摄入有减少吗？		
4	患者的病情严重吗？（如在重症监护中）		

注：如果任何一个问题的答案为"是"，则按表 2-6 进行最终筛查；如果所有问题的答案均为"否"，每隔一周要重新进行筛查。如果患者有大手术，则要考虑预防性的营养治疗计划以避免大手术所伴随的风险

表 2-6　NRS-2002 最终筛查表

营养状况			疾病严重程度（＝需要量的增加）		
无	0 分	正常营养状态	无	0 分	
轻度	1 分	3 个月内体重丢失大于 5%；或前 1 周的食物摄入低于正常食物需求的 50%～70%	轻度	1 分	髋骨骨折、慢性病有急性并发症；肝硬化、慢性阻塞性肺疾病、长期血液透析、糖尿病、恶性肿瘤
中度	2 分	2 个月内体重丢失大于 5%；或者体重指数在 18.5～20.5kg/m²，且基本营养状况差；或前一周的食物摄入量为正常食物需求量的 25%～60%	中度	2 分	腹部大手术、脑卒中、重症肺炎、血液系统恶性肿瘤
严重	3 分	1 个月内体重丢失＞5%(3 个月内＞15%)；或体重指数＜18.5kg/m² 且基本营养状况差；或前 1 周的食物摄入量为正常食物需求量的 0～25%	严重	3 分	头部损伤、骨髓移植、重症监护的患者[慢性健康状况评分（APACHE）＞10 分 ICU 患者]
得分：			得分：		
年龄评分： 0 分　年龄＜70 岁 1 分　年龄≥70 岁			总分：		

注：分数≥3 分：说明患者存在营养风险，需要营养支持；分数＜3 分：患者需要每周重测，如果患者安排有重大手术，要考虑预防性营养支持以避免联合风险状况

（三）常见食物及水果含水量表

见表 2-7，表 2-8。

表 2-7　常用食物含水量

食物	成品重量（g）	含水量（g）	食物	成品重量（g）	含水量（g）
米饭	170	70	蒸蛋糕	200	150
米粥	500	400	煮鸡蛋	40	30
面条	170	70（汤另算）	豆沙包	50	35
馒头	50	20	馄饨	100	300（汤另算）
花卷	20	20	包子	100	70
水饺	100	15	八宝粥	100	84
油条	100	12	面包	100	33
饼	50	20	豆腐脑	100	90

表 2-8　常用蔬菜与水果含水量

名称	重量（g）	含水量（g）	名称	重量（g）	含水量（g）
黄瓜	100	90	柚子	100	89
番茄	100	90	荔枝	100	82
山竹	100	80	猕猴桃	100	83
芒果	100	90	樱桃	100	88
苹果	100	85	草莓	100	91
西瓜	100	91	香蕉	100	75
梨	100	85	火龙果	100	85
香瓜	100	92	葡萄	100	88
哈密瓜	100	90	李子	100	90
橘子/橙子	100	84	杏	100	89
桃	100	85	菠萝	100	86

（四）肠内营养

肠内营养（enteral nutrition，EN）指经胃肠道，包括经口或喂养管，提供维持人体代谢所需营养素的一种方法。肠内营养制剂分类如下。

1. 按营养素的预消化程度分类

（1）大分子聚合物：分为自制匀浆膳和大分子聚合物制剂。

（2）要素膳：化学成分明确，无须消化，无渣，可直接被胃肠道利用。

2. 按配方成分分类

（1）平衡性配方制剂：营养支持。

（2）不平衡配方制剂（特殊制剂）。

第四节　高血压

学习目标

掌握高血压的营养治疗原则、膳食搭配及各类食品包装标签中的营养信息。应用跨理论模型，指导患者健康行为改变，提升饮食治疗依从性。

一、概述

高血压是以血压升高为主要特点的全身性疾病。《中国居民营养与慢性病状况报告（2020 年）》显示，我国 18 岁及以上居民高血压患病率为 27.5%，其中 18 ～ 44 岁、45 ～ 59 岁和 60 岁及以上居民高血压患病率分别为 13.3%、37.8% 和 59.2%。我国居民高血压患病率总体呈上升趋势，目前成人高血压患病人数估计为 2.45 亿。高血压是导致冠心病、脑卒中等心脑血管疾病死亡的主要原因之一。

我国高血压人群发病重要危险因素包括高钠低钾饮食、超重、肥胖、饮酒、长期精神紧张、吸烟、血脂异常、糖尿病等。高血压发病与环境和饮食结构密切相关，摄入食盐越多，血压水平和患病率越高，由此可见，不健康的饮食习惯是患高血压的重要危险因素，无论在成人还是儿童以及青少年中，钠的摄入量与血压水平和高血压患病率均呈正相关，多个荟萃分析结果显示减少食盐摄入量可降低血压，预防高血压的发生。膳食干预是国内外公认的高血压防治措施，对改善血压极为重要。

二、典型案例

【场景】心血管内科高血压病房。

【案例】

1. 患者男，52 岁。间断头痛、头晕 3 年，确诊高血压 10 年，规律服用降压药苯磺酸氨氯地平 5mg，每日 1 次，血压控制理想，因连续工作 12 小时后，突发眩晕伴恶心 8 小时，测量血压 180/110mmHg。以"高血压急症"入院。

2. 职业：川菜馆厨师。

3. 既往史：高血压病史 10 年，高胆固醇血症病史 5 年。

4. 生活饮食习惯：重庆人，平日喜食吃辣火锅、腊肉、动物内脏，口味偏重，三餐后无吃水果习惯。

5. 人体体格测量：身高 170cm，体重 95kg，腹围 112cm，BMI 32.87 kg/m²。

6. 运动方式：无规律运动。

7. 劳动强度：中体力劳动。

8. 实验室检查：三酰甘油 15.32mmol/L，总胆固醇 7.53mmol/L，低密度脂蛋白胆固醇 4.7mmol/L。

9. 膳食医嘱：低盐、低脂肪、低胆固醇饮食。

【营养风险筛查】

1. 应用 24 小时膳食回顾法，计算谷类、蔬菜、水果类，鱼类、禽类、肉类、蛋类，奶类和豆类等食物的摄入量。

2. 人体体格测量：身高 170cm，体重 95kg，腹围 112cm。

3. 血生化：三酰甘油 15.32mmol/L，总胆固醇 7.53mmol/L，低密度脂蛋白胆固醇 4.7mmol/L，提示患者血脂严重超标。

【营养评估】患者喜食腌制食品、动物内脏等高脂肪、高盐、高胆固醇类食物，摄入碳水化合物不足，饮食结构失衡，营养搭配不均衡。

1. 患者由于职业的特殊性，因此无运动习惯，该患者每天摄入热量超过机体需求量。

2. 每日摄入大量脂肪、蛋白质营养过剩、碳水化合物不足，并有工作后饮酒的习惯，每天喝啤酒 500ml。

3. 聚餐频繁，每周 4 ~ 5 次，以火锅为主，缺乏粗粮、新鲜水果及蔬菜摄入。

4. 根据体重指数结果，提示患者体重肥胖，血生化化验，血脂超标，脂代谢异常。

【跨理论模型】跨理论模型可预测患者行为的发生和改变，通过变化阶段、变化过程、自我效能和决策平衡4个部分，使患者了解每个阶段的不同特点，寻找患高血压危险因素，采用相对应的自我干预方法，提高患者的自我管理效能，从而有效控制高血压。

【膳食治疗原则】高血压营养治疗目的：通过平衡饮食、限制钠盐摄入，同时结合患者血压控制情况和个人饮食习惯，制订个性化食谱，选择合适的食物种类和食用量，能够最大限度地满足营养需求，避免营养素过剩，使身体保持健康状态。

1. 推荐治疗膳食：低盐、低脂肪、高纤维、高钙饮食。

2. 中等体力劳动每日所需总热量：身高170cm，体重95kg，腹围112cm。BMI 32.87 kg/m²。理想体重为170-105=65kg，每日总热量为65×30=1950kcal，全天总热量≤1950kcal。

3. 世界卫生组织推荐高血压患者每日食盐摄入量＜5.0g，减少食用腌制、熏制食品。

4. 食物多样，以谷类为主，多吃蔬果、奶类、大豆，膳食纤维可以降低钠盐吸收，增加钠离子排出，抑制血压升高。

5. 增加不饱和脂肪酸（如大豆油、橄榄油、茶油等植物油及鱼油）和减少饱和脂肪酸（如猪油、黄油等）的摄入有利于降低血压。

【健康教育】

1. 针对肥胖患者控制总热量，尤其是控制油脂类食物的摄入量。减少动物食品和动物油摄入，减少反式脂肪酸摄入（其主要来源是含人造奶油食品），适量选用橄榄油。

2. 减少脂肪摄入，膳食中脂肪含量不超过总热量的25%，或者全天脂肪摄入量不超过50g。

3. 适量补充蛋白质；适量增加新鲜蔬菜和水果，高血压患者每天摄入400～500g新鲜蔬菜、1～2个水果。

4. 增加钙的摄入，低钙饮食易导致血压升高。钙摄入量与年龄相关性收缩压升高幅度呈负相关，简单安全有效的补钙方法是选择适宜的高钙食物，如新鲜手撕奶酪条、奶酪，每日摄入250～500ml脱脂或低脂牛奶。对乳糖不耐受者，可食用酸牛奶或去乳糖奶粉。部分患者也可在医师的指导下选择补充钙制剂。

5. 注意食品标签，合理选择包装食品。食品标签通常标注了食品的生产日期、保质期、配料、质量（品质）等级等，有助于了解食物是否新鲜、产品特点、营养信息等，其中能量、蛋白质、脂肪、碳水化合物和钠是营养成分表强制标示的内容。关注具有"低盐、减盐、低脂肪、减脂肪、低糖、减糖"等营养标签的食物。

6. 每日测量体重，避免超重和肥胖，减轻体重有益于降低血压，可明显降低心脑血管病患病风险，每减少 1kg 体重，收缩压可降低 4mmHg。减肥应循序渐进，通常每周减重 0.5 ～ 1.0kg，在 6 个月至 1 年，减轻原体重的 5% ～ 10% 为宜。使 BMI ＜ 24kg/m^2，腹围男性＜ 90cm、女性＜ 85cm。

7. 戒烟限酒：服用降压药同时吸烟的高血压患者，药物疗效降低，因此需要加大用药剂量。长期吸烟的高血压患者，远期预后差，每年死于吸烟相关疾病的人数达 140 万。长期过量饮酒是高血压、心血管病发生的危险因素，饮酒还可对抗药物的降压作用，使血压不易控制；戒酒后，除血压下降外，患者对药物治疗的效果也大为改善。

三、相关知识链接

（一）跨理论模型

通过跨理论模型了解高血压患者行为改变的 5 个阶段，每个阶段均进行全面评估，针对每个阶段不同特点，采取针对性干预措施，使患者认识到个人是践行健康的第一责任人，做好自我健康管理，提高健康素养和自我保健意识。

（二）高血压分级及心血管风险分层

见表 2-9，表 2-10。

表 2-9　血压水平分类和定义

分类	收缩压（SBP）（mmHg）	舒张压（DBP）（mmHg）
正常血压	＜ 120 和	＜ 80
正常高值	120 ～ 139 和（或）	80 ～ 89
高血压	≥ 140 和（或）	≥ 90
1 级高血压（轻度）	140 ～ 159 和（或）	90 ～ 99
2 级高血压（中度）	160 ～ 179 和（或）	100 ～ 109
3 级高血压（重度）	≥ 180 和（或）	≥ 110
单纯收缩期高血压	≥ 140 和	＜ 90

注：当 SBP 和 DBP 分属于不同级别时，以较高的分级为准

表 2-10　血压升高患者心血管风险水平分层

其他心血管危险因素和疾病史	血压（mmHg）			
	SBP 130 ～ 139 和（或） DBP 85 ～ 89	SBP 140 ～ 159 和（或） DBP 90 ～ 99	SBP 160 ～ 179 和（或） DBP 100 ～ 109	SBP ≥ 180 和（或） DBP ≥ 110
无	——	低危	中危	高危
1 ～ 2 个其他危险因素	低危	中危	中 / 高危	很高危
≥ 3 个其他危险因素，靶器官损害，或 CKD 3 期，无并发症的糖尿病	中 / 高危	高危	高危	很高危
临床并发症，或 CKD ≥ 4 期，有并发症的糖尿病	高 / 很高危	很高危	很高危	很高危

注：CKD. 慢性肾脏疾病

（三）常见富含钠的食物

见表 2-11。

表 2-11　常见富含钠的食物

名称	重量（g）	钠含量（mg）	名称	重量（g）	含水量（g）
虾米	100	4892	火腿肠	100	771
鱼子酱	100	2881	炸鸡	100	755
咸鸭蛋	100	2706	鹌鹑蛋（五香罐头）	100	712
香肠	100	2309	小红肠	100	682
肉松	100	2302	素火腿	100	676
牛肉松	100	1946	猪肝（卤煮）	100	675
鸡肉松	100	1688	干酪（普通）	100	771
盐水鸭（熟）	100	1558	小泥肠	100	648
广东香肠	100	1478	龙虾片	100	640
腊肠	100	1420	豆腐干	100	634
葵花子（炒）	100	1322	风干肠	100	618
方便面	100	1144	油条	100	585

续表

名称	重量（g）	钠含量（mg）	名称	重量（g）	含水量（g）
大腊肠	100	1099	羊肉串	100	581
火腿	100	1087	炒蛤蜊	100	578
扒鸡	100	1001	油饼	100	573
午餐肉	100	982	蒜肠	100	562
酱鸭	100	981	午餐肠	100	553
鱿鱼（干）	100	965	蚕豆（炸）	100	548
香肠（罐头）	100	874	松花蛋	100	543
酱牛肉	100	869	咸面包	100	526
叉烧肉	100	819	海参	100	503

（四）坚果的营养价值

坚果中含多重不饱和脂肪酸、矿物质、维生素 E 和 B 族维生素，适量摄入有益健康，每周吃 50 ~ 70g（只计算果仁部分）有助于心脏健康，可以降低心血管疾病发病风险，还可以改善血脂，但是，坚果也属于高热量食物，因此吃坚果一定要控制好量，避免造成热量过多。

参考文献

[1] 中国血脂管理指南修订联合专家委员会 . 中国成人血脂异常防治指南（2023 修订版）[J]. 中国循环杂志，2023，38（3）：237-271.

[2] 袁继红，李海燕，刘英华 . 膳食营养与治疗护理手册 [M]. 北京：科学出版社，2017.

[3] 李庆印，童素梅 . 心血管专科护理 [M]. 北京：人民卫生出版社，2022.

[4] 李海燕，胡鑫 . 心血管专科护士培训手册 [M]. 北京：化学工业出版社，2021.

[5] 李铎 . 食品营养学 [M]. 北京：化学工业出版社，2010.

[6] 中国心血管健康与疾病报告编写组 .《中国心血管健康与疾病报告 2022》概要 [J]. 中国介入心脏病学杂志，2023.

[7] 中国康复医学会心血管病专业委员会 . 中国心脏康复与二级预防指南（2018 版）[M]. 北京：北京大学医学出版社，2018.

[8] 丁荣晶，雷莎 . 中国心脏康复发展历程、现状及思考 [J]. 实用心脑肺血管病杂志，2021，29（9）：1-5.

[9] 常雪侠，孙咏梅，惠婉莉 . 心脏康复运动结合营养干预对急性心肌梗死患者经皮冠状动脉介入术后的影响 [J]. 心血管康复医学杂志，2024，33（1）：15-19.

[10] 黄琴 . 营养护理十项对重症心梗患者免疫功能及恢复情况的影响探讨 [J]. 保健医学研究

与实践，2021，18（s1）：172-174.

[11] 张福莲.急性心肌梗死的饮食和心理护理 [J].中国中医药现代远程教育，2012，10（20）：114-115.

[12] 艾丹.健康教育对老年重症冠心病心肌梗死患者自我管理能力及并发症的影响研究 [J].心血管病防治知识，2021，11（4）：94-96.

[13] 中华医学会心血管病学分会，中国医师协会心血管内科医师分会，中国医师协会心力衰竭专业委员会，等.中国心力衰竭诊断和治疗指南2024[J].中华心血管病杂志，2024，52（3）：235-269.

[14] 中国血脂管理指南修订联合专家委员会.中国成人血脂异常防治指南 [J].中国循环杂志，2023，38（3）.

[15] 李庆印，童素梅.心血管专科护理 [M].北京：人民卫生出版社，2022.

[16] 李洋，薄琳，赖小星，等.慢性心力衰竭患者营养状况的研究进展 [J].中华老年多器官疾病杂志，2021，5（20）：397-400.

[17] 陈灏珠，钟南山，陆再英.内科学 [M].北京：人民卫生出版社，2023.

[18] 李铎.食品营养学 [M].普通高等教育"十二五"规划教材 [M].北京：化学工业出版社，2010.

[19] 中华人民共和国国家卫生健康委员会.成人高血压食养指南（2023年版）[J].全科医学临床与教育，2023，21（6）：484-485，507.

[20] 周芸.临床营养学 [M].北京：人民卫生出版社，2022.

第3章

消化疾病

第一节　胃　炎

掌握胃炎的营养治疗原则、健康宣教内容。应用健康信念模式，指导患者改变不良生活方式。

一、概述

胃炎（gastritis）是胃黏膜对胃内各种刺激因素的炎症反应，是指多种病因引起的慢性黏膜炎症病变，其患病率随年龄增长而增加，特别是在中年人以上人群更为常见。按病程可分为急性胃炎（acute gastritis）和慢性胃炎（chronic gastritis）两类，急性胃炎常有明确的病因，而慢性胃炎病因及发病机制较为复杂，幽门螺杆菌（helicobacter pylori，Hp）感染是胃炎最常见的病因，胃镜及活检组织病理检查是诊断和鉴别诊断胃炎的主要手段。

胃炎不仅影响进食量，还影响营养素的消化、吸收与利用。营养治疗是治疗慢性胃炎的重要措施，通过调整膳食的成分、质地及餐次，可减少对胃黏膜的刺激，尽早去除病因，避免不利于胃肠道黏膜健康的因素，保护胃黏膜，同时进食富含营养的易消化吸收的食物，摄取足够的能量和营养素，以促进损伤黏膜的修复，缓解临床症状，防止慢性胃炎发作，改善全身营养状况。

二、典型案例

【场景】消化内科病房。

【案例】

1.患者男，33岁。平素身体健康。受凉、饮酒后出现腹痛1年余，以左下腹为主，疼痛可耐受，排便后可缓解，近 6 个月饮酒后再次出现腹痛，性质及部位同前，胃镜提示浅表性胃炎、幽门螺杆菌感染，门诊以"浅表性胃炎、幽门螺杆菌感染"收入院。

2. 职业：办公室文员 7 年。

3. 既往史：气胸病史。

4. 生活饮食习惯：山东人，平素喜食面食、生冷食物，口味偏重，工作压力较大，经常加班、熬夜，每日饮用浓茶、咖啡提神，三餐不规律，加班后经常和同事一起吃消夜，喝啤酒，每次饮酒量＞ 1000ml，纤维膳食摄入不足，饮食品种单一。

5. 人体体格测量：身高 175cm，体重 56kg。

6. 劳动强度：轻体力劳动。

7. 运动方式：无规律运动，偶有徒步慢走，时间为 30 分钟，每日步行距离2000m。

8. 膳食医嘱：合理补充能量、饮食中的蛋白质和脂肪，增加矿物质、水、维生素的补充，调整饮食习惯。

【营养风险筛查】

1. 应用 24 小时膳食回顾法 / 食物日记，了解、评估每日膳食摄入总热量、总脂肪、饱和脂肪酸、胆固醇、钠盐和其他营养素摄入水平，对患者连续 3 天食物消耗量准确记录。

2. BMI：$18.3kg/m^2$。

3. 应用 NRS–2002，营养风险评分＞ 3 分，提示患者营养不良。

【营养评估】

1. 存在不良饮食嗜好：每次饮啤酒量＞ 500ml，每周 3 ~ 4 次在外聚餐，口味过重，喜欢吃腌制菜，摄入食盐＞ 10g/d。

2. 生活不规律：加班加点，无法保证三餐规律，有经常吃夜宵的情况。平日无运动习惯，上下班开车，运动量不足。

3. 水果蔬菜摄入不足：新鲜绿叶蔬菜、水果等富含膳食纤维的食物严重摄入不足。

4. BMI：$18.3kg/m^2$，消瘦。

5. 患者饮食结构不合理，营养搭配不均衡。

【健康信念模式】应用健康信念模式，评估患者对恢复健康体魄的期望度高，但对疾病严重性认识，以及个体对行为益处认识不足，因此医护人员采取相应康复计划及营养食谱帮助患者改善身体健康情况，增强患者的健康信念。

【膳食治疗原则】

1. 根据患者性别、年龄、BMI、活动量，制订个体化食谱。

2. 轻体力劳动者：计算每日所需总热量，身高 175cm，体重 56kg，BMI 18.3kg/m²，属于消瘦。理想体重为 175–105=70kg，每日总热量为 70×35=2450kcal，全天总热量 ≤ 2450kcal。

3. 蛋白质具有增加胃酸分泌作用，要避免摄入过多，每日的摄入量占总热量的 10% ～ 15%。

4. 脂肪可刺激胆囊收缩素分泌，导致胃排空延缓和胆汁反流。患者脂肪摄入量应适量，脂肪产能占总热量的 20% ～ 25%。

5. 碳水化合物不影响胃酸分泌，但单糖和双糖可刺激胃酸分泌。碳水化合物产能占总热量的 55% ～ 60%。少选用含单糖和双糖的食物。

6. 矿物质的供应需要量可参考我国居民营养素参考摄入量（DIRs）中的推荐摄入量（RNIs）或适宜摄入量（AIs）来确定。患者宜摄入足量的来源于天然食物的矿物质。

7. 膳食纤维每日 20 ～ 35g。

8. 急性胃炎、消化性溃疡伴出血：急性期患者短期内需禁食，以使胃肠道黏膜得以休整。病情好转后，要采取少食多餐，从流食、半流食、软食按序逐步过渡，增加热量摄入，不可过早、过量地补充热量，避免加重胃肠道黏膜负担。

【健康教育】

1. 教会患者把握饮食总原则：根据病情选用合适食物。慢性胃炎食物的选择以易消化、无刺激、富有营养为原则。

2. 鼓励患者多选富有营养的、新鲜的多样化食物，提供胃黏膜充足的营养，避免不利于胃肠道黏膜健康的因素，规律进食。

3. 告知患者要养成良好的饮食习惯：平时应坚持规律饮食，定时进早、中、晚三餐主餐，餐间可再另加餐。食物应多样化，避免偏食，注意补充多种营养物质。避免食用咖啡、浓茶等对胃肠道黏膜有损伤的食物。

4. 推荐患者正确的烹调方法，应以蒸、煮、汆、烩、炖、焖等为主，避免油炸或油煎，各种食物均应切细煮软。烹调后的食物避免偏生、偏硬。避免一切机械性和化学性刺激，保护好胃黏膜。

5. 劝导患者戒烟、戒酒，少喝浓咖啡；适当休息，减轻精神压力，保持良好的心理状态及充足的睡眠。

6. 告知患者 Hp 主要在家庭内传播，提倡分餐制以减少感染 Hp 的机会，积极治疗 Hp。

7. 关注患者在改变饮食习惯过程中的心理变化，使其愉快地接受饮食习惯。

8. 提供胃炎患者参考食谱（表 3-1）。

表 3-1 胃炎患者参考食谱

早餐	青菜肉末粥（青菜 100g，猪肉 75g，大米 30g），馒头（面粉 50g）
加餐	西瓜汁 200g
午餐	西蓝花鱼泥粥（西蓝花 100g，草鱼 100g，大米 40g）
加餐	豆腐脑 300g，蛋糕 50g
晚餐	鸡蛋藕粉南瓜羹（鸡蛋 50g，藕粉 60g，南瓜 100g）
加餐	酸奶 200g
全日	烹调油 10g，盐 3g

热量 1504.6kcal	蛋白质 70.4g（19%）
脂肪 36.8g（22%）	碳水化合物 223.0g（59%）

三、相关知识链接

（一）健康信念模式

霍克巴姆（Hochbaum）于 1958 年在研究了人的健康行为与其健康信念之间的关系后提出的，其后经贝克（Becker）等社会心理学家的修订逐步完善而成为健康信念模式。此模式主要用于预测人的预防性健康行为和实施健康教育。健康信念模式以心理学为基础，由需要动机理论、认知理论和价值期望理论综合而成，并在预防医学领域中得到应用和发展。健康信念模式遵循认知理论原则，强调个体的主现心理过程，即期望、思维、推理、信念等对行为的主导作用。因此，健康信念形成是人们接受劝导、改变不良行为、采纳健康行为的关键。

（二）健康信念模式在临床护理中的应用

本案例应用健康信念模式。第一步：评估个体的健康信念，包括个体对疾病易感性的认识、对疾病严重性的认识、个体对行为益处的认识，对采取或放弃行为障碍的估计及个体的自我效能；第二步：评估个体行动的线索或意向；第三步：评估个体行为的制约因素等，通过健康教育，提高个体健康信念；第四步：根据评估结果，护士采取相应的措施帮助个体，增强个体的健康信念，使患者形成对疾病或健康问题威胁及严重性的认知，自觉践行健康行为，帮助患者克服在采取健康行为时遇到的障碍，让其感到有信心、有能力通过长期努力改变不良行为，养成健康的行为，同时强化制约因素对个体采取健康行为的影响。

（三）使用非甾体抗炎药的注意事项

该类药物是导致胃黏膜损伤最常用的药物，应停服不必要的非甾体抗炎药，如确有必要服用的，可遵医嘱同时加用抑酸和保护胃黏膜的药物；进食需规律，戒烟，戒酒，少饮浓咖啡。

第二节　胃溃疡

学习目标

掌握胃溃疡的营养治疗原则、健康宣教内容。运用行为转变理论模式，使患者产生内在动机，从而提升执行健康宣教内容的依从性。

一、概述

消化性溃疡（peptic ulcer，PU）是指胃肠道黏膜发生的炎性缺损，通常与胃液中的胃酸和消化作用有关，病变穿透黏膜肌层或达更深层次，以胃、十二指肠球部溃疡最为常见。PU 是一种全球性常见病，男性多于女性，可发生在任何年龄段，十二指肠溃疡（duodenal ulcer，DU）多于胃溃疡（gastric ulcer，GU），DU 多见于年轻人，GU 多见于中老年人，幽门螺杆菌感染是消化性溃疡的主要致病因素，长期服用非甾体抗炎药、糖皮质激素、化疗药等也是常见病因。近几年阿司匹林等非甾体抗炎药（nonsteroidal anti-inflammatory drug，NSAID）应用增多，老年消化性溃疡发病率有所增高。其原因主要是长期的幽门螺杆菌感染和非甾体抗炎药物的过度使用引起胃黏膜发生破损。应激、吸烟、酗酒、长期精神紧张、进食无规律等是常见诱因。

胃溃疡的典型表现：上腹痛，疼痛性质可有钝痛、灼痛、胀痛、剧痛、饥饿样不适。餐后痛多见于 GU；饥饿痛或夜间痛，进餐后缓解，多见于 DU。因长期消化道不良、疼痛，常有进食障碍，进食量和食物的消化吸收也受到影响。患者的热量代谢可能长期处于负平衡，出现乏力、疲劳、体重偏轻或消瘦，蛋白质缺乏可呈负氮平衡、低蛋白血症。恶性贫血患者常有全身衰弱、明显的厌食、体重减轻，部分患者还有免疫功能低下。通过对膳食结构的调整和科学的烹饪方式，改善膳食行为能使胃酸分泌降低，溃疡面较容易修复，同时可改善患者的营养不良与体重的状况。

二、典型案例

【场景】消化内科病房。

【案例】

1. 患者女，41岁。规律上腹痛5年，进餐后缓解，未规律治疗，4天前患者进食冰箱内食物后出现上腹部疼痛，左侧上腹部持续性烧灼样痛，自行口服镇痛药，药名不详，症状缓解不明显，以"上腹痛待查"急诊入院治疗。

2. 职业：务农。

3. 既往史：胃溃疡3年余。

4. 居住地：河南南阳人。

5. 生活饮食习惯：平日喜面食、腌菜，口味偏重，吃饭速度较快，无吃早餐的习惯，吸烟20支/日，饮白酒5两/日。

6. 人体体格测量：身高157cm，体重50kg。

7. 劳动强度：重体力劳动，每天持续工作时间超过10小时。

8. 血常规结果：血红蛋白90g/L，中度贫血。

9. 运动方式：每天搬运重物，无规律运动。

10. 粪常规：粪便隐血（＋）。

【营养风险筛查】

1. 应用24小时膳食回顾法/食物日记，对患者连续3天食物消耗量准确记录。了解、评估每日膳食摄入的总热量、总脂肪、饱和脂肪酸、胆固醇、钠盐和其他营养素摄入判断营养是否均衡。患者3年来进食后感觉腹部不适，胃部隐痛，进食量和消化吸收受到影响，热量代谢处于负平衡，体重减轻，蛋白质缺乏呈负氮平衡；低蛋白血症。

2. 应用NRS-2002评估，确诊胃溃疡3年余，粪便隐血（＋），血红蛋白90g/L，中度贫血，近期食物摄入少，重体力劳动，营养风险评分＞3分，提示患者重度营养不良。

3. BMI：20.3kg/m^2。

【营养评估】

1. 患者饮食结构不合理，无规律进食习惯，吃饭速度较快，不吃早餐，营养搭配不均衡。

2. 饮食结构不良：应用饮食日志对患者饮食习惯实施评估，平日喜面食，每餐主食摄入过多。

3. 口味过重：喜欢吃腌制菜，烹调常采用久煮的方式，习惯一次性烹饪大量炖菜，每餐再次加热进食，摄入食盐＞15g/d。

4. 饮食不规律：几乎不吃早餐，吃饭速度较快。

5. 新鲜水果和蔬菜摄入不足：摄入新鲜绿叶蔬菜严重不足，常吃剩饭，将绿色蔬菜多次加热后食用，无吃水果的习惯。

6. BMI：20.3kg/m^2。

【行为转变理论模式】通过对患者分阶段渐进式引导健康宣教，使患者了解溃疡病的发病原因和常见诱发因素，也意识到自己饮食行为的问题时，患者不知不觉地已经度过了第一阶段——没有准备阶段，同时渴望恢复健康体魄；在患者犹豫不决阶段，护士加强疾病相关知识宣教；进入准备阶段时，提供相关的医疗护理服务；在改变行动阶段给予鼓励和认可，在维持阶段给予肯定，使患者最终养成健康的行为饮食习惯；促进溃疡病治愈，身体功能恢复正常。

行为转变理论教育模式：通过强化培训的方式使患者认识健康、规律饮食在消化性溃疡治疗中的重要性，从而增进能持续坚持健康行为的依从性。

【膳食治疗原则】胃溃疡不仅影响进食量，还影响营养素的消化、吸收与利用，通过渐进式健康宣教，住院期间进食富含营养、易消化吸收的食物，摄取足够的热量和营养素，以促进损伤黏膜的修复，缓解临床症状，改善全身营养状况。

1. 推荐治疗膳食　低脂肪、适量蛋白、丰富维生素软食。

2. 膳食要求　遵守平衡膳食原则，合理饮食，纠正营养不良。

3. 重体力劳动者　计算每日所需总热量，身高157cm，体重50kg，BMI 20.3 kg/m^2，属于正常体重。理想体重为157-105=52kg，每日总热量为52×40= 2080kcal，全天总热量≤2080kcal，脂肪占20%～30%，蛋白质占15%～20%，碳水化合物占50%～60%，食盐＜5g/d。

4. 无并发症时　①经抑酸抗Hp治疗，病情可迅速改善，对食物无须特殊限制，但须注意个体适应；②疼痛发作频繁者，选用低脂肪、适量蛋白质、低膳食纤维软食。

5. 溃疡合并出血时　①当出血量大时，表现为疼痛加剧，黑粪者应暂时禁食、水，使胃酸、胃蛋白酶的分泌及胃蠕动减少。一旦出血得到控制，则可进凉或微温的流食，每日6～8次。流食不宜过甜以免反酸。②少量出血时，表现为大便外观基本正常，但粪便隐血试验阳性，可进食少渣半流食，或少渣软食。③当患者出现缺铁性贫血时，应增加含铁丰富的食物；可进食红肉与动物肝脏如牛肉、羊肉、猪肉、动物血液，如鸭血、猪血等。维生素C可促进铁的吸收，应多食富含维生素C的各种新鲜蔬菜和水果。

【健康教育】

1. 教会患者把握饮食总原则：根据病情选用合适的食物。慢性胃炎患者食物选择以易消化、无刺激、富有营养为原则。

2. 应鼓励多选择温和、富有营养的新鲜的多样化食物，为胃黏膜提供充足营养，避免不利于胃肠道黏膜健康的因素，规律进食。

3. 烹调方法应以蒸、煮、汆、烩、炖、焖等为主，避免油炸或油煎，各种食物均应切细煮软。烹调后的食物避免偏生、偏硬。

4. 劝说患者戒烟、戒酒，少饮浓茶、浓咖啡。

5. 必须服用 NSAID 时，建议和食物一起或餐后服用，或遵医嘱加用胃黏膜保护剂。

6. 教育患者养成良好的饮食习惯，通过慢性胃溃疡健康手册告知患者注意事项；为患者讲解养成良好饮食习惯的重要性，叮嘱其日常饮食需要注意的事项，食物要易消化，避免食用刺激、辛辣、生冷食物。

7. 告知患者服用治疗胃溃疡药物的注意事项，需要按时、按量遵照医嘱服药，注意缩短工作时长，保持愉悦的心情。

三、相关知识链接

（一）胃镜检查及活检

胃镜检查是 PU 诊断的首选方法和金标准，作用如下：①确定有无病变、部位及分期；②鉴别良、恶性溃疡；③治疗效果的评价；④对合并出血者给予止血治疗；⑤对合并狭窄梗阻患者给予扩张或支架治疗；⑥超声内镜检查，评估胃或十二指肠壁、溃疡深度、病变与周围器官的关系、淋巴结数目和大小等。

对于胃溃疡，应常规在溃疡边缘取活检，关于活检块数尚无定论，一般溃疡周边 4 个部位的活检多能达到诊断需要。部分 GU 在胃镜下难以区别良、恶性，有时需多次活检和病理检查，甚至超声内镜评估或穿刺活检。对 GU 迁延不愈，需要排除恶性病变的，应多点活检，正规治疗 8 周后应复查胃镜，必要时再次活检和病理检查，直到溃疡完全愈合。

（二）行为转变理论模式

行为转变理论模式也称为行为阶段转变理论模型（the transtheoretical model and stages of change，TTM），它着眼于行为变化过程及对象需求，理论基础是社会心理学。它认为人的行为转变是一个复杂、渐进、连续的过程，可分为 5 个不同的阶段，即没有准备阶段（precontemplation）、犹豫不决阶段（contemplation）、准备阶段（preparation）、行动阶段（action）和维持阶段（maintenance）。

（三）行为转变理论模式的 5 个阶段的特点

1. 没有准备阶段　个体尚未意识到自己行为的问题，在未来的 6 个月没有改变行为的意向。

2. 犹豫不决阶段　个体在未来的 6 个月打算改变行为，却无任何行动和准备行动的迹象。

3. 准备阶段　个体在未来 1 个月内采取行动。

4. 行动阶段　个体在过去 6 个月内已经做出行为改变，并且需要进一步的努力防止倒退。

5. 维持阶段　个体保持已经改变的行为（6 个月以上），并且需要抵制诱惑防止倒退回不健康行为的状态。

第三节　急性胰腺炎

学习目标

掌握急性胰腺炎的营养治疗原则，应用知信行信念模式，指导患者改善不良饮食习惯。

一、概述

急性胰腺炎（acute pancreatitis，AP）是多种病因导致的胰酶在胰腺内被激活后引发的胰腺组织自身炎症反应，伴或不伴其他器官功能改变的疾病，是临床常见的急腹症之一。

急性胰腺炎的营养支持疗法已经是急性胰腺炎治疗中很重要的组成部分，尤其是对重症急性胰腺炎患者，急性胰腺炎患者评估，因剧烈上腹疼痛伴发热、恶心、呕吐。数周内不能经口摄食、进饮，如不能实施有针对性的营养支持治疗，患者即可出现脱水、酸中毒、休克等临床症状，继而出现碳水化合物、蛋白质、脂肪三大产能营养素代谢紊乱和水电解质失衡。出现营养不良或营养不良风险（nutrition risk）时应开始营养支持。临床营养支持（clinical nutrition support）方式包括经肠内营养（enteral nutrition，EN）和肠外营养（parenteral nutrition，PN）。EN 是指经胃肠道，包括经口或喂养管，提供全面的营养素。PN 指通过静脉途径提供人体代谢所需的营养素，包括氨基酸、脂肪和葡萄糖三大类营养、维生素和矿物质。

二、典型案例

【场景】消化内科病房。

【案例】

1. 患者女，55岁。主因5小时前饮酒后突发中上腹剧烈疼痛，伴恶心、呕吐，呕吐物为胃内容物和胆汁，腹肌紧张，明显压痛、反跳痛，以"中上腹疼痛5小时，急性胰腺炎"入院。

2. 职业：自由职业。

3. 既往史：无。

4. 劳动强度：中等体力劳动。

5. 生活饮食习惯：三餐饮食不规律，常暴饮暴食，每餐主食250g，喜食肥肉、动物内脏，经常外出聚餐，饮白酒150ml/d，蔬菜和水果摄入量极少。

6. 人体体格测量：身高165cm，体重85kg。

7. 运动方式：无规律运动，每天步数＜1000步。

8. 实验室检查：白细胞计数 16.11×10^9/L，血清淀粉酶325U/L，三酰甘油16.57mmol/L。

9. 辅助检查：腹部CT提示胰腺肿大；腹部B超提示胰内光点增多增粗、增强，分布均匀。

10. 膳食医嘱：因剧烈上腹疼痛伴恶心、呕吐、发热等无法进食进水，急性胰腺炎初期，禁食是必要而有效的基础治疗，当病情稳定后，合理的营养治疗不仅可及时纠正体内水电解质和营养素代谢紊乱，还能促进胰腺组织的修复，有助于减轻临床症状和患者痛苦，促进早日康复。

【营养风险筛查】

1. 应用24小时膳食回顾法／食物日记，了解、评估每日膳食摄入的总热量、总脂肪、饱和脂肪酸、胆固醇、钠盐和其他营养素摄入水平，对患者连续3天食物消耗量准确记录。

2. BMI：31.2kg/m^2。

3. 应用NRS-2002，进行急性胰腺炎患者营养风险评估。急性期治疗需禁食水，有营养不良风险。

【营养评估】

1. 饮食习惯：应用饮食日志对患者饮食习惯实施评估，患者平日喜油炸食品，每餐主食＞250g，碳水化合物摄入过多。

2. 口味过重：喜欢食腌制菜、肥肉、甜食。

3. 水果和蔬菜摄入不足：摄入新鲜绿叶蔬菜、水果、富含膳食纤维的食物严重不足。

4. 生活不规律，平日无运动习惯，每日运动时间少于 30 分钟。

5. BMI：$31.2kg/m^2$。

6. 患者饮食结构不合理，饮食习惯不良、营养搭配不均衡。

【知信行模式】通过知信行模式了解到患者对疾病的认知程度不足，表现为不知道暴饮暴食容易引发急性胰腺炎，同时有主动寻求控制疾病诱发因素、改变不良饮食习惯的意愿，从而保持饮食规律，控制胰腺炎发作。

【膳食治疗原则】

1. 推荐治疗膳食：发病后大部分患者需短期禁食，降低胰液分泌，减轻自我消化。酌情供给碳水化合物。饮食恢复应从流质、半流质的软食逐步过渡到普食、少量、无脂肪、低蛋白饮食，逐渐增加食物和蛋白质摄入量，直至恢复至正常饮食。

2. 适量蛋白质：急性胰腺炎患者因大量炎性渗出、肝损伤常导致白蛋白减少，短期禁食阶段无法摄入食物，可考虑静脉补充白蛋白，以提高机体免疫力，维持血浆胶体渗透压。重症急性胰腺炎，在肠蠕动尚未恢复前，可先给予肠外营养补充蛋白质 12g/（kg·d）左右。待病情好转允许进食时，先给予低蛋白流食或半流食，再逐渐增加蛋白质摄入量。

3. 限制脂肪摄入：急性胰腺炎患者血三酰甘油高，既是胰腺炎的病因，也可能是其结果。发病后短期禁食期间，饥饿状态导致体内脂肪分解代谢加强，血清游离脂肪酸和酮体增加，可通过尿酮体了解脂肪的代谢情况。必要时可静脉输注脂肪乳剂。待患者病情好转允许进食时，应从无脂肪饮食开始，待血、尿淀粉酶指标全部恢复正常后，逐步调整为低脂肪饮食。

4. 补充微量元素，禁食水、机体处于应激状态的异常消耗、肾功能受损、内环境紊乱等因素，常导致维生素和电解质水平异常；由于胰腺坏死、钙离子内流入腺泡细胞，血钙＜2mmol/L，血钠、血钾也常有异常，应根据血电解质水平补充钾、钠、钙、镁、磷，同时注意补充维生素 B、维生素 C 等。

【健康教育】

1. 告知急性胰腺炎初期禁食是必要的治疗之一，病情稳定后，合理调整饮食种类和量多少。有效预防急性胰腺炎的复发。

2. 指导患者不可暴饮暴食，避免摄入过量高脂肪、高胆固醇饮食。

3. 告知患者戒酒。

4. 帮助患者查找并祛除急性胰腺炎的病因，并采取有针对性的预防措施。

5. 告知患者要积极治疗胆囊炎、胆石症，坚持低脂肪饮食的习惯。

三、相关知识链接

（一）急性胰腺炎患者的营养代谢

1. 急性胰腺炎患者的糖代谢由热量需求增加而决定。内源性糖原异生增加是严重炎症反应的结果。葡萄糖可以部分抵消因蛋白质降解而产生的内源性糖异生，一定程度上减少蛋白质分解的有害和不必要的影响。高血糖是感染和代谢性并发症发生的危险因素，因此有必要监测血糖。

2. 急性重症胰腺炎患者常存在蛋白质需要量增加和负氮平衡，一些急性胰腺炎患者氮的丢失达到 20 ～ 40g/d。应尽量减少蛋白质的丢失，尤其有并发症和病程较长的患者。

3. 高脂血症在急性胰腺炎患者中较常见，脂肪代谢改变的具体机制目前尚不完全清楚。急性发作后，血清脂肪酶浓度回到正常水平，一些严重高脂血症患者会发生急性胰腺炎。

（二）急性胰腺炎患者的营养评估

早期对 AP 患者进行营养评估是治疗的重要步骤，因此，国内外肠内肠外营养学会指出在进行营养治疗之前，首先应使用合适的筛查工具（如 NRS-2002、NUTRIC SCORE、MNA、PG-SGA 等）对患者进行营养风险筛查，以指导临床营养治疗。

NRS-2002 是基于 128 项随机临床研究指定的，通过综合分析患者的营养状况、疾病严重程度及年龄因素的干扰，客观反映患者的营养风险。在治疗过程中也需要反复进行营养评估及监测，用间接能量仪进行测定可以避免过度喂养和喂养不足。对肠内和肠外营养而言，推荐 25 ～ 35kcal/（kg·d），以避免过度喂养和高血糖的出现。

第四节　肝硬化

学习目标

掌握肝硬化的营养治疗原则，应用行动研究法，使患者产生内在动机来执行健康宣教内容。

一、概述

肝硬化（liver cirrhosis）是各种慢性肝病进展至以肝脏慢性炎症、弥漫性纤维化、再生结节和肝内外血管增殖为特征的病理阶段，是由一种或多种原因引起的以肝组织弥漫性纤维化、假小叶和再生结节为组织学特征的慢性进行性肝病。病因包括病毒性肝炎、长期大量饮酒、胆汁淤积、循环障碍、药物或化学毒物、免疫疾病、寄生虫感染、遗传和代谢性疾病、营养障碍等。在我国，肝硬化的病因以病毒性肝炎导致的肝硬化为主，在欧美国家，则以酒精性肝硬化为主。

肝硬化起病隐匿，病程发展缓慢，肝功能代偿期可无明显症状或症状较轻，表现为腹部不适、乏力、食欲减退、消化不良腹泻等，多见于劳累、精神紧张或免疫力低下时。失代偿期以门静脉高压和肝功能减退为特征，常因并发食管 - 胃底静脉曲张出血、肝性脑病、感染、肝肾综合征、门静脉血栓等多器官功能慢性衰竭而死亡，表现为食欲减退、恶心、厌食、消瘦、乏力、黄疸、出血、贫血、水肿、腹水、脾功能亢进等，腹水是最突出的临床表现。肝功能减退，肝合成白蛋白减少，再加上长期少量出血及食管 - 胃底静脉曲张破裂出血、细菌性腹膜炎等并发症的发生，使患者的营养状况和肝功能进一步恶化，导致生存率下降。肝硬化的营养治疗是十分重要的基础治疗，其中合理的营养搭配，肝脏的修复与肝功能的好转，改善临床症状，减少患者痛苦，提高生存质量。

二、典型案例

【场景】消化内科病房。

【案例】

1. 患者男，51 岁。主因呕血 2 小时，以"肝硬化、腹水、肝硬化失代偿期"入院。

2. 职业：推销员。

3. 人体体格测量：身高 175cm，体重 68kg，BMI 22.2 kg/m^2。

4. 既往史：乙肝病史 7 年。

5. 查体：慢性病容，有肝掌，腹部移动性浊音阳性。

6. 实验室检查：总蛋白 48.1g，天冬氨酸转氨酶 94U/L，γ - 谷氨酰转肽酶 326U/L，碱性磷酸酶 139U/L，总胆红素 95.9μmol/L，丙氨酸转氨酶 120U/L。

7. HBsAg、HBcAg 阳性。

8. 胃镜检查：食管中下段静脉曲张。

9. 腹部超声：提示肝硬化。

10. 膳食医嘱：低盐、高蛋白、高碳水化合物、高脂肪饮食。

【营养风险筛查】

1. 应用 24 小时膳食回顾法或食物日记，了解、评估每日膳食摄入的总热量、总脂肪、饱和脂肪、胆固醇、钠盐和其他营养素摄入水平，对患者连续 3 天食物消耗量准确记录。

2. 应用 NRS-2002 对患者进行营养风险评估。患者近期腹痛、食物摄入减少，通过营养风险筛查，有营养不良的风险。

【营养评估】患者饮食结构不合理，饮食习惯不良、营养搭配不均衡。

1. 生活不良 平日应酬较多，每周饮酒次数 3 ～ 4 次，有吸烟习惯。

2. 饮食不规律 加班情况较多，无法保证三餐规律，经常不吃早餐。

3. 饮食习惯不良 喜欢吃生冷食物，爱吃海鲜。

4. 水果和蔬菜摄入不足 新鲜绿叶蔬菜、水果严重不足。

5. 作息不规律 睡眠不足，熬夜。

【行动研究法】行动研究法是美国社会心理学家 LEWIN 提出的一种解决问题方法，是以问题为中心、研究者与研究对象共同参与、将科学研究者与研究对象的智慧能力相结合，将管理模式分为计划、行动、观察、反思 4 个阶段，根据计划步骤逐步推进项目，不断解决管理过程中出现的难题。

【膳食治疗原则】肝硬化营养治疗目的：供给充足的蛋白质和维生素，以增进食欲，改善消化功能，控制病情发展，增强机体抵抗力，保护肝脏功能，促进肝细胞修复再生及肝功能恢复。

1. 提供足量碳水化合物 由于肝硬化患者消化系统功能差，碳水化合物食物摄入量减少，可导致营养不良。碳水化合物摄入不足，机体会消耗蛋白质供能，进一步加重肝脏负担；动员脂肪供能时，如脂肪产生过多又不能被充分利用，易引起酮症酸中毒。由于肝功能受损，肝糖原合成减少，肝糖异生作用减弱，肝对胰岛素灭活能力下降，加之患者食欲差，容易产生低血糖，应注意鉴别低血糖昏迷和肝性脑病；推荐的碳水化合物供给量为 300 ～ 400mg/d。

2. 酌情增加蛋白质 肝硬化患者因消化道症状，常影响动物性食物的摄入，而肝细胞合成白蛋白的能力又下降，机体容易出现负氮平衡，可发生低蛋白血症而引起水肿、腹水。另外，机体免疫球蛋白、补体凝血系统等蛋白质合成不足，患者易出现乏力、感染、消化道出血等症状。为避免出现负氮平衡和低白蛋白血症，肝硬化患者可适当增加蛋白质的摄入，蛋白质的供给能量保持在 60 ～ 70g/d，注意优质蛋白占 1/3 ～ 2/3。对合并感染、腹水、消化道出血者更应注意补充蛋白质，以维持正氮平衡、血容量和血浆胶体渗透压，促进肝细胞的修复和再生。

3. 提供适量脂肪 脂肪摄入过少，会影响食欲和某些营养素的吸收，但脂肪摄入也不宜过多，因为肝硬化时胆汁合成、分泌减少，患者对脂肪耐受性差，稍进食油腻食物即容易腹泻，而且胆固醇等的代谢需要肝脏参与，脂肪摄入过多会加重肝脏负担，甚至引起脂肪肝，不利于肝细胞的修复和再生，因此，患者饮食宜清淡、易消化，不应过于油腻。原则上供给量 40～50g/d，脂肪的选择应以不饱和脂肪酸为主，少用或限用饱和脂肪酸。

4. 补充矿物质和维生素　不同患者矿物质失衡种类和程度不同，应根据个体情况注意监测和补充，特别应避免低钾血症和低钠血症。由于进食量不足，或因食管静脉曲张时摄入蔬菜和水果的种类和数量受限，容易发生维生素缺乏，平时要均衡饮食，从食物中摄入足量的各种维生素，必要时也可补充维生素制剂。

5. 酌情限制食盐和液体摄入量　肝硬化期间，大量血液滞留于外周扩张的血管，有效循环血容量下降激活交感神经系统、肾素 – 血管紧张素 – 醛固酮系统，导致肾小球滤过率下降及水钠重吸收增加，发生水钠潴留。饮食以低盐饮食为宜。在选择副食时多选富含钾的食物，如蚕豆、黑豆、豌豆、春笋、红枣、桂圆、杏等，在肝硬化伴腹水患者要关注利尿剂的特性，在低钠或无钠饮食下，注意有无低钠血症的症状与血钠水平，必要时静脉补充。

【健康教育】

1. 指导患者合理营养，选用易消化、富有营养的食物，烹饪方式以蒸、煮、烩、炖等为主。

2. 告知患者平时应规律饮食，不宜过饱、过饥。

3. 清淡饮食，避免食入不洁饮食。

4. 针对合并腹水的患者，应限制钠和水的摄入及卧床休息。

5. 对部分轻、中度腹水患者，经限钠饮食可发生自发性利尿而使腹水消退。

6. 对已有食管 – 胃底静脉曲张者，进食不宜过快、过多，食物不宜过于辛辣、坚硬和粗糙的食物以防损伤食管黏膜，进食鸡、鸭、鱼带刺的食物时要细嚼慢咽，控制饮食速度，以免增加食管负担。

7. 避免饮酒，饮酒会损伤肝，加重肝硬化病情，从而加剧食管静脉曲张。

三、相关知识链接

1. 肝硬化的病因　在我国，目前引起肝硬化的病因以病毒性肝炎为主。乙型肝炎病毒（HBV）感染为最常见的病因，其次为丙型肝炎病毒（HCV）感染。从病毒性肝炎发展为肝硬化短至数月，长达数十年。甲型肝炎病毒和戊型肝炎病毒感染所致肝炎一般不发展为肝硬化。在欧美国家，酒精性肝硬化占全部肝硬化的 50%～90%。长期大量饮酒导致肝细胞损害、脂肪沉积及肝纤维化，逐渐发展为肝硬化。营养不良、合并 HBV 或 HCV 感染及损伤肝脏的药物等因素将增加酒精性肝硬化发生的风险，饮酒的女性较男性更易发生酒精性肝病。

2.肝硬化肠内营养治疗方案 2006年《肝病患者肠内营养指南》指出增加人体成分分析评估营养不良和个体化营养建议，其余同酒精性脂肪性肝炎患者肠内营养治疗方案。2009年《肝病患者肠外营养指南》指出肝硬化的能量摄入，推荐患者的整体能量消耗测量值约为基础代谢率的130%，能量需求是基础代谢率的1.3倍。如果可能，应采用间接测热法测量静态能量消耗（REE）值，并按照1.3倍REE提供能量。

第五节 急性肝炎

学习目标

掌握急性肝炎的营养治疗原则，运用保护动机理论向患者讲解疾病的相关健康知识，帮助患者建立科学理念，增强有效的自我管理。

一、概述

急性肝炎（acute hepatitis）是一种全身感染但主要侵犯肝的疾病，各型肝炎病毒均可引起，临床上分为急性黄疸型肝炎和急性无黄疸型肝炎两种。甲型肝炎和戊型肝炎是自限性疾病，不发展为慢性，预后大多良好；但是孕妇和老年人的戊型肝炎易发展为重症肝炎，病死率可达20%；丙型肝炎及乙型肝炎则主要转变成慢性感染。急性肝炎早期，经过住院或留家隔离治疗休息，进食易消化、富含维生素的清淡饮食，经过及时恰当的治疗与休息，多数可以治愈，但仍有部分患者转为慢性肝炎，还有少数患者转化为重型肝炎而使病情加重，甚至危及生命。

二、典型案例

【场景】传染科病房。
【案例】
1.患者男，45岁。主诉1周前出现乏力、食欲减退，尤其是在劳累后明显，伴尿黄，无发热，无恶心呕吐，无腹痛腹泻等不适。就诊时，患者为肝病面容，精神状态较差。以急性甲型病毒性肝炎、慢性乙型病毒性肝炎入院。
2.职业：工人。
3.既往史：乙肝病史10余年。

4. 生活饮食习惯：福建厦门人，平日喜食面食，每天都在外进餐，每天食入主食大米 300g，食入肉类和蛋白质不足，厌油腻，蔬菜摄入正常，偶尔吃水果，饮食较单一。

5. 人体体格测量：身高 175cm，体重 75kg。

6. 劳动强度：中等体力劳动。

7. 运动方式：无规律运动习惯，每天步数＜ 1000 步。

8. 实验室检查：肝功能检查显示丙氨酸氨基转移酶（ALT）475.9U/L、天门冬氨酸氨基转移酶（AST）167.73U/L、谷氨酰肽酶（GGT）94.38U/L。

【营养风险筛查】

1. 应用 24 小时膳食回顾法或食物日记，了解、评估每日膳食摄入的总热量、总脂肪、饱和脂肪、胆固醇、钠盐和其他营养素摄入水平，对患者连续 3 天食物消耗量准确记录。

2. 应用 NRS-2002 对患者进行营养风险评估，患者患急性甲型病毒性肝炎、慢性乙型病毒性肝炎，近期腹胀，食欲进行性下降，食物摄入减少，通过营养风险筛查，有营养不良的风险。

3. 血生化结果：ALT 475.9U/L、AST 167.73U/L、GGT 94.38U/L。

【营养评估】

1. 患者饮食结构不合理，蛋白摄入不足、水果蔬菜摄入偏少、营养搭配不均衡。

2. 饮食习惯不良：应用饮食日志对患者饮食习惯实施评估，患者在外就餐，饮食不洁，碳水化合物摄入过多。

3. 蛋白摄入不足：日常食少量猪瘦肉，蛋奶类、鱼虾类优质蛋白摄入极少。

4. 水果和蔬菜摄入偏少：新鲜绿叶蔬菜、水果、富含膳食纤维的食物较少。

5. BMI：24.49kg/m^2。

【保护动机理论】保护动机理论强调认知的调节作用，包括威胁评价和应对评价两个过程，由此使宣教者更明确地理解促使个体行为意图和行为自身发生变化的内在认知过程和交互作用机制，从而为进一步干预奠定坚实的基础。当个体意识到健康威胁很严重、自身为疾病易感人群、认为行为改变有好处、行为改变的代价少、有信心和能力改变行为且不良行为的内、外部奖励少时，个体的保护动机达到最大化并促使个体出现健康行为反应。

【膳食治疗原则】根据患者病情状态及个人饮食习惯，制订针对性食谱，选择健康膳食，指导患者改变不良行为，纠正不良饮食习惯。

1. 推荐治疗膳食：优质高蛋白、碳水化合物、高维生素、低脂肪食物。

2. 正确指导患者计算每日所需总热量：身高 175cm，体重 75kg，BMI 24.49kg/

m²。理想体重为 175–105=70kg，每日总热量为 70×（20～25）=（1400～1750）kcal，全天总热量的≤1750kcal，其中碳水化合物占总热量的60%，蛋白质占20%，脂肪占20%，食盐＜3g/d。

3.注意饮食卫生，减少在外就餐饮食习惯，防止粪–口传播疾病的途径。

【健康教育】

1.教会患者把握饮食总原则：适当增加蛋白质摄入、少油、低盐、低脂肪。

2.日常生活中增加优质蛋白摄入，如蛋、奶、鱼、虾类；将红肉替换为白肉（如猪肉替换为鱼肉）、全脂牛奶替换为脱脂牛奶，将部分主食替换为杂粮、粗粮等，增加含钾、钙丰富的新鲜蔬菜及水果。

3.教会家庭烹饪者控盐、控油的技巧：将家中盛盐的大瓶子换成小罐子，每次炒菜使用小勺子放盐，将油瓶置换成带刻度的油壶。

4.使用APP进行营养成分换算，学会看食品说明书，学会换算营养成分含量。

5.通过宣教使患者意识到在外就餐易导致消化道传染病风险，配合营养治疗重要性，从而改变到外就餐的不良生活方式。

6.外出就餐选择到干净卫生的饭店就餐，减少不洁饮食的摄入。

7.关注在改变饮食习惯过程中患者的心理变化，使其愉快地接受饮食习惯的改变。

三、相关知识链接

（一）保护动机理论

1.保护动机理论是对健康信念理论的延伸和扩展，强调威胁评价和应对评价两个过程对行为意图和个人行为改变具有重要的预测作用。

2.保护动机理论认为对不良行为危险性及行为改变好处的感知都不足以激发行为的改变，因此该模式中加入能有效促进行为改变的因素——自我效能感，使整个理论构建更趋于完善。该理论提出当自我效能感和反应有效性较低时，严重性和易感性无法促进行为的改变，甚至起到相反的作用，由此对健康信念模式的严重性和易感性因素在行为改变中效果较差的问题做出了合理的阐述和说明。

（二）急性肝炎患者营养护理

肝脏是各种营养素的重要代谢器官，肝细胞损害可导致营养素代谢紊乱，营养素代谢紊乱又会加重肝细胞损害。指导患者合理营养，选用易消化、富有营养的食物。烹饪方式以蒸、煮、烩、炖等为主，注意食物的色、香、味、形，以增进食欲。平时应规律饮食，不过饱过饥。清淡饮食，保持良好的生活饮食习惯。

第六节　胆囊炎与胆石症

学习目标

掌握胆囊炎与胆石症的营养治疗原则，利用奥瑞姆自护模式，改善患者的生活和健康状况。

一、概述

胆囊炎（cholecystitis）与胆石症（cholelithiasis）是胆道系统的常见病和多发病，二者常同时存在、互为因果。膳食营养预防及其治疗十分重要，高脂肪食物摄入直接会诱发胆囊炎与胆石症的急性发作。胆囊炎常发生于有结石的胆囊，也可继发于胆管结石和胆道蛔虫等疾病。胆管阻塞、化学性刺激和细菌感染是常见原因。胆石症是指胆道系统包括胆管和胆囊在内的任何部位发生结石的疾病，目前胆囊的胆固醇结石多见，胆石类型及部位与饮食结构的变化有关。胆囊结石的危险因素包括：年龄＞40岁、女性、妊娠、口服避孕药和雌激素替代疗法、肥胖、糖尿病、高血压和家族遗传倾向，还与饮食结构及饮食习惯不良有关，尤其与喜食油腻食物相关。胆囊炎与胆石症的主要临床表现有腹痛、寒战发热、黄疸、恶心、呕吐、腹胀、食欲减退。

二、典型案例

【场景】肝胆外科病房。

【案例】

1. 患者女，69岁。主因突发腹部疼痛2天入院。发病前无明显诱因出现右上腹疼痛、呈持续性胀痛阵发性加剧，伴恶心、呕吐、呕吐为胃内容物，疼痛并放射至右肩背部，以"胆囊结石"入院。

2. 职业：务农。

3. 既往史：高血压15余年。

4. 生活饮食习惯：进食时间不规律，高脂肪、高胆固醇饮食。

5. 人体体格测量：身高155cm，体重60kg。

6. 劳动强度：轻体力劳动。

7. 运动方式：无规律运动，每天运动时间＜30分钟。

8.查体：神志清醒，皮肤黏膜无黄染，急性痛苦面容，腹平软，全腹有压痛，反跳痛，无肌紧张、双侧腰腹部压痛明显，墨菲征（Murphy sign）阳性、肝脾未触及、肝肾区无叩击痛，移动性浊音阴性，肠鸣音正常。

9.腹部CT：胆囊结石胆囊炎。

10.实验室检查：白细胞 22.87×10^9/L、中性粒细胞 0.919，ALT 179U/L；血肌酐 104μmol/L；K^+ 4.31mmol/L。

11.治疗措施：急性期禁食、水；呕吐、腹胀患者留置鼻胃管胃肠减压，同时静脉补液，纠正电解质紊乱、镇痛、抗炎治疗；对反复发作、伴有胆囊结石的急性胆囊炎，应考虑胆囊切除术。

12.膳食医嘱：合理补充能量、限制脂肪和胆固醇的摄入，保证每天摄入足量的水和膳食纤维、维生素，调整饮食习惯。

【营养风险筛查】

1.应用24小时膳食回顾法或食物日记，了解、评估每日膳食摄入的总能量、总脂肪、饱和脂肪酸、胆固醇、钠盐和其他营养素摄入水平，对患者连续3天食物消耗量准确记录。

2.应用营养风险筛查简表对患者进行营养风险评估，由于近期腹痛、伴恶心呕吐，食物摄入减少，通过营养风险筛查，有营养不良的风险。

【营养评估】患者饮食结构不合理，饮食习惯不良、营养搭配不均衡。

1.饮食结构不良：应用饮食日志对患者饮食习惯实施评估，平日喜油腻食物，每餐油脂饮食摄入过多。

2.口味过重：喜欢吃腌制菜，摄入食盐 > 9g/d。

3.饮食不规律：进食时间不规律，几乎不吃早餐。

4.果蔬摄入不足：新鲜绿叶蔬菜、水果、富含膳食纤维的食物严重不足。

5.蛋白摄入不足，日常食用少量猪瘦肉，蛋奶类、鱼虾类优质蛋白摄入极少。

6.BMI：24.97kg/m^2。

【奥瑞姆自护模式】奥瑞姆自护模式由著名的美国护理理论家奥瑞姆提出，该模式强调自理，指出护理要点是关心人的自理需要，护理的目的是帮助个体维持、促进和恢复自理能力，积极有效应对、处理疾病和创伤对个体的冲击，改善其生活和健康状况。

【膳食治疗原则】膳食治疗原则：低脂肪、适量蛋白质、丰富的维生素和纤维素饮食。

1.根据患者性别、年龄、活动量、疾病发展过程制订个体化食谱，营养科会诊，具体食量由营养科调控，严格限制脂肪和胆固醇的摄入，供给充足的糖类和维生素，保护肝及胆囊的功能，指导患者改变不良行为，纠正不良饮食习惯。

（1）疾病急性期发作：禁食，使胆囊处于休息状态，利于缓解疼痛。为保证机体需要量，可由静脉补给营养。

（2）疾病缓解期：疼痛缓解后，根据病情循序渐进地调配饮食，开始进食流质饮食如藕粉、浓米汤、蔬菜汁、米汤加蜂蜜或蜂蜜水。

（3）疾病恢复期：低脂肪、低胆固醇半流食，逐渐改为低脂肪、低胆固醇软食。

2. 适量蛋白质、限制脂肪和胆固醇：蛋白质按标准体重 1～1.2g/（kg·d）摄入，可选用大豆制品及高蛋白低脂肪动物性食物，如鸡蛋清、鱼类、虾类、瘦肉类。

3. 脂类：限制脂肪摄入，每日供给脂肪 30～45g，平均分配到三餐中，切忌集中在一餐中，以免引起胆绞痛。最好采取植物油，多不饱和脂肪酸、单不饱和脂肪酸及饱和脂肪酸的比例以 1∶1∶1 为宜，每日胆固醇供量＜300mg，限制含胆固醇高的食物，如动物内脏和脑、蛋黄、鱿鱼、鱼子，减轻肝对胆固醇的代谢负担，保护肝功能，防止胆结石形成，补充卵磷脂，磷脂占胆汁的12%～35%，胆固醇、胆汁酸和卵磷脂三者保持一定比例，才能使胆固醇保持在溶解状态，而不致析出和形成结石，为有效。

4. 糖类：每日以供给 300～350g 为宜，应选用含复合糖为主的食物，如、米、面、马铃薯等，适量限制蔗糖和葡萄糖的摄入，肥胖者应适当限制主食和甜食。

5. 膳食纤维：每日摄入 25g 左右。

6. 维生素和矿物质：多选用含钙、钾、镁、铁、锌及 B 族维生素、维生素 C 和脂溶性维生素丰富的食物，维生素 K 对胆囊有一定的解痉作用，不仅可解除疼痛，还可促进胆汁排泄。可选择富含维生素 K 的绿叶蔬菜及牛奶、奶制品、肉类、蛋类、谷类及水果。

7. 多饮水：每日保证饮水在 2000ml 以上，可稀释胆汁，减少胆石形成。

8. 饮食禁忌：忌辛辣调味品及兴奋神经系统的食物，如辣椒、胡椒、芥末、浓茶、咖啡、含酒精饮料。

9. 烹调方法：忌用油炸、油煎、油炒等方式。烹调方式以蒸、煮、炖、小炒为主，改变喜食油腻食物的习惯，清淡饮食，多选用植物性食物，减少烹调油用量，烹调油宜选植物油，不用动物油。

10. 饮食温度：宜进食温热的食物，温热的食物能使胆道口和胆管壁肌肉松弛，利于胆汁排出。

11 饮食制度：少食多餐，每日进食 5～6 次。既可以保证人体内的正氮平衡，又能间接预防胆囊炎与胆石症。

12.胆囊炎与胆石症参考食谱（表 3-2）。

表 3-2　胆囊炎与胆石症参考食谱

项目	种类
早餐	牛乳 250ml，玉米 50g，红薯 200g，苹果 100g
午餐	米饭（大米 75g），香干炒芹菜（香干 50g，芹菜 150g），清蒸鲈鱼（鲈鱼 50g），香梨 75g
晚餐	米饭（大米 75g），黑木耳炒瘦肉（黑木耳 20g，猪肉 50g），虾仁炒莴笋胡萝卜（鲜虾 25g，莴笋 100g，胡萝卜 100g）
全日	烹调油 20g，食盐 5g

热量 1587kcal	蛋白质 60.1g（15%）
脂肪 40.5g（23%）	碳水化合物 245.6g（62%）
胆固醇 189.3mg	

【健康教育】

1. 教会患者掌握饮食原则：根据病情进展的不同时期，选用合适的饮食原则，以易消化、无刺激、富有营养为原则。

2. 鼓励每天足量摄入水和膳食纤维，规律进食。

3. 烹调方法应以蒸、煮、氽、烩、炖、焖等为主，限制脂肪摄入，烹调油宜选植物油，不用动物油，选择素食、避免油炸或油煎，各种食物均应切细煮软。烹调后的食物避免偏生、偏硬。避免一切机械性和化学性刺激。

4. 教会患者及其家属学会看食品说明书，学会换算营养成分含量，增加富含磷的食物以提高胆汁中磷脂，有助于胆石症的预防，如干豆类、坚果类、鱼虾类食物。

5. 关注在改变饮食习惯过程中患者的心理变化，使其愉快地接受饮食习惯的改变。

三、相关知识链接

1. 奥瑞姆自护模式　奥瑞姆自护模式是一种通过评估患者自护需求、自护能力及其他基本条件因素，对比自护需求和自护能力，明确自护不足之处，从而制订有针对性的护理方案，最终帮助患者恢复、增强其自护能力的模式。近年来，随着优质护理的开展，奥瑞姆自护模式在护理实践中得到了广泛应用，并取得良好效果。

2. 奥瑞姆自护模式在临床护理中的应用　近些年来，随着优质护理服务的广泛开展，奥瑞姆自护模式在护理实践中取得良好效果。研究者将其运用胆囊炎与胆石症患者中，通过评估老年患者的自护需要、自护能力和基本条件因素，设计相应的护理系统，提升胆囊炎与胆石症患者的自护能力。

3. 胆囊炎与胆石症患者营养护理　胆囊炎与胆石症可防可治，关键是平时要低脂肪清淡饮食。少食油腻食物，特别是少食动物脂肪如肥肉、猪油等，可有效减少胆囊炎与胆石症的急性发作。烹调油用量也需要控制用量，不宜选用动物油烹饪，在食用禽类、畜类等肉汤时，将上层油脂应冷冻后弃去。应规律进食，特别是每日定时进食早餐，节假日时特别要注意不暴饮暴食，不要多喝酒或酗酒。调整膳食结构、改变生活习惯、加强运动锻炼、保证充足睡眠，维持正常体重都是防治胆囊炎与胆石症的重要措施。

参考文献

[1] 唐晓群. 慢性胃炎的发病原因与药理分析 [J]. 医学信息（上旬刊），2010，23（9）：34-53.

[2] 刘文忠.《中国慢性胃炎共识意见》解读 [J]. 中国医学前沿杂志（电子版），2013，5（7）：182-184.

[3] 杨雪芹. 慢性萎缩性胃炎与饮食习惯的关联性分析 [D]. 长春：吉林大学，2011.

[4] 杜雨朦. 整体护理干预在慢性萎缩性胃炎患者中的应用效果 [J]. 中国医药指南，2022，20（8）：14-17.

[5] 杨廷忠，于文平，黄丽. 行为改变的一种策略和方法：行为分阶段转变理论模型介绍 [J]. 中华行为医学科学，2002（3）：112-113.

[6] 曾桂凤. 个体化饮食护理在慢性胃溃疡患者护理中的效果 [J]. 中国医药指南，2024，22（11）：177-179.

[7] 马晓燕. 饮食护理干预对胃炎胃溃疡患者生存质量的影响 [J]. 黑龙江科学，2021，12（6）：82-83.

[8] 张莉莉，朱芬芬，程配. 饮食护理干预对胃炎胃溃疡患者影响的研究进展 [J]. 中国药物与临床，2021，21（9）：1495-1497.

[9] 杨楠. 早期肠内营养时机治疗重症急性胰腺炎的效果 [J]. 中国城乡企业卫生，2024，39（5）：139-141.

[10] 肖剑辉，刘作良，王琴，等. 早期肠内营养联合微生态制剂对重症急性胰腺炎患者的临床疗效及其对免疫功能的影响 [J]. 中国微生态学杂志，2022，34（2）：195-200.

[11] 中华医学会外科学分会胰腺外科学组. 急性胰腺炎诊治指南（2014）[J]. 中华医院感染学杂志，2015，53（1）：50-53.

[12] 黄东果，朱健，刘妍，等. 超早期肠内营养在重症急性胰腺炎治疗中的应用 [J]. 中华胰腺病杂志，2022，22（3）：215-217.

[13] 中国研究型医院学会肝胆胰外科专业委员会.肝硬化患者肝切除术后肝功能不全的预防与治疗专家共识（2019版）[J].中华消化外科杂志，2019，18（4）：297-302.

[14] 庞永丽，方蔺英，罗媛容，等.肝硬化患者营养评估与管理的最佳证据总结[J].中华护理杂志，2020，55（9）：1420-1425.

[15] 张瑛，赵娟娟，张俊丝，等.个性化营养膳食干预在乙型病毒性肝炎肝硬化失代偿期病人中的应用[J].护理研究，2022，36（13）：2441-2444.

[16] 孟园园，曾艳丽，王歌.肝硬化患者饮食行为、营养风险现状及其影响因素分析[J].中国临床医生杂志，2021，49（6）：690-693.

[17] 林丹华，方晓义，李晓铭.健康行为改变理论述评[J].心理发展与教育，2005（4）：122-127.

[18] 中华医学会传染病与寄生虫病学分会、肝病学分会联合修订.病毒性肝炎防治方案[J].中华传染病杂志，2001（1）：55-61.

[19] 丁红玲，李勇.肝病住院患者296例营养风险筛查2002评估结果分析[J].山东医药，2016，56（33）：80-83.

[20] 秦芳芳.奥瑞姆（Orem）自护理论在我国临床护理应用中效果研究进展与思考[J].实用临床护理学电子杂志，2017，2（49）：220-222.

[21] 汪成书，张永晨.慢性胆囊炎、胆石症的饮食护理[J].湖南中医杂志，2009，25（6）：76-77.

[22] 张立.胆石症危险因素流行病学研究[D].天津：天津医科大学，2002.

[23] 中国慢性胆囊炎、胆囊结石内科诊疗共识意见（2014年，上海）[J].临床肝胆病杂志，2015，31（1）：7-11.

第 4 章

肾脏病

第一节 慢性肾脏病

学习目标

掌握慢性肾脏病不同分期营养治疗原则，通过行为转变理论模式，使患者转变健康理念，提高慢性肾脏病饮食依从性。

一、概述

慢性肾脏病（chronic kidney disease，CKD）指各种原因引起的肾脏结构和功能异常，时间 ≥ 3 个月，包括出现肾脏损伤标志（蛋白尿、尿沉渣异常、肾小管相关病变、组织学检查异常及影像学检查异常）或有肾移植病史，伴或不伴肾小球滤过率（glomerular filtration rate，GFR）下降，或者不明原因的 GFR 下降（< 60ml/min）≥ 3 个月。其发病率为 10.45% ~ 11.8%，CKD 已成为全球性公共健康问题。

由于慢性肾脏病患者存在蛋白质能量消耗，机体摄入不足、需要量增加或营养额外丢失，从而引起体内蛋白质和能量储备下降，不能满足机体代谢需要，进而引起的一种营养缺乏状态。我国慢性肾脏病营养不良患病率为 22.5% ~ 58.5%，其中血液透析患者营养不良的患病率为 30.0% ~ 66.7%，腹膜透析患者营养不良的患病率为 11.7% ~ 47.8%，因此关注 CKD 营养问题，需要将营养治疗贯穿于整个治疗过程。对提高目前 CKD 营养管理的研究主要分为两类：未透析患者和透析患者的营养管理。根据 CKD 不同分期可采取营养治疗 3 级预防：一级预防，即通过饮食和生活方式的调整，预防 CKD 的发生；二级预防，即通过饮食和生活方式的调整，延缓 CKD 进展和肾功能的恶化，预防 CKD 并发症发生；三级预防，即及时检出其营养不良，给予适当的干预措施，减少因营养不良导致的死亡。

二、典型案例

【场景】肾内科病房。

【案例】

1.患者男，45岁。发现血清肌酐水平升高6个月余，以"慢性肾脏病（CKD）4期"入院。

2.职业：自由职业。

3.既往史：高血压2年。

4.居住地：内蒙古自治区。

5.生活饮食习惯：内蒙古人，平日喜吃牛、羊肉，不吃新鲜水果和蔬菜，口味偏重，每周3次在外应酬，熬夜，每天睡眠时间不足5小时。吸烟20年，每天1包，每次外出应酬饮白酒半斤。

6.查体：身高175cm，体重80kg，眼睑及双下肢水肿。

7.劳动强度：轻体力劳动。

8.运动方式：每日开车上下班，每天步数 < 1000步。

9.实验室检查：尿液检查，尿隐血（+++），尿蛋白（+++），尿比重1.025，24小时尿蛋白定量1.2g/L；血生化检查：血肌酐297μmol/L，尿素氮14.41mmol/L，血清白蛋白34.2g/L，血钾4.58mmol/L。GFR 21.21ml/min。

10.辅助检查：肾脏超声显示双肾慢性肾实质损害，左肾大小约9.3cm×4.7cm×3.8cm，实质厚约1.1cm，右肾大小约9.0cm×5.0cm×3.4cm，实质厚约1.0cm，实质回声增强，肾内结构欠清晰。

11.膳食医嘱：低盐、低脂肪、低蛋白饮食。

【营养风险筛查】

1.应用主观综合性营养评估（subjective global assessment，SGA）量表，进行评估。

2.BMI：26.1kg/m²，超重。

【营养评估】

1.口味过重，喜欢吃腌制品，食盐摄入超标。

2.蛋白质摄入过多，每日牛、羊肉类摄入500g左右。

3.蔬菜、水果等纤维膳食摄入严重不足。

4.运动不规律，运动量小，上下班开车。

5.BMI：26.1 kg/m²，超重。

6.患者饮食结构不合理，进食高脂肪、高蛋白、摄入新鲜蔬菜和水果不足，营养搭配不均衡。

【行为转变理论】通过分阶段提高患者的健康意识，逐渐转变患者的健康信念，纠正其食入过多牛、羊肉高蛋白饮食不良行为习惯，从而使健康教育达到最优化。

【膳食治疗原则】根据营养处方和个人饮食习惯制订食谱，选择健康膳食，指导患者改变不良行为，纠正不良饮食习惯。

1. 推荐治疗膳食：低盐、低脂肪、低蛋白饮食。

2. 轻体力劳动者：计算每日所需总热量，身高 175cm，体重 80kg，BMI 26.1 kg/m^2，超重。理想体重为 175-105=70kg，每日总热量为 $70 \times （20 \sim 25）$ kcal = $1400 \sim 1750$ kcal，全天总热量≤ 1750kcal，其中碳水化合物占总热量的 60%，蛋白质占 20%，脂肪占 20%，食盐< 3g/d，油< 25g/d，患者尿蛋白增多，尿肌酐、尿素氮逐渐升高，应限制蛋白质摄入，其供给量宜在 0.6g/（kg·d）。

3. 纠正代谢性酸中毒，口服碳酸氢钠，必要时可静脉输入碳酸氢钠。

4. 针对有明显水肿合并伴高血压，钠盐摄入限制在 $2 \sim 3$ g/d。

5.CKD 3 期以上的患者限制食物中钾的摄入，当 GFR < 10ml/min 或血清钾水平> 5.5mmol/L 时，则应更严格限制食物中钾的摄入。

6. 重视补充铁剂，监测血清铁蛋白、转铁蛋白饱和度。

7. 预防低钙血症、高磷血症和肾性骨营养不良的发生。

8. 合理控制摄入水量，全天饮水量应是前一天尿量加上 $500 \sim 1000$ ml/d；严重水肿控制在 1000ml。

【健康教育】

1. 指导患者进食少盐、少油及适量蛋白质饮食，选择低盐饮食，具体指烹调日用盐 $2 \sim 3$ g 或酱油 $10 \sim 15$ ml。

2. 鼓励患者改变饮食习惯：荤素搭配，增加含维生素丰富的新鲜蔬菜和水果摄入。

3. 教会患者如何正确计算每天蛋白质摄入量。

4. 督促患者改变生活习惯，戒烟戒酒，每晚 23：00 入睡。

5. 推荐患者增加运动量，应用运动健康 APP，监督上下班步行打卡。

6. 推荐每日磷摄入应控制在 $800 \sim 1000$ mg/d。

三、相关知识链接

（一）肾小球滤过功能

肾脏接受的血流灌注约占全心排血量的25%，滤过功能是肾脏最重要的功能，也是临床最常用的评估肾功能的参数。GFR 与年龄、性别有关；成人静息状态下，男性 120ml/（min·1.73m²），女性较男性约低 10%，25～30 岁时达到高峰，此后随年龄增长而逐渐下降。

（二）CKD 的分期与建议

见表 4-1。

表 4-1　CKD 的分期与建议

分期	GFR [ml/ （min·1.73m²）]	治疗重点
1	≥ 90	CKD 病因诊治，缓解症状；保护肾功能，延缓 CKD 进展
2	60～89	评估、延缓 CKD 进展；降低心血管风险
3a	45～59	延缓 CKD 进展
3b	30～44	评估、治疗并发症
4	15～29	综合治疗，肾脏代替治疗准备
5	< 15	适时肾脏代替治疗

（三）CKD 1～5 期患者营养治疗推荐意见

1.CKD 1～2 期患者

（1）蛋白质摄入：CKD 1～2 期患者避免高蛋白入量＞ 1.3g/（kg·d）；非持续性大量蛋白尿的 CKD 1～2 期患者推荐蛋白入量 0.8g/（kg·d）；对大量蛋白尿的 CKD 1～2 期患者推荐蛋白入量 0.7g/（kg·d），同时加酮酸治疗。

（2）热量摄入：2020 年国家肾脏基金会肾脏病预后质量倡议发布的营养指南推荐 CKD 热量摄入 25～35kcal/（kg·d）。

（3）微量元素摄入：建议早期 CKD 患者，饮食钠摄入量不超过 2.3g/d；推荐高钾血症的 CKD 1～2 期患者限制饮食中钾摄入量；建议 CKD 1～2 期患者适量多吃水果和蔬菜，以减少净酸产量。

2.CKD 3～5 期患者

（1）蛋白质摄入：推荐 CKD 3～5 期患者限制蛋白质摄入同时补充酮酸制剂，以降低终末期肾病 ESRD 或死亡风险；推荐 CKD 3～5 期患者低蛋白饮食 0.6g/（kg·d）或极低蛋白饮食 0.3g/（kg·d），联合补充酮酸制剂。

（2）热量摄入：建议 CKD 3～5 期患者热量摄入为 30～35 kcal/（kg·d）；根据患者年龄、性别、去脂体重及其他因素个体化调整热量的摄入。

（3）微量元素摄入：推荐 CKD 3～5 期患者钠摄入量不超过 2.3g/d；限制钾

的摄入以使血清钾维持在正常范围（3.5～5.5mmol/L）；推荐磷摄入量应限制在800～1000mg/d。慢性肾脏病营养临床实践指南提出 CKD 患者应补充维生素 D_2 和维生素 D_3，且遵循个性化定制和逐渐增量的原则，并根据血清25-羟基维生素D、血钙和血磷水平及时调整剂量。

（四）水肿程度临床表现

见表 4-2。

表 4-2　水肿程度临床表现

水肿程度	临床表现
轻度	水肿仅发生于眼睑、眶下软组织、胫骨前、踝部皮下组织，指压后可出现组织轻度凹陷，平复较快。有时早期水肿，仅有体重迅速增加而无水肿征象出现
中度	全身疏松组织均有可见性水肿，指压后可出现明显的或较深的组织凹陷，平复缓慢
重度	全身组织严重水肿，身体低垂部位皮肤紧张发亮，甚至可有液体渗出，有时可伴有胸腔、腹腔、鞘膜腔积液

（五）慢性肾脏病患者治疗目标

见表 4-3。

表 4-3　慢性肾脏病患者治疗目标

项目	目标
血压	
CKD 1～5 期（尿白蛋白 / 肌酐≥ 30mg/g）	＜ 130mg/80mmHg
CKD 1～5 期（尿白蛋白 / 肌酐＜ 30mg/g）	＜ 140mg/90mmHg
血糖（糖尿病患者）	空腹 5.0～7.2 mmol/L，睡前 6.1～8.3 mmol/L
HbA1c（糖尿病患者）	＜ 7%
蛋白尿	＜ 0.5g/24h
GFR 下降速度	＜ 4ml/min
血清肌酐（Scr）升高速度	＜ 50μmol/L

（六）行为转变理论

行为转变理论是一种以心理学的基本理论为基础的健康教育理论，根据患者的需求，通过分阶段提高患者的健康意识，逐渐转变其健康信念，纠正患者的不良行为习惯，从而使健康教育达到最优化。该模式最早应用于吸烟者的行为改变，经过不断完善，现已广泛应用于慢性病管理。行为转变理论分为 5 个阶段。

1. 第一阶段，无意图阶段　此阶段患者往往没有意识到行为改变的好处，宣教重点是提高患者健康意识和平衡决策，为患者发放疾病知识手册，讲解行为转变的好处，介绍慢性肾脏病营养治疗相关知识，鼓励患者提出疑问，并认真解答。同时，让患者自述疾病对生活和工作的影响，自主权衡行为改变的优势，并介绍自我管理疾病的相关理论。

2. 第二阶段，有意图阶段　患者在此阶段虽然没有直接改变行为，但已经认识到行为改变的好处。此阶段选择行为控制良好者为患者进行示范教育，减轻负面情绪，邀请家属共同参与并激励患者改变行为。

3. 第二阶段，准备阶段　患者在未来 1 个月内有行为改变计划，评估并监测患者实际情况和教会低蛋白饮食如何正确应用，指导合理摄入蛋白质等营养物质，根据实际情况制订具体的改变计划。

4. 第四阶段，行动阶段　指导患者学会用健康行为替代不健康行为，如减少吃牛、羊肉次数，增加食物多样化，为患者建立微信共同群，指导患者用药、饮食，消除不按时用药和拒绝服药的逆反行为等。

5. 第五阶段，维持阶段　继续为患者推送疾病相关知识，改变患者行为，加强对患者的心理护理，使患者保持良好的情绪状态和饮食管理。

第二节　慢性肾功能不全CKD 5 期血液透析

学习目标

掌握维持性血液透析患者营养治疗原则，熟练测量皮褶厚度（肱三头肌皮褶厚度）、腰围、上臂肌围。通过动机性访谈，使患者产生内在动机来执行健康宣教内容。

一、概述

慢性肾衰竭是慢性肾脏病的严重阶段，临床主要表现为消化系统症状、心血管并发症、贫血及肾性骨病。尽管积极治疗，仍然有部分急性肾损伤（acute kidney injury，AKI）患者进展至终末期肾衰竭，当患者发展成严重的 AKI 或终末期肾病阶段，则必须依靠肾脏替代治疗来维持内循环的稳定。肾脏替代治疗包括血液透析、腹膜透析和肾移植，血液透析是以人工半透膜为透析膜，血液和透析液在膜两侧反向流动、通过弥散、对流、吸附等原理排出血液中的代谢废物，补充钙、碳酸氢根等机体必需的物质；同时，清除多余水分，从而部分替代肾脏功能。

研究显示，中国血液透析患者的营养不良患病率为 30.0% ～ 66.7%。同时，营养不良也是血液透析患者贫血、微炎症状态和心血管并发症的重要病因，以及心血管事件与死亡的危险因素。因此将营养治疗贯穿整个治疗过程，营养治疗不仅能改善血液透析患者营养状态，而且能改善矿物质与骨代谢异常，微炎症状态，高血压、感染等并发症，减少心血管事件风险，降低全因和心血管疾病死亡率。

二、典型案例

【场景】肾科血液净化中心病房。

【案例】

1. 患者女，68 岁。1 年前无明显诱因出现双下肢水肿，并有活动后气短，尿中泡沫增多，5 个月前出现皮肤瘙痒、水肿、恶心、呕吐等不适，以"慢性肾功能不全 CKD 5 期"入院，遂行右侧颈内静脉伴永久导管置管术，并行血液透析治疗。

2. 职业：自由职业 35 年。

3. 既往史：高血压 15 年。

4. 生活饮食习惯：北京人，平日喜吃面食、喝剩菜汤，口味偏重，喜食咸蛋、豆酱、辣椒酱等腌制品，不喜吃肉类，水果、蔬菜为主菜，蛋白质摄入不足，无吸烟、饮酒史。

5. 人体体格测量：身高 163cm，体重 50kg，BMI 18.8kg/m^2。

6. 劳动强度：轻体力劳动。

7. 运动方式：无规律运动，每天步数＜ 1000 步。

8. 实验室检查：血肌酐 992μmol/L，尿素氮 30.7mmol/L，血清尿酸 452μmol/L，尿量 800ml，无机磷 1.89mmol/L，钾 5.65mmol/L，钙 2.07mmol/L，血清白蛋白 34.5g/L，血清前白蛋白 2.8g/L，血清转铁蛋白 19.2g/L，脑利钠肽前体＞ 35 000.0pg/ml，GFR 5.5ml/min。血常规：血红蛋白 90g/L。尿常规：尿蛋白（+++），尿比重 1.025。

9. 辅助检查：双肾慢性肾实质损害，左肾大小约 8.3cm×4.1cm×2.8cm，实质厚约 1.0cm，右肾大小约 4.0cm×2.0cm×1.1cm，实质厚约 0.8cm，实质回声增强，肾内结构欠清晰。

10. 膳食医嘱：优质蛋白、低钾、低磷、低盐、低嘌呤饮食。

【营养风险筛查】

1. 应用 24 小时膳食回顾法或食物日记，连续 3 天，记录每日摄入食物的种类和数量，然后分类计算。了解、评估每日膳食摄入的总热量、动物蛋白、植物蛋白、水的摄入量及钾、磷、钠盐和其他营养素摄入水平。

2. BMI：$18.8kg/m^2$。

3. 主观整体评估法（SGA）结果：轻、中度营养不良。

4. 血检验结果：血清白蛋白 34.5g/L，血清前白蛋白 2.8g/L，血清转铁蛋白 19.2g/L，评估患者存在营养不良。

【营养评估】

1. 患者饮食结构不合理，低蛋白、高磷、高钾饮食，营养搭配不均衡。

2. 优质蛋白摄入不足：应用饮食日志对患者饮食习惯实施评估，患者北京人，平日喜面食、菜汤，不喜肉食，以面条、馒头为主食，水果蔬菜类为主菜，少量肉类，优质蛋白摄入少。

3. 口味过重：喜欢食入豆酱、辣椒酱，摄入食盐 > 10g/d。

4. 高磷、高钾饮食：干果、零食、腌制品、新鲜绿叶蔬菜、水果摄入过多。

5. 平日无运动习惯，运动量不足。

6. BMI：$18.8kg/m^2$。

【动机性访谈】通过实施动机性访谈，了解到患者有意愿改变不良生活方式，由于出现水肿、活动后气短、皮肤瘙痒、恶心、呕吐等不适，严重影响生活质量，右侧颈内静脉伴永久导管置管术，并行规律血液透析治疗近 6 个月，积极接受配合膳食营养治疗。

【膳食治疗原则】根据营养处方和个人饮食习惯制订食谱，选择健康膳食，指导患者改变不良行为，纠正不良饮食习惯。

1. 结合患者饮食喜好及病情分析，推荐治疗膳食：优质高蛋白、高热量、低钾、低磷、低盐、低嘌呤饮食。

2. 蛋白质摄入量 1.0 ～ 1.2g/（kg·d），高生物价蛋白质应在 50% 以上。必要时补充复方 α－酮酸制剂 0.12g/（kg·d）。计算每日蛋白质的摄入量，理想体重为 163-105=58kg，每日蛋白摄入量为 58×［1.0 ～ 1.2g/（kg·d）］=58 ～ 69.6g。

3. 热量摄入：通常需要 35kcal/（kg·d）；60 岁以上、活动量较小、营养状况良好（血清白蛋白 > 40g/L，SGA 评分 A 级）患者可减少至 30 ～ 35kcal/（kg·d）。计算每日所需总热量：身高 163cm，体重 49kg，BMI=$18.8kg/m^2$。

理想体重为 163-105=58kg，每日总热量为 58×［30 ～ 35kcal/（kg·d）］= 1740 ～ 2030kcal，全天总热量 ≤ 2030kcal，其中碳水化合物占总热量的 55%，蛋白质占 20%，脂肪占 25%，食盐 < 5g/d，油 < 25g/d。

4. 控制水分摄入，原则为量出为入，保持平衡。

5. 避免食用动物脂肪、内脏等含胆固醇高的食物，选择低磷/蛋白比值的食物，减少磷酸盐添加剂，并根据患者的个体情况在医师的指导下服用磷结合剂。

【健康教育】

1. 教会患者把握饮食总原则：优质高蛋白、高热量、低钾、低磷、低盐、低嘌呤饮食。

2. 鼓励患者改变饮食习惯：增加蛋白质摄入，以动物蛋白为主，包括鸡肉、鱼肉、牛肉、羊肉等，讲解动物蛋白能够为人体提供必需氨基酸，而牛奶富含人体所需的氨基酸，鸡蛋富含蛋白质等相关营养知识，以保证机体蛋白质的摄入。

3. 告知患者减少含钾丰富的新鲜蔬菜和水果等的摄入，如香蕉、橙子、橘子、竹笋、黄豆、黑豆等食物，以免引发高钾血症。

4. 教会家庭烹饪者控盐、控油、降钾、降磷的技巧，将家中盛盐的大瓶子换成小罐子，每次炒菜使用小勺子放盐，将油瓶置换成带刻度的油壶。

5. 倡导烹饪方式多采用蒸、煮、炖的方式，避免用油炸、爆炒的方式烹饪食物。

6. 教会患者控水的技巧：清淡饮食，不吃或少吃高盐食物，如酱菜、咸菜等。用带有刻度的杯子，有计划地喝水，将部分水结成冰块，口渴时含在口中。

7. 教会患者使用各类食物成分含量查询表（APP），进行营养成分换算。要学会看食品说明书，学会换算营养成分含量。

8. 督促患者限制饮食中盐的摄入，避免食用咸菜、泡菜等食物。

9. 督促患者限制水分的摄入，透析 3 次/周，全天水分摄入量为前一日尿量＋500ml；透析 2 次/周，全天水分摄入量为前一日尿量＋300ml；透析 1 次/周，全天水分摄入量为前一日尿量＋100ml。

10. 关注患者在改变饮食习惯过程中的心理变化，愉快地接受治疗饮食习惯。

三、相关知识链接

（一）动机性访谈

1. 由 William.Miller 与 Stephen.Rollnick 于 1990 年创立并逐渐完善，最早应用于治疗酗酒及其他物质使用障碍，尝试解决来访者无动机或抗拒治疗等问题。是以当事人为中心，又兼具方向性的助人模式，注重合作与引导，着力培养个体内部动机与改变决心：当助人者/咨询师熟练应用动机性访谈时，会通过探索及解决个案的矛盾心态，并从整体的改变历程出发，依据当事人所处的不同改变阶段，提供不同的心理干预方法，帮助他们面对自己的问题行为，有效提升改变的动机，化解矛盾心态与阻抗，促进健康行为改变。

2. 动机性访谈的四大要素：表达共情、呈现矛盾、应对抵抗、促进自我效能。

通过动机性访谈，采用开放式问题引导，使患者了解现存的营养风险及评价结果，并产生改变行为的动机。了解患者改变的欲望、能力、原因及需求，在此基础上深入探讨改变的执行能力，激发患者自主改变的动机，尊重患者的自主选择性。患者的执行力来自于自身，使患者产生内驱力，并通过宣教内容做出改变。

（二）蛋白质能量消耗（PEW）诊断标准，满足3项即可诊断PEW（每项至少满足1条）

见表4-4。

表4-4　蛋白质能量消耗诊断标准

项目	诊断标准
生化指标	白蛋白＜38g/L
	前白蛋白＜300mg/L
	总胆固醇＜2.59mmol/L
肌肉量减少	肌肉量丢失3个月内＞5%或6个月内＞10%
	上臂肌围下降＞参照人群上臂围中位数10%
体重变化	BMI＜22kg/m² （65岁以下），BMI 23kg/m²（65岁以上）
	非预期体重下降：3个月内＞5%或6个月内＞10%
	体脂百分比＜10%
饮食不足	蛋白质摄入不足［DPI＜0.8g/（kg·d）］至少2个月
	热量摄入不足［DEI＜25kJ/（kg·d）］至少2个月

注：BMI. 体重指数；DPI. 每日蛋白质摄入量；DEI. 每日热量摄入量

（三）人体测量

见表4-5。

表4-5　皮褶厚度（肱三头肌皮褶厚度、腰围）及上臂肌围

	肱三头肌皮褶厚度(TSF)	腰围（WC）	上臂肌围（AMC）
测量部位	肩峰与尺骨鹰嘴处的中点约2cm处	皮尺固定于最低肋下缘与髂嵴连线中点的水平位置	上臂围（AC）：被测者上肢自然下垂，在上臂中点处用软尺测其周长＋（TSF）测量部位
测量方法	以左手拇指将皮肤连同皮下组织拈起，测量拇指下1cm处	空腹，身体直立，呼气时读数	AMC=上臂围（AC）-3.14×TSF（cm）

续表

	肱三头肌皮褶厚度（TSF）	腰围（WC）	上臂肌围（AMC）
正常值	男性 8.3cm 女性 15.3cm	男性：身高（cm）÷2-11（cm） 女性：身高（cm）÷2-14（cm）	男性：24.8cm 女性：21.0cm
实测值	正常值的 90% 以上：正常 80%～90%：轻度亏损 60%～80%：中度亏损 ＜60%：重度亏损	男性 ≥85cm，女性≥80cm，患高血压的风险是腰围低于界值者的 3.5 倍 患糖尿病的风险约为腰围低于界值者的 2.5 倍	正常值 90% 以上：正常 80%～90%：轻度肌蛋白消耗 60%～80%：中度肌蛋白消耗 ＜60%：重度肌蛋白消耗

（四）主观综合性评估

应用主观全面评定（subjective global assessment，SGA）及营养不良炎症评分法（malnutrition inflammation score，MIS）进行评价。

1. 主观全面评定　利用 SGA 评价表格（表 4-6）和 SGA 评价标准（表 4-7），确定 SGA 评分等级：A= 营养良好（大部分是 A，或明显改善）；B= 轻、中度营养不良；C= 重度营养不良（大部分是 C，明显的躯体症状）。

表 4-6　主观全面评定（SGA）评价表

姓名	性别	年龄	病历号	日期

评 价 内 容		评价结果
（1）体重改变	您目前体重？	_____kg
	与您 6 个月前的体重相比有变化吗？	A　B　C
	近 2 周体重变化了吗？　　不变—增加—减少	
（2）进食	您的食欲？　　　　好—不好—正常—非常好 您的进食量有变化吗？　　不变—增加—减少 这种情况持续多长时间？ 您的食物类型有变化吗？没有变化—半流食—全流食—无法进食	摄食变化： A　B　C 摄食变化的时间： A　B　C

评 价 内 容				评价结果
（3）胃肠道症状	近2周以来您经常出现下列问题吗？ ①没有食欲：从不—很少—每天—每周1～2次—每周2～3次 ②腹泻：从不—很少—每天—每周1～2次—每周2～3次 ③恶心：从不—很少—每天—每周1～2次—每周2～3次 ④呕吐：从不—很少—每天—每周1～2次—每周2～3次			A B C
（4）功能异常	您现在还能像往常那样做以下的事吗？ ①散步：没有—稍减少—明显减少—增多 ②工作：没有—稍减少—明显减少—增多 ③室内活动：没有—稍减少—明显减少—增多 ④在过去的2周内有何变化：有所改善—无变化—恶化			A B C
（5）疾病和相关营养需求	疾病诊断： 代谢应激：			A B C
（6）体检	皮下脂肪	良好	轻–中度	重度营养不良	A B C
	下眼睑				
	二/三头肌				
	肌肉消耗	良好	轻–中度	重度营养不良	A B C
	颞部				
	锁骨				
	肩				
	肩胛骨				
	骨间肌				
	膝盖				
	股四头肌				
	腓肠肌				
	水肿	良好	轻–中度	重度营养不良	A B C
	腹水	良好	轻–中度	重度营养不良	A B C

表 4-7　主观全面评定（SGA）评价标准

（1）体重改变	6 个月内体重变化： A：体重变化 < 5%，或 5% ～ 10% 但正在改善 B：持续减少 5% ～ 10%，或由 10% 升至 5% ～ 10% C：持续减少 > 10% 2 周内体重变化： A：无变化，正常体重或恢复到 5% 内 B：稳定，但低于理想或通常体重；部分恢复但不完全 C：减少 / 降低
（2）进食	摄食变化： A：好，无变化，轻度、短期变化 B：正常下限，但在减少；差，但在增加；差，无变化（取决于初始状态） C：差，并在减少；差，无变化 摄食变化的时间： A：≤ 2 周，变化少或无变化 B：> 2 周，轻 - 中度低于理想摄食量 C：> 2 周，不能进食，饥饿
（3）胃肠道症状	A：少有，间断 B：部分症状，> 2 周；严重、持续的症状，但在改善 C：部分或所有症状，频繁或每天，> 2 周
（4）功能异常	A：无受损，力气 / 精力无改变或轻 - 中度下降但在改善 B：力气 / 精力中度下降但在改善；通常的活动部分减少；严重下降但在改善 C：力气 / 精力严重下降，卧床
（5）疾病和相关营养需求	A：无应激 B：低水平应激 C：中 - 高度应激

（6）体检

	要旨	良好	轻中度	重度营养不良
下眼睑		轻度凸出脂肪垫		黑眼圈，眼窝凹陷，皮肤松弛
二 / 三头肌	臂弯曲，不要捏起肌肉	大量脂肪组织		两指间空隙很少，甚至紧贴
颞部	直接观察，让患者头转向一边	看不到明显凹陷	轻度凹陷	凹陷

续表

锁骨	看锁骨是否凸出	男性看不到，女性看到但不凸出	部分凸出	凸出
肩	看骨是否凸出，形状，手下垂	圆形	肩峰轻度凸出	肩锁关节方形，骨凸出
肩胛骨	患者双手前推，看骨是否凸出	不凸出，不凹陷	轻度凸出，肋、肩胛、肩、脊柱间轻度凹陷	骨凸出，肋、肩胛、肩、脊柱间凹陷
骨间肌	手背，前后活动拇指和示指	肌肉凸出，女性可平坦	轻度凸出	平坦和凹陷
膝盖	患者坐者，腿支撑在矮板凳上	肌肉凸出，骨不凸出		骨凸出
股四头肌	不如上肢敏感	圆形，无凹陷	轻度凹陷，瘦	大腿内部凹陷，明显消瘦
腓肠肌		肌肉发达		瘦，无肌肉轮廓
水肿/腹水	活动受限的患者检查骶部	无	轻至中度	明显

脂肪：	肌肉消耗：
A：大部分或所有部位无减少	A：大部分肌肉改变少或无变化
B：大部分或所有部位轻中度减少，或部分部位中重度减少	B：大部分肌肉轻中度改变，一些肌肉重度改变
C：大部分或所有部位中重度减少	C：大部分肌肉重度改变
水肿：A= 正常或轻微；B= 轻 – 中度；C= 重度	腹水：A= 正常或轻微；B= 轻 – 中度；C= 重度

　　血液透析患者营养状态评估应在患者饮食调查、人体测量、生化指标及主观全面评定的基础上，结合透析充分性及并发症评估结果，全面评估患者的营养状况；并通过定期监测、制订和调整营养治疗方案。

　　2. 营养不良炎症评分法　利用 MIS 评分表（表 4-8），计算 10 个部分的总分。MIS 的评分标准为：＜ 8 分，轻度营养不良；9 ～ 18 分，中度营养不良；＞ 18 分，重度营养不良。MIS 正常值为 0 分，最高 30 分。

表 4-8　营养不良炎症评分（MIS）

	0	1	2	3
1. 患者的相关病史				
（1）干体重在过去的 3 ～ 6 个月总的变化	干体重没有减少或体重丢失 < 0.5kg	体重丢失≥0.5kg，但 < 1kg	体重丢失≥ 1kg，但 < 5% 体重	体重丢失≥ 5% 体重
（2）膳食摄入	食欲很好，膳食模式没有改变	固体食物摄入欠佳	饮食中度减少，完全流质饮食	低热量流质饮食，甚至饥饿
（3）胃肠道症状	没有症状，食欲良好	轻微的症状，偶有恶心或呕吐	有时呕吐，中度的胃肠道症状	频繁腹泻、呕吐或严重的厌食症
（4）营养相关功能损害	正常，功能能力良好	偶尔步行困难，经常感到疲惫	独立活动困难（如去厕所）	卧床或轮椅，或几乎没有身体活动能力
（5）并发疾病和透析年限	透析时间 < 1 年，无其他疾病	透析时间 1 ～ 4 年，轻度并发症（不包括 MCC）	透析时间 > 4 年，中度患其他疾病（包括 1 种 MCC）	任何严重疾病，患多种慢性病（2 种及以上 MCC）
2. 身体测量（根据 SGA 的资料）				
（6）脂肪存量减少或皮下脂肪减少（眼球下方、三头肌、二头肌、胸部）	正常（没有变化）	轻度	中度	重度
（7）肌肉消耗的迹象（太阳穴、锁骨、肩胛骨、肋骨、股四头肌、膝关节、骨间）	正常（没有变化）	轻度	中度	重度
（8）体重指数（BMI）（kg/m²）	BMI > 20	BMI：19 ～ 19.99	BMI：16 ～ 18.99	BMI < 16
3. 实验室数据				
（9）血清白蛋白	≥ 4.0g/dl	3.5 ～ 3.9g/dl	3.0 ～ 3.4g/dl	< 3.0g/dl

续表

	0	1	2	3
（10）血清 TIBC 或血清 TRF	TIBC ＞ 250mg/dl 或 TRF ＞ 200mg/dl	TIBC 200 ～ 249mg/dl 或 TRF 170 ～ 199mg/dl	TIBC 150 ～ 199mg/dl 或 TRF 150 ～ 169mg/dl	TIBC ＜ 150mg/dl 或 TRF ＜ 150mg/dl

注：MCC. 多种慢性病（multiple chronic conditions），包括充血性心力衰竭Ⅲ级或Ⅳ级、晚期获得性免疫缺乏综合征、严重的冠心病、中至重度慢性阻塞性肺疾病、严重的神经系统后遗症、转移性肿瘤或近期化疗等；BMI. 体重指数（body mass index）；TIBC. 总铁结合力（total iron binding capacity）；TRF. 转铁蛋白（transferrin）

参考文献

[1]   陈灏珠，钟南山，陆再英 . 内科学 [M]. 北京：人民卫生出版社，2023.

[2]   周芸 . 临床营养学 [M]. 北京：人民卫生出版社，2022.

[3]   中国医师协会肾脏内科分会 .2021 中国慢性肾脏病营养治疗临床实践指南 [J]. 中华医学杂志，2021，101（8）：539-559.

[4]   朱晓莲，李连珍 . 行为转变理论与健康教育联合营养干预对慢性肾病健康行为及心理健康的影响 [J]. 中国健康心理学杂志，2023，31（6）：856-862.

[5]   张静，黄佩佩，张兰珍，等 .270 例老年慢性肾脏斌患者膳食结构及营养状况分析 [J]. 中华全科医学，2021，19（12）：2055-2057.

[6]   王嘉莹，孟利 . 慢性肾脏病患者营养状况及营养管理策略的研究进展 [J]. 中西医结合护理，2023，9（6）196-198.

[7]   陈香美 . 血液净化标准操作规程 [M]. 北京：人民卫生出版社，2021.

[8]   中国医师协会肾脏内科分会 .2021 中国慢性肾脏病营养治疗临床实践指南 [J]. 中华医学杂志，2021，101（8）：539-559.

[9]   陈灏珠，钟南山，陆再英 . 内科学 [M]. 北京：人民卫生出版社，2023.

[10]   朱晓莲，李连珍 . 行为转变理论与健康教育联合营养干预对慢性肾病健康行为及心理健康的影响 [J] 中国健康心理学杂志，2023，31（6）：856-862.

[11]   袁继红，李海燕，刘英华 . 膳食营养与治疗护理手册 [M] . 北京：科学出版社，2017.

第 5 章

缺铁性贫血

掌握缺铁性贫血的营养治疗原则、常用食物含铁量及吸收率。应用动机性访谈技巧，执行健康宣教内容的依从性。

一、概述

贫血（anemia）是人体外周红细胞容量减少，低于正常范围下限，不能运输足够的氧至组织而产生的综合征。我国贫血诊断标准：成年男性，血红蛋白 < 120g/L，成年女性（非妊娠），血红蛋白 < 100g/L。贫血可以分为多种类型，营养性贫血较为普遍。营养性贫血是指由于营养不良，导致参与血红蛋白和血红细胞形成的营养素，包括铁、叶酸、维生素 B_{12}、维生素 B_6、维生素 A、维生素 C、蛋白质及铜等营养素不足而产生的贫血。

缺铁性贫血（iron deficiency anemia，IDA）是体内铁缺乏导致血红蛋白合成减少，临床以小细胞低色素贫血、血清蛋白减少和铁剂治疗有效为特点的贫血症。缺铁性贫血的主要危害包括：由于抵抗力下降，患者容易感染病毒；对于儿童和青少年来说，缺铁性贫血会影响生长发育，导致身高和体重不足；缺铁性贫血还可能损伤神经系统，导致注意力不集中、记忆力减退等症状；长期贫血会增加心血管疾病的风险，如心肌梗死、脑卒中等。目前认为在缺铁性贫血的病因中首要原因是营养因素，因饮食中缺乏铁或食物结构不合理导致铁吸收和利用减低。因此，在治疗重度缺铁性贫血患者的同时，要积极输血治疗和补铁治疗，同时还要查找原发疾病，将膳食治疗作为预防和纠正缺铁性贫血的主要手段，以满足人体对铁元素的基本需求。

二、典型案例

【场景】血液科病房。

【案例】

1. 患者女，23 岁。主诉近 1 个月活动后出现头晕、胸闷、气短、乏力症状，近 1 周伴有腹泻，3 次 / 天，排稀水样便，每次量约 100ml，在此期间伴随月经期 6 天，经血量多，起床活动时出现一过性短暂晕厥，以"重度缺铁性贫血"入院。

2. 职业：酒店服务员。

3. 既往史：18 岁开始减肥，1 年前体格检查提示有轻度贫血。

4. 生活饮食习惯：杭州市人，平日基本只吃素食，每日主食量＜ 200g，食入肉类不足 100g，餐后无吃水果习惯，生活不规律，2 次夜班 / 周，每日睡眠，5 ～ 6h，为保持身材苗条，间断喝减肥茶。

5. 查体：身高 160cm，体重 42kg，血压 95/58mmHg，心率 100 次 / 分。

6. 实验室检查：血红蛋白 62g/L，平均红细胞体积 60fl，平均红细胞血红蛋白含量 12pg，平均红细胞血红蛋白浓度 240g/L，血清（浆）铁蛋白 12.8ng/ml，转铁蛋白饱和度 11%。

7. 劳动强度：轻度体力劳动。

8. 运动方式：健身房健身 2 ～ 3 次 / 周，每次 1 小时。

9. 体格检查：贫血貌，面色苍白，四肢发冷，皮肤黏膜无出血点。

10. 膳食医嘱：高铁膳食。

【营养风险筛查】

1. 应用 24 小时膳食回顾法 / 食物日记，了解、评估每日膳食的营养素摄入水平，对患者连续 3 天食物消耗量准确记录。

2. BMI：16.4kg/m^2，消瘦。

3. 实验室检查：血红蛋白 62g/L，平均红细胞体积 60fl，平均红细胞血红蛋白含量 12pg，平均红细胞血红蛋白浓度 240g/L，血清（浆）铁蛋白 12.8ng/ml，转铁蛋白饱和度 11%。

【营养评估】

1. 患者饮食结构不合理，摄入脂肪、蛋白质、碳水化合物营养搭配不均衡，每日消耗热量大于摄入能量，最终导致重度营养不良、重度缺铁性贫血。

2. 营养摄入不足：应用饮食日志对患者饮食习惯实施评估，食入素食减肥，热量摄入严重不足，餐后无吃水果的习惯，各种营养素摄入严重不足；近期腹泻又导致微量元素的排出增加。

3. 含铁食物摄入不足：平日食入肉类、鱼肉等含富铁量的食物较少，铁剂摄入严重不足。

4. 生活不规律，长期熬夜，睡眠不足，喜饮用奶茶、咖啡等饮品提神。

5. 生理期月经量大且时间长，导致失血过多。

6. 健身运动时大量排汗使铁随汗排出，肌肉组织对于蛋白质的消耗增加，导致营养不良。

【动机性访谈】通过实施动机性访谈，了解到患者有意愿改变不良生活方式，因近 1 个月活动后出现头晕、胸闷、气短、乏力，甚至出现短暂性晕厥，有严重贫血症状，对生活造成很大影响。

【膳食治疗原则】根据营养处方和治疗需求制订贫血食谱，指导患者改变不良行为，纠正不良饮食习惯。

1. 治疗膳食　结合患者饮食现状及重度贫血病情分析，制订高铁膳食。

2. 轻体力劳动者　计算每日所需总热量：身高 160cm，体重 42kg，BMI 16.4kg/m^2。理想体重为 160-105-2.5=52.5kg，每日总热量为 [655+（9.6×42）+（1.8×160）-（4.7×23）]×1.2=1485.72kcal，考虑患者体重偏瘦且需要补充铁元素，全天总热量应＞ 1485.72kcal，食物中铁含量应＞ 100mg。

3. 补充优质蛋白　食用瘦肉类、鱼肉、动物内脏等含铁量高的食物。

【健康教育】

1. 教会患者在积极补充铁剂的同时，了解富含铁质且好吸收的食物，如瘦肉、鱼肉、动物肝脏等，增加维生素 C 的供给量，维生素 C 可将三价铁还原为二价铁，促进铁吸收，新鲜蔬菜和水果是维生素 C 的良好来源。

2. 教会患者掌握平衡膳食，合理调整饮食。将素食、少食变成每天膳食中包含一定量的动物性蛋白，如瘦牛肉，将夜晚提神的浓咖啡减掉或替换成富含维生素 C 高的果汁，将喝减肥茶替换成喝白开水。

3. 建议出院后坚持自己在家做饭，将家中的不粘锅换成铁锅炒菜，将普通酱油换成铁强化酱油。

4. 教会患者使用 APP 进行营养成分计算，查询含铁量高的食物，学会查看食品说明书，学会计算营养成分含量。

5. 教会患者选择促进铁吸收的食物，如维生素 C、果糖、氨基酸、肉类、血红素铁；如果饮食搭配不合理也会阻碍铁吸收。识别抑制铁吸收的因素有鞣酸、草酸、植酸、磷酸，这些因素均有抑制非血红素铁剂吸收的作用。

6. 告知患者禁忌在吃饭或服铁剂时饮浓茶，因茶中有鞣酸，少用含草酸多的蔬菜，如菠菜、空心菜、茭白。

7. 告知患者暂停健身运动，待血红蛋白恢复正常，体力恢复后开启健身运动。

8. 关注患者在改变饮食习惯过程中的心理变化，愉快地接受膳食治疗，保持心情愉快。

三、相关知识链接

（一）营养素铁含量丰富的常见食物

见表 5-1。

表 5-1　常见食物中铁含量（mg/100g 可食部分）

类型	食物名称	铁（mg）	食物名称	铁（mg）
谷物及制品	燕麦	7.0	大黄米	5.7
	荞麦面	7.0	小米	5.1
	大麦	6.4	香米	5.1
	高粱米	6.3	小麦标准粉	3.5
	荞麦	6.2	玉米面（黄）	3.2
干豆类及制品	豆腐皮	30.8	黄豆	8.2
	豆腐干（小香干）	23.3	绿豆面	8.1
	扁豆（干）	19.2	豆沙	8.0
	腐竹	16.5	赤小豆	7.4
	青豆	8.4	素火腿	7.3
薯类、淀粉及制品	藕粉	17.9	粉条	5.2
	地瓜粉	10.0	玉米淀粉	4.0
	粉丝	6.4	白薯干	3.7
菌藻类	苔菜（干）	283.7	紫菜（干）	54.9
	松蘑	156.0	榛蘑（水发）	32.0
	鸡腿菇（干）	119.0	羊肚菌（干）	30.7
	木耳（干）	97.4	口蘑	19.4
	发菜（干）	85.2	竹荪	17.8
蔬菜类	金针菜（鲜）	8.1	毛豆	3.5
	芥菜	5.4	苋菜	2.9
	豌豆尖	5.1	菠菜	2.9
	蒜薹	4.2	茼蒿	2.5
	香椿	3.9	扁豆	1.9

续表

类型	食物名称	铁（mg）	食物名称	铁（mg）
水果类及制品	果丹皮	11.8	桂圆肉	3.9
	葡萄干	9.1	黑枣（有核）	3.7
	沙棘	8.8	大枣（干）	2.1
	酸枣	6.6	草莓	1.8
	杏脯	4.8	芦柑	1.4
坚果、种子类	芝麻（黑）	22.7	山核桃（干）	6.8
	芝麻（白）	14.1	南瓜子（炒）	6.5
	西瓜子（炒）	8.2	榛子（干）	6.4
	腰果（熟）	7.4	葵花籽（炒）	6.1
	花生仁（炒）	6.9	松子（生）	5.9
畜肉、禽肉类	鸭血	39.6	驴肉（瘦）	4.2
	鸡血	25.0	酱牛肉	4.0
	猪肝	22.6	羊肉（瘦）	3.9
	鸡肝	12.0	鹅	3.8
	香肠	5.8	鸽	3.8
蛋、奶及制品	鹅蛋	4.1	奶酪	2.4
	鹌鹑蛋	3.2	全脂奶粉	1.2
	鸭蛋	2.9	黄油	0.8
	鸡蛋	2.3	羊奶	0.5
	婴儿奶粉	5.2	酸奶	0.4
海鲜、河鲜	鲜扇贝	7.2	泥鳅	2.9
	淡菜（鲜）	6.7	黄鳝	2.5
	海蜇皮	4.8	鲈鱼	2.0
	河虾	4.0	鲢鱼	1.4
	河蟹	2.9	带鱼	1.2

类型	食物名称	铁（mg）	食物名称	铁（mg）
其他	酱油	8.6	花生油	2.9
	花椒	8.4	枣泥月饼	2.8
	黄酱	7.0	咸面包	2.8
	醋	6.0	蛋糕	2.5
	开口笑麻团	4.4	红糖	2.2

（二）常见食物中蛋白质含量（g/100g 可食部分）（表 5-2）

表 5-2　常见食物中蛋白质含量（g/100g 可食部分）

类型	食物名称	蛋白质（g）	食物名称	蛋白质（g）
谷物及制品	油面筋	26.9	大黄米	14.0
	燕麦	15.0	莜麦面	13.7
	藜麦	14.0	小麦粉（特制）	13.3
干豆类及制品	豆腐皮	45.0	黄豆粉	32.7
	腐竹	44.6	炸蚕豆	26.7
	黑豆	36.0	油豆腐	24.0
	黄豆	35.0	绿豆	21.6
	青豆	35.0	绿豆面	20.8
蔬菜类	金针菜	19.0	西蓝花	3.5
	辣椒干	15.0	百合	3.2
	毛豆	13.1	油菜苔	3.2
	鲜豌豆	7.4	蒜黄	3.0
	黄豆芽	4.4	茴香	3.0
水果类及制品	椰子	4.0	柿子	2.0
	葡萄干	3.0	冬枣	1.8
	无花果	2.0	雪梨	0.9
坚果、种子类	炒南瓜子	36.0	葵花籽（熟）	28.5
	炒西瓜子	32.7	炒杏仁	25.7
	炒榛子	30.5	花生仁	25.0

续表

类型	食物名称	蛋白质（g）	食物名称	蛋白质（g）
畜肉、禽肉类	酱驴肉	34.0	乌鸡	22.3
	酱牛肉	31.4	腊肉	22.0
	猪肉松	23.0	羊肉（瘦）	20.5
	猪蹄	23.0	猪里脊	20.0
	鹅肉	22.8	鸡胸脯	19.3
蛋、奶及制品	鸡蛋	12.8	鹅蛋	11.1
	鹌鹑蛋	12.8	奶酪	26.0
	鸭蛋	12.6	全脂牛乳粉	20.1
海鲜、河鲜	鲳鱼	19.0	鳝鱼	18.0
	龙虾	19.0	水发鱿鱼	18.0
	对虾	18.6	泥鳅	17.9

（三）常见食物中维生素 C 含量（mg/100g 可食部分）（表 5-3）

注意事项：对草酸含量较高的蔬菜如菠菜等，先在沸水中焯水再烹饪，减少草酸含量。

维生素 C 极易被氧化、破坏，因此减少烹调过程，要食用新鲜的水果、蔬菜。

烹饪蔬菜时，先洗后切、切完即炒，尽量减少维生素 C 的流失。

表 5-3　常见食物中维生素 C 含量（mg/100g 可食部分）

类型	食物名称	维生素 C 含量（mg）	食物名称	维生素 C 含量（mg）
蔬菜类	大叶芥菜	72.0	荠菜	43.0
	羽衣甘蓝	63.0	香椿	40.0
	尖辣椒	62.0	圆白菜	40.0
	菜花	61.0	豆角	39.0
	苦瓜	56.0	油菜	36.0
	西蓝花	51.0	蒜苗	35.0
	香菜	48.0	樱桃番茄	33.0
	白菜	47.0	菠菜	32.0
	水萝卜	45.0	马铃薯	27.0
	藕	44.0	茴香	26.0

续表

类型	食物名称	维生素 C 含量（mg）	食物名称	维生素 C 含量（mg）
水果类及制品	刺梨	2585.0	红毛丹	35.0
	冬枣	243.0	柿子	30.0
	沙棘	204.0	柑子	28.0
	中华猕猴桃	62.0	鲜枣	24.3
	山楂	53.0	芒果	23.0
	草莓	47.0	柚子	23.0
	龙眼	43.0	柠檬	22.0
	荔枝	41.0	桑葚	20.0
	西柚	38.0	海棠	20.0
	橙子	33.0	菠萝	18.0

（四）常用食物含铁量及吸收率（表 5-4）

表 5-4　常用食物含铁量及吸收率

名称	含铁量（mg/100g）	吸收率	名称	含铁量（mg/100g）	吸收率
牛乳	0.1	10%	大米	0.7～1.8	1%
鱼类	0.7～1.6	11%	玉米	1.6	3%
肉类	1.5～3.2	22%	小麦	1.6	5%
猪肝	22.6	22%	菠菜	2.9	1.3%
鸡蛋	2.3	3%	大豆类	8.2	7%

（五）缺铁性贫血治疗膳食一日食谱示例（表 5-5）

表 5-5　缺铁性贫血治疗膳食一日食谱示例

餐次	菜品	热量（kcal）	铁含量（mg）
早餐	花卷（面粉 68g）	217	0.4
	小米粥（小米 50g）	119.1	2.55
	煮鸡蛋 1 个	45.5	8.05
	凉拌金针菜（金针菜 100g）	229.8	8.1

续表

餐次	菜品	热量（kcal）	铁含量（mg）
午餐	米饭（大米 80g）	233.4	2.6
	爆炒猪肝（猪肝 150g，甜椒 50g）	182	34.8
	木耳炒鸡蛋（水发木耳 100g，鸡蛋 100g）	203.6	7.5
	沙棘 100g	121.8	8.8
晚餐	红枣窝头（玉米面粉 60g，红枣 15g）	200.48	2.265
	清蒸石斑鱼（石斑鱼 100g）	152.02	21.6
	青椒炒羊肚菌（青椒 50g，羊肚菌 100g）	53.95	8.75
	水果胡萝卜 100g	36.67	10
总计		1758.65	106.665

注：由于患者偏瘦因此菜单实际热量大于患者实际应需热量

（六）植酸影响何种营养素的吸收

什么是植酸？它是植物为了维护自身生存而产生的防御物质能够在不利条件下繁殖并发挥抗氧气作用。植酸存在于植物籽粒，谷类、豆类、坚果和蔬菜等食品中的一种抗营养物质，虽然植酸对植物有益，但它对人类的营养吸收存在一定的影响。植酸影响人体对同化铁（又称血红素铁）的吸收，这是因为植酸分子中的负电荷会结合在同化铁上形成难溶沉淀物，从而降低人体对同化铁的吸收利用率。此外，植酸还会影响人体对锌、钙、镁等微量元素和某些维生素（比如维生素 D 和维生素 B_{12}）的吸收效率。

（七）素食者饮食应注意什么

素食者因为不食用动物肉类，所以体内铁和其他营养素摄入不足。同时素食者常常食用豆为在、谷类和坚果等食品，这些食品富含植酸，植酸会降低人体对这些食品中营养素的吸收率，因此，素食者需要特别注意植酸的影响，选择合适的膳食结构和食品烹调方式降低植酸的影响。

参考文献

[1] 中华医学会血液学分会红细胞疾病（贫血）学组 . 铁缺乏症和缺铁性贫血诊治和预防的多学科专家共识（2022 年版）[J]. 中华医学杂志，2022，102（41）：3246-3256.

[2] 中国营养学会"缺铁性贫血营养防治专家共识"工作组 . 缺铁性贫血营养防治专家共识 [J]. 营养学报，2019，41（5）：417-426.

[3] 杨月欣 . 中国食物成分表标准版 [M]. 第 6 版 . 北京：北京大学医学出版社，2018.

第6章

内分泌与代谢疾病

第一节　糖尿病

学习目标

掌握糖尿病的营养治疗原则，熟悉《中国2型糖尿病膳食指南》，学会应用"食物交换份"根据总热量设计每日食谱。

一、概述

糖尿病（diabetes mellitys，DM）是一组有多病因引起以慢性高血糖为特征的代谢性疾病，是由于胰岛素分泌和（或）利用缺陷所引起，长期碳水化合物、蛋白质、脂肪代谢紊乱可引起多系统损害，导致眼、肾脏、神经、心脏、血管等组织器官慢性进行性病变，使功能减退或衰竭；病情严重或应激时可发生急性严重代谢紊乱，如糖尿病酮症酸中毒（diabetic ketoacidosis，DKA）、高渗高血糖综合征。糖尿病是常见病、多发病，是严重威胁人类健康的世界公共卫生问题。近30年，肥胖率上升，我国糖尿病患病率呈快速增长趋势，1980年我国成人糖尿病患者率0.67%，2007年达9.7%，2013年更高达10.9%，依据糖尿病世界卫生组织（WHO）诊断标准，我国糖尿病患病率上升至11.2%。2型糖尿病是遗传因素和环境因素共同作用的复杂病症，其中环境因素主要包括能量、脂肪摄入过多、生活节奏加快、应激增加、静态活动多，体力活动减少；此外，年龄、妊娠、肥胖等因素也与2型糖尿病的发病密切相关。

科学饮食是糖尿病治疗的基本措施，营养治疗是糖尿病"五驾马车"综合治疗的基础，营养治疗目标是：促进患者形成健康的饮食模式，以改善整体健康状况（达到并保持目标体重，实现个体化的血糖、血压和血脂指标，延缓或预防糖尿病并发症）。

二、典型案例

【场景】内分泌科病房。

【案例】

1. 患者男，46 岁。确诊为糖尿病 2 年，口服降血糖药物治疗，血糖控制不理想，忽高忽低，低血糖时表现为心慌、心悸，血糖最高达 34mmol/L，近 1 个月来规律用药，出现恶心，呕吐，急诊以 "糖尿病酮症" 收入院。

2. 职业：公司文员。

3. 既往史：高脂血症 2 余年。

4. 生活饮食习惯：河北保定人，平日喜面食和甜食，主食量 600g，口味偏重，喜欢吃咸菜等腌制食品，每周进食 3 次油炸花生米，三餐后食用水果的习惯，纤维膳食摄入不足，饮食单一。每周饮酒 3 次，饮白酒 5 两至 1 斤。

5. 人体体格测量：身高 175cm，体重 90kg。

6. 劳动强度：轻体力劳动。

7. 运动方式：无规律运动，每天步数 < 1000 步。

8. 实验室检查：空腹血糖 8.0mmol/L，餐后 2 小时血糖 13.0mmol/L。

9. 膳食医嘱：糖尿病饮食。

【营养风险筛查】

1. 应用 24 小时膳食回顾法 / 食物日记，了解、评估每日膳食摄入的总热量及其他营养素摄入水平，对连续 3 天食物准确记录，发现患者对糖尿病的饮食控制方法不了解，对糖尿病导致并发症了解甚少。

2. BMI：28.7kg/m^2，肥胖体型。

3. 实验室检查：三酰甘油 3.4mmol/L，总胆固醇 6.8mmol/L，低密度脂蛋白胆固醇 4.7mmol/L，评估患者脂类代谢异常。

【营养评估】

1. 粗粮摄入不足：应用饮食日志对患者饮食习惯实施评估，患者来自河北保定，平日喜面食，以面条、馒头为主食，每餐主食 > 250g，碳水化合物摄入过多。

2. 口味过重：喜欢食入咸菜等腌制食品，摄入食盐 > 10g/d。

3. 高脂肪饮食：喜欢食用炸花生米每周 3 次，每次 150g。

4. 水果摄入时机不恰当：习惯餐后就吃水果。

5. 进食膳食纤维绿叶菜严重不足。

6. 生活不规律，平日无运动习惯，上下班开车，运动量不足，脂肪产生大于消耗。

7. BMI：28.7kg/m^2。

8.患者饮食结构不合理，高盐、高脂肪饮食，喜欢吃甜食，营养搭配不均衡。

【动机性访谈】通过实施动机性访谈，了解到患者有意愿改变不良生活方式，由于近1个月未规律用药，出现恶心、呕吐，以"糖尿病酮症"急诊入院。患者意识到糖尿病并发糖尿病酮症的危险性及严重性，有强烈欲望要改变不良饮食习惯，并积极配合治疗糖尿病的各项治疗措施。

【膳食治疗原则】

根据营养处方和个人饮食习惯制订食谱，选择健康膳食，指导患者改变不良行为，纠正不良饮食习惯。

1.推荐治疗膳食 结合患者饮食喜好及血糖水平，制订糖尿病低脂肪饮食。高脂血症2余年，三酰甘油及低密度脂蛋白均较高。

2.轻体力劳动者 计算每日所需总热量：身高175cm，体重90kg，BMI 28.7kg/m²，肥胖。理想体重为175-105=72kg，每日总热量为72×25=1800kcal，全天总热量≤1800kcal。

3.碳水化合物摄入量的计算方法 1800×55%÷4=247.5g（总碳水化合物摄入量），总碳水化合物减去牛奶和蔬菜中的碳水化合物：250ml牛奶含碳水化合物9g；500g蔬菜含碳水化合物18g；200g水果含碳水化合物20g；25g豆类含碳水化合物4g，合计51g，应由谷类提供碳水化合物247.5-51=196.5g，按谷类含碳水化合物量为75%，全日提供谷类食物196.5÷0.75=262g（约5两），主食的选择：可优先选择血糖指数较低、膳食纤维较高的食物，如粗粮、杂粮。

4.脂肪摄入量的计算方法 1800×30%÷9=60g，60g为总脂肪摄入量，脂肪摄入量包括食物中含有的脂肪和烹调油。烹调油占以上总脂肪量的50%左右，即每天的烹调油用量为30g，脂肪的选择：限制饱和脂肪酸的摄入，如牛、羊、猪油、奶油等动物脂肪。提倡食用植物油如橄榄油、茶油、豆油、花生油、芝麻油、菜籽油等（椰子油例外）。

5.蛋白质摄入量的计算方法 1800×15%÷4=67.5g，67.5g为总蛋白摄入量，减去奶、蔬菜和谷类中的蛋白质量：250ml牛奶含蛋白质7.5g，500g蔬菜含蛋白质5g，200g水果含蛋白质1g，275谷类含蛋白质22g，合计35.5g，应由肉蛋类提供蛋白质67.5-35.5=32g；一个鸡蛋含9g蛋白质，瘦肉类蛋白质含量一般为20%左右，（32-9）÷20%=115g（约2.5两）瘦肉，可选用瘦肉、鱼肉、虾等。

6.其他 人体需要的维生素和无机盐主要来源于谷物、肉类、豆制品、蔬菜、水果等，只有平衡膳食，才能保证丰富的维生素和无机盐的摄入。推荐的蔬菜摄入量500g/d；推荐的水果摄入量200g/d（如果血糖控制理想）；膳食纤维的摄入量每日30～35g，膳食纤维最好来源为自然食物，如粗粮、杂粮、蔬菜和水果。

7. 食盐 世界卫生组织（WHO）推荐，健康人每日食入盐量不宜超过 6g/d，糖尿病非高血压患者不宜超过 5g/d。

8. 油脂 每日烹饪油控制在 25～30g，即白瓷汤勺一平勺为 10g，1 天不超过 3 勺。

9. 举例说明 见表 6-1，表 6-2。

表 6-1 1800kcal 各餐食物分配情况

餐次	谷类	蔬菜	水果	鱼禽肉蛋	大豆类	奶制品	坚果	油类	合计
早餐	2	0	0	1	0	1	0	0	4
午餐	4	0.5	0	1	0	0	0	1.5	7
午间餐	0	0	1	0	0	0	0	0	1
晚餐	4	0.5	0	1	0.5	0	0	1	7
晚间餐	0	0	0	0	0	1	0	0	1
合计	10	1	1	3	0.5	2	0	2.5	20

注：每份食物热量为 90kcal

表 6-2 1800kcal 食谱

餐次	食物	注意事项
早餐（4 个交换份）	小花卷 1 个（25g）、小窝头 1 个（25g） 煮鸡蛋 1 个（50g） 脱脂牛奶 240ml 或全脂牛奶 150ml 如果有条件还可以增加少许蔬菜（50g）	热拌青笋、芹菜、黄瓜等，热量可忽略不计
午餐（7 个交换份）	杂粮饭（大米 50g，玉米糁 50g） 红烧平鱼（50g） 西芹牛肉丝（瘦牛肉 25g，西芹 100g） 清炒芥蓝（100g） 番茄蛋花汤（番茄 50g，鸡蛋 10g）	烹饪时不勾芡、不放糖、少放油和盐；杂粮饭中玉米糁可用小米、荞麦、红豆等替换
午间餐（1 个交换份）	中等大小苹果 1 个（200g） 也可以用其他升糖指数较低的水果（200g）进行轮换，如桃、梨、橘子、橙子、柚子、猕猴桃等	在血糖控制达标 2 周以上后再开始吃水果；吃不同水果后 2 小时监测血糖，若不能达标则放弃这种水果

续表

餐次	食物	注意事项
晚餐（7个交换份）	二面馒头（白面 50g，荞麦面 50g） 鸡肉片烩鲜蘑（鸡脯 50g，鲜蘑 100g） 柿子椒炒豆干（豆干 25g，柿子椒 50g） 热拌菠菜（100g） 小白菜汤（小白菜 50g）	烹饪时不勾芡、不放糖、少放油和盐；二面馒头中荞麦面可以用玉米面、绿豆粉等替换
晚间餐 1个交换份	脱脂牛奶 250ml 或全脂牛奶 150ml	

【健康教育】

1. 教会患者把握饮食总量原则：控制总热量、营养要均衡。

2. 鼓励患者改变饮食习惯：少食腌制食品及油炸食品。

3. 教会家庭烹饪时控盐、控油的技巧：将家中盛盐的大瓶子换成小罐子，每次炒菜使用小勺子放盐和放油。

4. 督促患者限制饮酒，如果不得不饮酒，要计算酒精中所含的总热量。女性一次饮酒的酒精量不超过15g，男性不超过25g（15g 酒精相当于 350ml 啤酒、150ml 葡萄酒或 45ml 蒸馏酒），每周饮酒不超过 2 次。

5. 告知患者吃水果的技巧：新鲜水果中含有丰富的维生素和矿物质，是维持生命不可缺少的物质，又是机体很多酶的组成部分；水果中还含有大量膳食纤维，是必不可少的营养素。在控制总能量摄入的前提下，选择碳水化合物含量较低的水果作为加餐，有助于减轻胰腺负担。糖尿病患者可在血糖控制平稳的情况下，两餐中间适当补充 100 ～ 200g 升糖指数（GI）< 55 的水果，分 2 ～ 3 次食用。

6. 告知患者主食选择血糖指数较低，膳食纤维较高的食物，如全麦面粉、燕麦米、豆类。

7. 告知患者每天应保证 1500 ～ 2000ml 水，水可以稀释血液黏稠度，可使含氮废物排出。

8. 教会患者分餐制，从三餐中匀出一部分主食食品（如馒头干、咸面包、苏打饼干 0.5 ～ 1 两），作加餐食用防止低血糖，控制高血糖。

三、相关知识链接

（一）糖尿病最佳膳食模式

1. 地中海膳食模式　地中海膳食模式被誉为糖尿病最佳饮食模式，其兴起得益于健康组织的研究。地中海饮食的核心是新鲜时令食品、植物性食物和健康不饱和脂肪酸。蔬菜、水果、豆类、全麦食品、坚果和橄榄油是地中海饮食的主体，此外这类饮食还包含适量的油性鱼类和家禽，以及少量红肉、蛋类、酸奶和奶酪。遵循地中海饮食可以帮助 2 型糖尿病患者改善血糖、控制体重，同时也能用新鲜、美味的成分来满足味蕾。

2. 素食膳食模式　素食膳食模式特点为蛋白质摄入充足，且主要来自植物蛋白；富含大量膳食纤维、矿物质、维生素及植物化学素；饱和脂肪和钠盐摄入量远低于官方膳食指南强调的最高限量。健康优势在于：①可增强餐后饱腹感，维持合理的热量摄入，有利于体重控制；②对血糖、血脂友好，有助于降低心血管疾病及糖尿病的发生风险；③有助于降低某些癌症的发生风险，如直肠癌、结肠癌。

3. 北欧饮食模式　北欧饮食的兴起是为了应对不断上升的肥胖率，以及呼吁当地人食用本土的可持续食物。北欧饮食的能量来源主要是富含膳食纤维的植物性食物，蛋白质来源主要是海鱼、湖鱼及瘦肉，烹饪用油原则是富含单不饱和脂肪酸的菜籽油。

（二）《中国 2 型糖尿病膳食指南》八条核心推荐

1. 吃动平衡，合理用药，控制血糖，达到或维持健康体重。吃：合理控制能量；动：合理保持运动。选用复合糖类：碳水化合物占 45% ~ 60%，选择低升糖指数（GI）食物；控制脂肪摄入：脂肪占 20% ~ 30%；选用优质蛋白：蛋白质占 15% ~ 20%，一般情况下蛋白质摄入量 0.8g/（kg·d）；丰富维生素及矿物质：维生素 D_3、维生素 B_1、维生素 B_2、维生素 E、Mg、Zn 等；增加膳食纤维摄入：推荐摄入量为 25 ~ 30g/d，或 10 ~ 14g/1000kcal；可每天补充膳食纤维粉、益生菌。

2. 主食定量，粗细搭配，全谷物、杂豆类占 1/3。全谷类包括稻米、小麦、玉米、大麦、燕麦、黑麦、黑米、高粱、青稞、黄米、小米、粟米、荞麦等，如果加工得当均是全谷物的良好来源；杂豆类品种有赤豆、芸豆、绿豆、豌豆等；薯类品种有红薯、紫薯、马铃薯等；含淀粉丰富的蔬菜有南瓜、藕、山药、芋头、银耳、百合等；含淀粉丰富的坚果有板栗、红枣等。如果有可能，主食可以全部吃全谷类、杂豆类和薯类。

3. 多吃蔬菜、水果适量，种类、颜色要多样。蔬菜的升糖指数（GI）明显低于水果，建议每天蔬菜摄入量 300 ~ 500g、深色蔬菜占 1/2，其中绿叶菜不少于 70g，两餐之间选择低升糖指数（GI）水果为宜。

4. 常吃鱼禽，蛋类和畜肉适量，限制加工肉类：畜肉类包括猪、羊、牛、驴等的瘦肉和内脏，脂肪含量较高，饱和脂肪酸较多，平均为 15%。猪肉最高，羊肉次之，牛肉最低，应适量食用。每周不超过 4 个鸡蛋，或每两天吃 1 个鸡蛋，不弃蛋黄。研究表明，鸡蛋摄入（每周 3 ～ 4 个）对血清胆固醇水平影响微弱；适量摄入与心血管疾病的发病风险无关。限制腌制、烘烤、烟熏、酱卤等加工肉制品的摄入。

5. 奶类豆类天天有，零食加餐合理选择。保证每天 300g 液态奶或者相当量的奶制品的摄入；重视大豆及其制品的摄入，零食可选择少量坚果，每天不超过 25g。

6. 清淡饮食，足量饮水，限制饮酒。推荐饮用白开水，每天饮用量 1500 ～ 1700ml；饮料可选淡茶或咖啡；饮酒后易出现低血糖，酒精在体内代谢可减少来自糖原异生途径的糖量，还会抑制升糖激素的释放；饮酒时常减少正常饮食摄入，酒精吸收快，不能较长时间维持血糖水平。

7. 定时定量，细嚼慢咽，注意进餐顺序。改变进餐顺序，先吃蔬菜再吃肉类，最后吃主食，细嚼慢咽；研究表明细嚼慢咽可助减肥、防癌、保护口腔黏膜，有利于唾液分泌，防止牙龈炎及口腔溃疡、减少食管损伤和食管疾病发生、有利于胃肠道消化和吸收等优点。控制进餐速度，早晨 15 ～ 20 分钟，中晚餐 30 分钟，餐次安排视病情而定。

8. 注重自我管理，定期接受个体化营养指导。注重饮食控制、规律锻炼、遵医用药、监测血糖、足部护理及高低血糖预防和处理 6 个方面的自我管理；定期接受营养医师或营养师的个性化专业指导，频率至少每年 4 次。

第二节　甲状腺功能亢进症

学习目标

掌握甲状腺功能亢进症的营养治疗原则、低碘饮食健康宣教内容。辨识低碘和高碘食物种类。应用知信行教育模式，使患者产生态度和信念的转变，从而指导患者能够执行健康宣教内容。

一、概述

甲状腺功能亢进症（hyperthyroidism），简称甲亢，是指甲状腺或甲状腺以外的多种原因作用于全身各个组织和器官，引起的甲状腺激素分泌过多，属于内分泌紊乱性疾病。因其甲状腺激素分泌过多，促进三大营养物质代谢，加速氧化，产热与散热明显增多，基础代谢率异常增高。甲亢患病率为 1.5% ～ 3.0%，其中女性患病率高于男性，并以 30 ～ 60 岁多见。临床表现以高代谢症、神经与血管兴奋性增强和不同程度的甲状腺肿大、突眼症等为特征，表现为食欲亢进、易饥饿、消瘦、大便次数增多或腹泻；情绪不稳、易激动、怕热、多汗等表现；心血管系统表现为心率增快、心脏扩大、心力衰竭、心律失常、心房颤动等表现。

减少碘摄入量是甲亢的基础治疗之一，过量碘的摄入会加重和延长病程，增加复发的可能性，所以甲亢患者应食用无碘食盐，禁用含碘药物和含碘造影剂，复方碘化溶液仅在手术前和甲状腺危象时使用。饮食方面更需要注意限制碘元素的摄入。饮食行为干预直接影响甲亢患者的治疗与康复。

二、典型案例

【场景】内分泌科病房。

【案例】

1. 患者女，28 岁。近 1 个月自觉心慌不适，手抖，性情急躁，易饥饿，无多饮、多尿，体重下降 5kg，门诊以"甲状腺功能亢进症"收住入院。

2. 职业：职员。

3. 既往史：无。

4. 生活饮食习惯：河北省秦皇岛人，喜食海鱼、海虾、海螃蟹、贝类、皮皮虾等海产品，平素无忌口，家中烹调使用碘盐。

5. 人体体格测量：身高 165cm，体重 50kg。

6. 劳动强度：轻体力劳动。

7. 运动方式：无运动习惯，每日步数＜ 2000 步。

8. 实验室检查：促甲状腺激素（TSH）0.01μU/ml，游离三碘甲腺原氨酸（FT$_3$）8.78pmol/L，血清游离甲状腺素（FT$_4$）24.32 pmol/L。

9. 甲状腺超声提示：甲状腺 Ⅱ 度肿大，甲状腺右叶厚约 2.1cm、峡部厚约 0.3cm、左叶厚约 1.6cm，腺体回声弥漫性减低、不均匀。

10. 膳食医嘱：高热量、高蛋白、低碘饮食。

【营养风险筛查】

1. 应用 24 小时膳食回顾法 / 食物日记，了解、评估每日膳食摄入的总能量、碳水化合物、蛋白质、脂肪三大营养物质、碘元素的摄入量，对患者连续 3 天食物消耗量准确记录。

2. BMI：$18.3kg/m^2$。

3. 应用NRS-2002营养状况评分表对患者进行营养筛查，营养风险评分为3分，有营养失调的风险，需要营养支持。

【营养评估】

1. 患者饮食总热量不达标，青年女性，为保持身材苗条，进食量少、营养不均衡，三餐不规律，经常不吃主食。

2. 摄入含碘元素高的食物较多。应用饮食日志对患者饮食习惯进行评估，患者来自河北省秦皇岛，喜食海鲜，尤其喜欢吃螃蟹、贝类及皮皮虾等海产品，家中使用的也是加碘盐，患病后无忌口，这些饮食习惯均可导致碘元素摄入过多。

3. BMI：$18.3kg/m^2$，属于低体重。

【知信行模式】通过知信行模式了解到患者对疾病的认知程度不足，表现为不了解摄入含碘元素过高食物导致甲状腺功能亢进，同时为了保持体型，严格控制三餐，导致摄入量无法满足机体日常需求，由于患病后性情急躁，在生活、工作中与人相处时经常发生冲突，从秦皇岛到北京医院寻求控制疾病进展，表示愿意改变不良饮食习惯，从而控制病情，重返工作。

【膳食治疗原则】

1. 根据诊断、医嘱和个人饮食习惯制订膳食治疗食谱，原则选择高热量、高蛋白质、低碘膳食，同时指导患者改变喜好食入海鲜产品的饮食习惯。

2. 推荐治疗膳食：高热量、高蛋白、低碘饮食。饮食上宜三餐安排合理，为满足机体代谢亢进的需要，应食用高热量、高蛋白、高维生素及矿物质、低纤维素饮食。

3. 忌海带、紫菜、海鱼等含碘高的饮食，禁止摄入刺激性食物及饮料，如浓茶、咖啡、可乐、雪碧等产气饮料。

4. 轻体力劳动高代谢者计算所需每日总热量。身高165cm，重50kg，BMI $18.3kg/m^2$，属于低体重。理想体重为165-105=60kg，每日总热量为60×（20～25）=1200～1500kcal，因甲亢患者机体氧化能力和产热均有所增加，因此需要更多的热量供应。通常状态下，甲亢患者每天的能量供给可达到3000～3500cal，比正常人增加50%～70%。得出患者每日所需总热量为1800～2550kcal。其中碳水化合物占总热量的60%，蛋白质占20%，脂肪占20%，食盐＜6g/d，建议使用无碘盐。

【健康教育】

1. 教会患者识别含碘元素高的食物（表6-3）。

表 6-3 常见食物含碘量表（μg/100mg 可食部）

种类	食物名称	碘含量	种类	食物名称	碘含量
藻类	海带（干）	36 240	谷类及制品	糙米	14.5
	海草	15 982		高粱米	7
	紫菜（干）	4323		荞麦面	6.8
	螺旋藻	3830		大米	1.4
	海带（深海、冷鲜）	2950		燕麦米	3.9
	海苔	2427		糯米	2
其他	海参	28.1		小米	1.6
虾	虾米（小对虾，干）	983		小麦粉	1.5
	海米（干）	394		玉米	1.1
	虾皮	373	薯类	紫薯	2.5
	皮皮虾	36.1		马铃薯	1.2
	基围虾	16. 1		红薯	0.5
蟹	花蟹（母）	45.4		山药	3.6
	梭子蟹	33.2	蔬菜	茴香	12.4
	河蟹（公）	27.8		辣椒（干、红）	6
贝	赤贝	162		小白菜	5
	鲍鱼（鲜）	102		油菜	4.7
	牡蛎贝	66		菠菜	4.6
	蛏子	65.4		空心菜	4.5
	扇贝	48.5		茼蒿	3.8
	河蚬	43.1		生菜	4.3
	蛤蜊	39.3		油麦菜	3.1
	花螺	37.9		韭菜	3

种类	食物名称	碘含量	种类	食物名称	碘含量
海鱼	带鱼	40.8		大白菜	2.4
	鳕鱼	36.9		胡萝卜	1.2
	多宝鱼	33.4		冬瓜	1.7
	小黄鱼	15.6		苦瓜	1.7
	大黄鱼	14.9		白萝卜	1.4
	鱿鱼	12.3		丝瓜	1.4
	海鳗鱼	11.3		芥蓝	1.3
	银鲳鱼	10.9		豆角	1.2
	海鲈鱼	7.9		洋葱	1.2
	鲳鱼	7.7		青椒	1.1
淡水鱼	鲫鱼	10.1		黄瓜	1
	草鱼	6.4		茄子	0.8
	白鲢鱼	6.7		尖椒	0.8
	胖头鱼	6.6		西葫芦	0.8
	鲤鱼	4.7		番茄	0.7
蛋类	鹌鹑蛋	233		南瓜	0.7
	鹅蛋	59.7		圆白菜	0.4
	鸭蛋	34.2		莴笋	未检出
	鸡蛋	22.5		西蓝花	未检出
干豆	大豆	5.2	坚果	核桃	10.4
	绿豆	5		杏仁	8.4
	赤小豆	4		花生	2.7
	蚕豆	1.3		黑芝麻	1.2

续表

种类	食物名称	碘含量	种类	食物名称	碘含量
菌类	黑木耳	10.1	畜肉	牛肉（瘦）	4.1
	香菇	2.1		羊肉（瘦）	2.9
	平菇	1.9		猪肉（瘦）	1.9
	口蘑	1.6	禽肉	鸡腿肉	4.5
	杏鲍菇	1.2		鸡胸肉	3.2
	金针菇	0.4		鸭肉	3.1
奶制品	伊利舒化奶	32.44	盐	含碘盐	2000
	牛奶（消毒）	1.9			
	酸奶	0.9			

2. 鼓励患者三餐中添加谷薯类碳水化合物，每天主食达到 250～375g。

3. 向患者讲解患病期间低碘饮食的重要性，鼓励其改变饮食习惯，避免摄入海产品，多吃禽类及畜类食物增加蛋白质摄入。

4. 重点宣教治疗过程中，减少碘摄入是甲亢的基础治疗之一，教会患者选择无碘食盐。

5. 足量饮水，每天应保证至少 1500～3000ml 白开水，避免刺激性饮料如咖啡、浓茶、酒精类等。

三、相关知识链接

（一）禁忌高碘食物

碘是合成甲状腺激素的重要原料，甲状腺利用摄入的碘将其加工成甲状腺激素。如不控制碘的摄入，甲亢症状会更加严重。控制碘的摄入，从源头上控制甲状腺激素的合成，从而控制病情，这样可以使得甲状腺更好地恢复。因此甲亢患者应禁食高碘类食物，如各种海产品，包括海带、紫菜、深海鱼、蛤干、贝类等。此外，甲亢患者在购买食盐时首先要看产品说明书，要选择无碘盐。腌制食品含盐量高，应尽量少食。

（二）高能量饮食

甲亢患者机体氧化能力和产热均有所增加，因此需要更多的热量供应。通常状态下，甲亢患者每日的热量供给可达到 3000～3500kcal，比正常人增加

50%～70%，发病期间需适当增加热量摄入，维持合理体重，避免发生营养不良。

（三）高蛋白饮食

甲亢患者蛋白质分解增加，容易出现负氮平衡。此时，足量的蛋白质摄入尤其重要，建议蛋白质摄入量应按每天每千克体重1.5～2g供给，而且优质蛋白应占50%以上。适合甲亢患者的富含蛋白质食物包括瘦肉、牛奶、蛋类、豆类及豆制品。

（四）足量饮水

甲亢患者基础代谢率增加，呼吸、出汗等不显性失水增加，易出现脱水，因此每天应保证至少1500～3000ml的白开水。需要注意的是，刺激性饮料如咖啡、浓茶、酒精类等会诱发机体出现多汗、心慌、易激动等情况，加重病情，故不宜饮用。

（五）丰富的维生素和矿物质

甲亢时，肠蠕动增加，导致多种营养物质的吸收减少。同时排尿增加，导致多种水溶性维生素容易缺乏，故应保持B族维生素（谷类食物和动物性食物）及维生素C（新鲜蔬菜和水果）的供应。同时应注意脂溶性维生素的补充，如维生素A（肝脏及黄绿色蔬菜、水果）和维生素D（鱼类），必要时可服用维生素类药物。

（六）适量的膳食纤维

甲亢患者常伴有不同程度的排便次数增多、腹泻等症状，而膳食纤维有助于减缓消化速度、促进肠道蠕动、促进排便，故全谷类、含膳食纤维丰富的蔬菜及水果应适当限制，避免加重腹泻。

第三节　肥胖症

学习目标

掌握肥胖症的营养治疗方案原则，辨识食品营养标签，运用恰当的沟通技巧，了解患者肥胖原因，采取长期控制热量摄入的方法，通过适度的运动增加热量消耗，使体重达到或接近标准范围。

一、概述

肥胖症是指热量摄入超过热量消耗而导致体内脂肪尤其是三酰甘油积聚过多、体重过度增长并引起病理生理改变的一种慢性病。腰围是描述腹型肥胖内脏脂肪沉积量的常用指标，女性肥胖患者的腰围＞ 80cm、男性＞ 90cm；体重超过理想体重的 20% 或 BMI ≥ 28kg/m² 定为肥胖，是遗传和环境等多种因素共同作用而导致的慢性代谢性疾病。无明显病因者称为单纯肥胖，有明显病因者称为继发性肥胖。

　　近年来随着生活方式的现代化，膳食结构改变，体力活动明显减少，超重和肥胖问题在全球范围内广泛流行，我国 18 岁及以上居民超重率、肥胖率分别为34.3%、16.4%，其中 18 ～ 44 岁、45 ～ 59 岁和 60 岁及以上居民肥胖率分别为16.4%、18.3% 和 13.6%，《中国居民营养与慢性病状况报告（2020 年）》数据显示，肥胖不但导致较高的过早死亡风险，还与各种慢性非传染性疾病的发生相关，包括 2 型糖尿病、脑卒中、冠心病、高血压、呼吸系统疾病、骨关节炎和胆结石等。2019 年全国 11.98% 的心血管疾病死亡归因于高 BMI，死亡人数为 54.95 万。

　　肥胖症的治疗：传统非手术治疗方法有控制饮食疗法，营养治疗是肥胖最基本的治疗方法，治疗的主要环节是减少热量摄取及增加热量消耗，使摄入量小于消耗量。关键是限制糖和脂肪的摄入量，同时供给充足的营养素，如必需氨基酸、维生素、矿物质等，尤其应注意足量蛋白质供给，以减少减重造成的蛋白质丢失。

二、典型案例

【场景】内分泌科病房。

【案例】

1.患者男，24 岁。无诱因出现体重增加 10 年，颈背、腋窝见黑棘皮样改变，腹部可见紫纹，以"肥胖症"收入院。

2.职业：自由职业。

3.既往史：高脂血症 5 年。

4.饮食习惯：喜欢吃坚果、甜食、零食及油炸食品，经常在外面就餐，几乎不在家做饭，经常点外卖。

5.生活方式：休息时间不规律、经常熬夜到凌晨，没有早睡的习惯。

6.人体体格测量：身高 168cm，体重 94kg，腰围 108cm

7.劳动强度：轻体力劳动。

8.运动方式：无规律运动，每天步数＜ 1000 步。

9.实验室检查：三酰甘油 13.32mmol/L，总胆固醇 6.73mmol/L，低密度脂蛋白胆固醇 5.2mmol/L。

10.膳食医嘱：低盐低脂肪饮食。

【营养风险筛查】

1.应用 24 小时膳食回顾法 / 食物日记，了解、评估每日膳食摄入的总热量、总脂肪、饱和脂肪酸、胆固醇、钠盐和其他营养素摄入水平，对患者连续 3 天食物消耗量准确记录。

2. BMI：33.3kg/m^2。

3. 血脂检验结果：三酰甘油 13.32mmol/L，总胆固醇 6.73mmol/L，低密度脂蛋白胆固醇 5.2mmol/L。评估患者脂类代谢异常。

【营养评估】患者饮食结构不合理，喜食坚果类食物，油脂含量过高，喜食甜食，糖分摄入过多，外卖食物中以高盐、油炸食品居多，热量摄入高于机体需求量，同时缺少水果菜蔬类摄入，营养搭配失衡。

1. 患者饮食、作息不规律，没有定时定量进食的习惯，经常熬夜时加餐，导致热量摄入过高。

2. 一日三餐多在外面就餐、点外卖为主，因胃口好，从未控制饮食量。

3. 口味过重，平时喜欢重油重辣的食物，加重了胃肠道负担。

4. 经常与朋友聚餐、喝酒、吃火锅、炸鸡、烤羊肉串等高脂肪、高盐饮食，每日摄入食盐＞ 15g。

5. 水果和蔬菜摄入不足：新鲜绿叶蔬菜、水果、富含膳食纤维的食物严重不足。

6. 平日无运动习惯，出门开车，运动量不足，脂肪产生大于消耗。

7. BMI：33.3kg/m^2。

【动机性访谈】通过实施动机性访谈，了解到患者有意愿改变不良生活方式，减轻体重，但由于肥胖导致睡眠障碍、呼吸不畅、腰腿痛等症状，至今未能达到减轻体重的目标。

【膳食治疗原则】根据营养处方和个人饮食习惯制订食谱，选择健康膳食，指导患者改变不良行为，纠正不良饮食习惯。

1. 对成人肥胖患者日常膳食提出 6 条原则和建议

（1）控制总热量摄入，保证每日摄入量为负平衡。

（2）少吃高热量食物，饮食清淡，限制饮酒。

（3）纠正不良饮食行为，科学进餐，细嚼慢咽。

（4）多动少静，睡眠充足，作息规律。

（5）食养有道，烹饪方法宜采用蒸、煮、烧、氽等方法。

（6）安全减重，达到并保持健康体重。

2. 轻体力劳动者：计算每日所需总热量，身高 168cm，体重 94kg，BMI 33.3 kg/m^2，属于肥胖。理想体重为 168–105=63kg，每日总热量为 63×（20 ～ 25 ）= 1260 ～ 1575kcal，全天总热量的≤ 1575kcal，其中脂肪占总热量的 20% ～ 30%，

蛋白质占 15% ～ 20%，碳水化合物占 50% ～ 55%，食盐＜ 5g/d。

3. 避免食用动物脂肪、内脏等高胆固醇食物。

【健康教育】

1. 指导患者管理体重，控制每日总热量摄入，男性每日热量摄入 1200 ～ 1500kcal，增加新鲜蔬菜和水果在膳食中的比例。

2. 指导患者少吃高盐、高胆固醇、含糖量过高的食物，饮食清淡，限制饮酒，可适当增加粗纤维蔬菜类食物，增加饱腹感。

3. 告知患者减少外出就餐次数，建议回家吃饭，每天食盐不超过 5g，烹调油不超过 20 ～ 25g，如添加糖的摄入量最好控制在 25g 以下。

4. 督促患者改变不良的生活作息，保证充足睡眠，改变熬夜、点外卖的习惯。

5. 教育患者减少辛辣刺激性食物摄入，保护胃肠功能。

6. 指导患者适当增加活动量，以有氧运动为主，建议每天步行 8000 步。

7. 养成每周测量体重及腰围的习惯，定期监测血脂，根据监测结果及时调整饮食结构。

8. 制订减肥计划及每日体力活动目标，建议在 6 个月内使体重减少原体重的 10% 左右，再根据自身的耐受情况和体重减轻效果实施长期减重计划。

三、相关知识链接

（一）肥胖诊断标准

国际上通常使用 WHO 制定的 BMI 界限值，BMI 在 25.0 ～ 28.9kg/m^2，为超重，BMI ≥ 30.0 kg/m^2 为肥胖，我国健康成年人肥胖和超重的 BMI 为 24.0 ～ 27.9kg/m^2，判断肥胖；成年男性腰围≥ 90cm，成年女性腰围≥ 85cm 可判断为向心性肥胖。

（二）常见减重膳食

1. 限热量膳食（calorie restrict diet，CRD） 是指在目标热量摄入基础上每天减少热量摄入 500 ～ 1000kcal 或较推荐摄入量减少 1/3 的总热量，其中碳水化合物占每日总热量的 55% ～ 60%，脂肪占每日总热量的 25% ～ 30%。CRD 可实施有效的体质量管理，提高大豆蛋白质的摄入比例或乳制品的摄入量可能有助于增强减重效果。

2. 高蛋白膳食（high protein diet，HPD） 多指每日蛋白质摄入量超过每日总热量的 20% 或 1.5g/（kg·d），但一般不超过每日总热量的 30% 或 2.0g/（kg·d）的膳食模式。高蛋白膳食较正常蛋白膳食更有利于减轻体重，同时也有利于减重后体重的维持。

3. 低碳水化合物饮食（low carbohydrate diet，LCH） 通常指膳食中碳水化合物供能比≤40%，脂肪供能比≥30%，蛋白质摄入量相对增加，限制或不限制总热量摄入的饮食。

4. 极低碳水化合物饮食（very low carbohydrate diet，VLCD） 以膳食中碳水化合物供能比≤20%为目标，间歇性能量限制（intermittent energy restriction，IER）是按一定规律在规定时期内禁食或给予有限热量摄入的饮食模式。

5. 低热量膳食 中度以上肥胖者，蛋白质供给应控制在总热量的20%～30%，要保证优质蛋白的供给如瘦肉、鱼类及禽类等，至少50%。

（三）体重管理的关键

控制总热量摄入，可基于不同人群每天的热量需要量，推荐每日热量摄入平均降低30%～50%或降低500～1000kcal，或推荐每日热量摄入男性1200～1500kcal、女性1000～1200kcal的限热量平衡膳食（表6-4）。主要在控制总热量过程中，患者一旦出现饥饿感，低血糖，要备好含糖饮料，避免发生低血糖。

表6-4 中国居民成人膳食热量需要量　　　　　　　单位：kcal/d

	低强度身体活动水平	中等强度身体活动水平	高强度身体活动水平
成年男性	1950～2150	2400～2550	2800～3000
成年女性	1600～1700	1950～2100	2300～2450

注：摘自《中国居民膳食营养素参考摄入量2023版》

第四节　骨质疏松症

学习目标

掌握骨质疏松症患者的营养治疗原则，简易骨质疏松风险评估表，说出不同食物钙的含量。

一、概述

骨质疏松症（osteoporosis，OP）是最常见的骨骼疾病，是一种以骨量（bone mass）降低和骨组织微结构损坏为特征，导致骨脆性增加和易发生骨折的代谢性疾病。2018 年国家卫生健康委员会首次发布，我国骨质疏松症患病率为 19.2%，65 岁以上人群骨质疏松症患病率为 32.0%，中老年女性骨质疏松问题尤为严重。

骨质疏松分为原发性骨质疏松和继发性骨质疏松，原发性骨质疏松又可分为绝经后骨质疏松（Ⅰ型）、老年骨质疏松（Ⅱ型）、特发性骨质疏松（包括青少年），绝经后骨质疏松一般发生在女性绝经后 5～10 年，主要由于体内雌激素缺乏引起，原发性骨质疏松与遗传、激素缺乏、不良生活方式和生活环境、钙和维生素 D 摄入不足等有关。虽然目前已经有多种药物用于骨质疏松的治疗，但在防治和治疗过程中，调整生活方式是 OP 的基础措施，调整生活方式包括加强营养、均衡膳食。

骨质疏松症的营养治疗的目的是在合理能量和蛋白质供给的基础上，通过膳食补充钙、磷、维生素 D 等，如何保证摄入足够的营养物质，预防和治疗骨质疏松症，对骨质疏松症患者来说至关重要。

二、典型案例

【场景】内分泌科病房。

【案例】

1. 患者女，65 岁。主诉因"间断腰背痛 3 年余，活动及劳累时加重"，发病以来体重稳定，身高较年轻时缩短 4cm（由 166cm 降低为 162cm），14 岁初潮，50 岁绝经，以"骨质疏松症"入院。

2. 职业：务农。

3. 既往史：高血压 10 年。

4. 生活饮食习惯：河南开封市人，主食米饭为主。平日饮食咸鲜味重，尤其偏爱咸味，因食用牛奶后腹胀、腹泻，因此无喝牛奶、酸奶的习惯。

5. 人体体格测量：身高 162cm，体重 48kg，BMI 18.2kg/m^2。

6. 劳动强度：轻体力劳动。

7. 运动方式：在家务农，没有养成锻炼身体的习惯。

8. 实验室检查：24 小时尿钙 3.90mmol，血生化示血钙 2.24mmol/L，磷 1.08mmol/L，PTH 68pg/ml，25- 羟维生素 D 10ng/ml。

9. 影像学检查：胸腰椎侧位片提示骨质疏松，腰椎骨密度（DAX）1～4 0.834g/m^2，T 值 –2.8，全髋骨密度（DAX）1～4 0.613g/m^2，T 值 –2.6。

10. 膳食医嘱：高钙、高蛋白、低盐饮食。

【营养风险筛查】

1. 应用营养不良通用筛查工具（MUST）。

2. BMI：18.2kg/m^2。

3. 检验结果：25- 羟维生素 D 10ng/ml。

【营养评估】

1. 钙摄入不足：患者乳糖不耐受，可以用奶粉或奶制品来替代。

2. 蛋白质摄入不足。

3. 失眠造成生活方式不规律，久坐，活动时疼痛加重，平日无运动习惯。

4. BMI：18.2kg/m^2，体重指数低。

5. 患者饮食结构不合理，高盐饮食、营养不良。

【动机性访谈】通过实施动机性访谈，了解到患者有意愿改变目前不良生活方式，选择健康膳食，纠正不良饮食习惯。

【膳食治疗原则】根据营养处方和个人饮食习惯制订食谱，营养治疗的目的是合理能量和蛋白质供给的基础上，通过膳食补充钙、磷、维生素 D，预防和治疗骨质疏松症。

1. 推荐治疗膳食　高钙、高蛋白、低盐饮食。

2. 轻体力劳动者　计算每日所需总热量：身高 162cm，体重 48kg，BMI 18.2kg/m^2，消瘦，理想体重为 162-105=57kg，每日总热量为 57×（25 ～ 40）kcal=1425 ～ 2280kcal，维持 BMI 在 18.5 ～ 24.0kg/m^2。

3. 骨健康基本补充剂

（1）蛋白质：蛋白质摄入有助于维持骨骼和肌肉功能，降低骨质疏松性骨折后并发症的风险。蛋白质是骨合成胶原蛋白的主要营养物质。

（2）钙剂：钙摄入对获得理想峰值骨量、缓解骨丢失、改善骨矿化和维护骨骼健康有益。中国营养学会膳食钙摄入量建议：中青年推荐每日钙摄入量为 800mg（元素钙），50 岁以上中老年推荐每日摄入量为 1000 ～ 1200mg，从食物中摄取足够的钙是最简单、有效、实惠的方式，钙最好的来源是奶制品。不同食物的钙含量，见表 6-5、表 6-6。

表 6-5　中国营养学会膳食钙参考摄入量

年龄段	膳食钙参考摄入量（mg/d）
＜ 6 月龄	200
7 ～ 12 月龄	250
1 ～ 3 岁	600
4 ～ 6 岁	800
7 ～ 10 岁	1000

续表

年龄段	膳食钙参考摄入量（mg/d）
11 ～ 13 岁	1200
14 ～ 17 岁	1000
18 ～ 49 岁	800
> 50 岁	1000
妊娠早期	800
妊娠中晚期、哺乳期	1000

表 6-6　不同食物的钙含量　　　　　　　　　　　　单位：mg/100g

极高钙食物 （500 ～ 1200）		高钙食物 （150 ～ 500）		较高钙食物 （50 ～ 150）		较低钙食物 （20 ～ 50）		低钙食物 （< 20）	
食物名称	含钙量	食物名称	含钙量	食物名称	含钙量	食物名称	含钙量	食物名称	含钙量
虾皮	991	海带（干）	348	扇贝	142	草鱼	38	大米	13
干酪	799	河虾	325	蛋黄	112	银耳	36	牛肉	9
苜蓿（炒）	713	荠菜	294	油菜	108	标准粉	31	羊肉	9
全脂奶粉	676	花生仁	284	牛奶	104	人奶	30	鸡肉	9
芝麻	620	紫菜	264	榛子	104	橙子	20	米饭	7
		木耳	247	柠檬	101			猪肉	6
		雪里蕻	230	小白菜	90				
		黑豆	224	枣	80				
		海蟹	208	鲫鱼	79				
		青豆	200	杏仁	71				
		豌豆（干）	195	豇豆（干）	67				
		大豆	191	西蓝花	67				
		蚌肉	190						
		苋菜（红）	178						
		豆腐	164						
		油菜心	156						

（3）维生素 D：充足的维生素 D 可增加肠钙吸收、促进骨骼矿化、保持肌力、

改善平衡和降低跌倒风险等。建议接受充足的阳光照射，鼓励患者多晒太阳，主动接受阳光，建议晒太阳时间为 11：00 ～ 15：00，每周 2 次，以促进体内维生素 D 的合成，尽量不涂抹防晒霜，以免影响日照效果，但需注意避免强烈阳光照射，以防灼伤皮肤。补充维生素 D 的食物有鲱鱼、鲑鱼、沙丁鱼、鱼肝油、鸡蛋、牛肉、黄油等。

（4）磷：人体内约 85% 的磷存在于骨骼中。忌高磷酸盐水添加剂与动物肝等，因其含磷量高于钙的 25 ～ 50 倍，不利于钙的吸收与利用。磷酸盐在大多数食品中含量丰富，如禽肉类、鸡蛋、苏打水等。

（5）镁：镁是多种酶促系统的辅因子，也是细胞内的重要离子，对于维持体内钙和钾的稳态都是必需的。如粗粮、深色蔬菜、坚果和水果等。

（6）咖啡因：咖啡因及其相关的甲基黄嘌呤广泛存在于植物中，如咖啡豆、茶叶等，并作为添加剂加入碳酸饮料及能量饮料中，建议骨质疏松症患者及高危人群每天的咖啡因摄入量不超过 300mg（1 ～ 2 杯咖啡）。

【健康教育】

1.鼓励患者膳食多样化：每天摄入 12 种以上食物，每周 25 种以上，包括谷薯类、蔬菜水果类、畜、禽、鱼、蛋奶类、大豆坚果类等食物，增加饮食钙含量。

2. 帮助患者选择除牛奶以外的奶制品，比如酸奶、奶粉等。对于乳糖不耐受的患者，选择零乳糖或低乳糖奶，可通过查看食品标签了解乳糖含量高低，选择标注低乳糖或无乳糖的奶制品；每次少量饮奶，分多次达到一天的推荐总量；不空腹饮奶，与其他谷类食物同时食用，加热后食用；可多途径增加奶及奶制品的摄入，如在烘培、炖煮等烹饪过程中添加，营养丰富、健康美味。

3. 提醒患者主动饮水：成人每天 7 ～ 8 杯（1500 ～ 1700ml），提倡饮用白开水和淡茶水：不喝或少喝含糖饮料、咖啡及碳酸饮料。

4. 督促患者清淡饮食：少吃高盐和油炸食品。成人每天食盐量不超过 6g，老年人不超过 5g，每天烹调油 25 ～ 30g，食物要煮熟煮透。

5. 关注患者在改变饮食习惯过程中的心理变化，愉快地接受高钙、高蛋白、低盐饮食。

三、相关知识链接

（一）骨质疏松的营养相关危险因素

1.包括体力活动减少、吸烟、过量饮酒、过多饮用含咖啡因的饮料、营养失衡、蛋白质摄入过多或不足、钙/维生素 D 缺乏、高钠饮食、BMI 过低。

2.骨质疏松症风险筛查工具。国际骨质疏松基金会（IOF）骨质疏松风险 1 分钟测试题是根据患者简单病史，从中选择与骨质疏松相关的问题，仅需要受试者判断是或否，操作快速简易，适用于老年人。

（二）亚洲人骨质疏松（OSTA）自我筛查工具

综合考虑敏感度和特异度，最终得到年龄和 BMI 两项简易筛查指标。但需要指出，OSTA 所选用的指标过少，其特异性不高，需结合其他危险因素进行判断，且仅适用于绝经后妇女（表 6-7）。骨折风险预测工具（FRAX）是根据患者的临床危险因素及股骨颈骨密度建立模型，用于评估患者未来 10 年髋部骨折及主要骨质疏松性骨折的概率。

表 6-7　OSTA 指数分级

风险级别	OSTA 指数
低	> -1
中	-1 ～ -4
高	< -4

（三）膳食模式

膳食模式是指膳食中不同食物的数量、比例、种类或组合，以及习惯性消费的频率。膳食模式侧重于分析研究对象进食何种类型的食物，而不是单一的食物或营养元素，强调食物的多样性与相互作用。

1. 地中海膳食模式　地中海膳食模式是 20 世纪 60 年代早期，基于地中海周边国家和地区的膳食特点提出来的，其主要特点为：高摄入水果、蔬菜、坚果、橄榄油、鱼、复杂的碳水化合物和单不饱和脂肪酸；适量摄入乳制品和红酒；低摄入动物脂肪和单糖。地中海膳食模式与骨密度呈正相关。

2. 高脂肪膳食模式　油炸类、动物内脏、腌制类、烧烤类，采用健康膳食模式有利于减少骨折风险，而高脂肪膳食模式则会增加骨折危险，

参考文献

[1]　中国营养学会糖尿病营养标准.《中国 2 型糖尿病膳食指南》2023 版 [J]. 中国糖尿病杂志，2023，38（3）.

[2]　卢秀波，田文，姜可伟，等. 甲状腺功能亢进症外科治疗中国专家共识（2020 版）[J]. 中国实用外科杂志，2020，40（11）：1229-1233.

[3]　Kahaly GJ, Bartalena L, Hegedüs L, et al. 2018 European Thyroid Association Guideline for the Management of Graves' Hyperthyroidism[J]. Eur Thyroid J，2018，7（4）：167-186.

[4]　霍沁艳，刘亚丽. 从痰瘀论治桥本甲状腺炎临床体会 [J]. 世界最新医学信息文摘，2018，

18（98）：242-244.

[5] 巫秋珍 . 中医饮食护理探讨 [J]. 中国中医药现代远程教育，2015，13（10）：113-115.

[6] 国家卫生健康委食品安全标准与监测评估司 . 成人肥胖食养指南（2024 年版）. DOI： 10.
    19813/j. cnki. weishengyanjiu. 2024.03.001

[7] 国家卫生健康委疾病预防控制局 . 中国居民营养与慢性病状况报告（2020 年）[M]. 北京：
    人民卫生出版社，2021.

[8] 中华医学会内分泌学分会肥胖学组 . 中国成人肥胖症防治专家共识 [J]. 中华内分泌代谢
    杂志，2011，27（9）：711-717.

[9] 中国医疗保健国际交流促进会营养与代谢管理分会，中国营养学会临床营养分会，中华医
    学会糖尿病学分会，等 . 中国超重 / 肥胖医学营养治疗指南（2021）[J]. 中国医学前沿
    杂志（电子版），2021，13（11）：1-55.

[10] 中国成人超重和肥胖预防控制指南修订委员会 . 中国成人超重和肥胖预防控制指南
    2021[M]. 北京：人民卫生出版社，2021.

[11] 中华医学会骨质疏松和骨矿盐疾病分会 . 原发性骨质疏松治疗指南（2022）[J]. 中华骨质
    疏松和骨矿盐疾病杂志，2022，15（6）：573-611.

[12] 中国营养学会骨营养与健康分会，中华医学会骨质疏松和骨矿盐疾病分会 . 原发性骨质疏
    松病患者的营养和运动管理专家共识 [J]. 中华骨质疏松和骨矿盐疾病杂志，2020，13（5）：
    396-410.

[13] 周芸 . 临床营养学 [M]. 5 版 . 北京：人民卫生出版社， 2022.

[14] 中国营养学会 . 中国居民膳食指南（2022）[M]. 北京：人民卫生出版社，2022.

[15] 中国营养学会 . 中国居民膳食指南科学研究报告（2021）[M]. 北京：人民卫生出版社，
    2021.

[16] 卢晓婧，连福治 . 膳食模式与骨质疏松 [J] 中国骨质疏松杂志，2015，21（11）：1389-
    1392.

第 7 章

风湿免疫疾病

第一节　痛风与高尿酸血症

━━━━━━　学习目标　━━━━━━

掌握痛风、高尿酸血症的营养治疗原则，识别高嘌呤食物。

一、概述

痛风（gout）是长期嘌呤代谢紊乱、血尿酸增高引起组织损伤的一组疾病，属于代谢性疾病，分为原发性痛风和继发性痛风，受地域、民族、饮食习惯的影响发病率差异较大，临床多以 40 岁以上男性为主。2018—2019 年中国慢性病及危险因素监测数据表明，我国成人居民高尿酸血症患病率为 14%，痛风患病率为 0.86% ～ 2.20%，城市高于农村，沿海高于内陆。临床上 5% ～ 15% 高尿酸血症患者会发展为痛风，痛风患病率呈逐年上升趋势。

尿酸是人体代谢产物之一，主要由膳食摄入和体内分解的嘌呤化合物经肝脏代谢产生，通过肾脏和消化道排泄。正常情况下，体内尿酸产生和排泄保持平衡状态。当嘌呤代谢障碍时，就会出现高尿酸血症。临床主要表现为反复发作的急性关节炎等。高尿酸血症和痛风是慢性肾脏病、高血压、心脑血管疾病及糖尿病等疾病的独立危险因素。长期患高尿酸血症还可导致动脉粥样硬化，增加心脑血管疾病的发病率。高尿酸血症与痛风的发生与膳食及生活方式密切相关，尤其是长期摄入高热量食品、大量酒精和（或）高果糖的饮料。肥胖是高尿酸血症与痛风发生的独立危险因素。为预防和控制高尿酸血症与痛风的发生发展，应改善高尿酸血症与痛风人群日常膳食，提高居民营养健康水平，合理搭配膳食。痛风与高尿酸血症人群坚持低嘌呤膳食，严格控制膳食中嘌呤含量，保持健康体重，有助于控制血尿酸水平，减少痛风发作，改善生活质量。

二、典型案例

【场景】风湿免疫科病房。

【案例】

1. 患者男，32 岁。近 1 周夜间发作性第一跖趾关节疼痛，疼痛进行性加重，呈剧痛。以"痛风、高尿酸血症、肥胖症"入院。

2. 职业：餐饮行业 10 年。

3. 既往史：高尿酸血症 5 年。

4. 生活饮食习惯：浙江人，平日喜食海鲜、喝酒，口味偏重，每周至少 5 次吃海鲜及高脂饮食，三餐后饮水量不足，纤维膳食摄入不足，饮食结构单一。

5. 人体体格测量：身高 175cm，体重 100kg，BMI 32.65kg/m^2。

6. 劳动强度：中等体力劳动。

7. 运动方式：无规律运动，每天步数 < 3000 步。

8. 实验室检查：血尿酸 520μmol/L，血白细胞 11.52×10^9/L，红细胞沉降率 26mm/h，三酰甘油 18mmol/L，总胆固醇 6.8mmol/L，低密度脂蛋白胆固醇 3.8mmol/L，空腹血糖 10.8mmol/L。

9. 四肢肌骨超声：第 1 跖趾关节处呈现"双线征"，关节滑膜炎表现。

10. 膳食医嘱：低嘌呤饮食。

【营养风险筛查】

1. 应用 24 小时膳食回顾法或食物日记，了解、评估每日膳食摄入的总热量、总脂肪、饱和脂肪酸、胆固醇、钠盐和其他营养素摄入水平，对患者连续 3 天食物消耗量准确记录。

2. BMI：32.65kg/m^2。

3. 血生化结果：血尿酸 520μmol/L，血白细胞 11.52×10^9/L，红细胞沉降率 26mm/h，三酰甘油 18mmol/L，总胆固醇 6.8mmol/L，低密度脂蛋白胆固醇 3.8mmol/L，空腹血糖 10.8mmol/L。

【营养评估】

1. 高嘌呤饮食摄入过多：应用饮食日志对患者饮食习惯实施评估，患者来自浙江省，平日喜食海鲜，以螃蟹、贝类为主。

2. 碳水摄入过多：每餐主食 > 250g。

3. 高脂肪饮食：饮食结构单一，喜食油炸类高脂肪饮食。

4. 饮水量不足：每日饮水量不足 1000ml。

5. 生活不规律，平日无运动习惯，上下班开车，运动量不足，脂肪产生大于消耗。

6. BMI：$32.65kg/m^2$。

7. 患者饮食结构不合理，高嘌呤、高脂肪饮食、营养搭配不均衡。

【认知性访谈】通过实施认知性访谈，了解到患者有意愿改变不良生活方式，由于近一周夜间发作急性关节疼痛，呈剧痛，严重影响生活质量，同时使患者和家属了解痛风的预防和治疗知识，使患者积极配合营养治疗可尽快终止急性症状发作，预防急性关节炎复发，减少并发症的产生或逆转并发症，阻止或逆转痛风发作。

【膳食治疗原则】根据营养处方和个人饮食习惯制订食谱，选择健康膳食，指导患者改变不良行为，纠正不良饮食习惯。

1. 推荐治疗膳食：低脂肪、低嘌呤糖尿病饮食。结合患者饮食喜好及病情分析，高尿酸血症 5 年余，血尿酸、血糖、三酰甘油及低密度脂蛋白均较高。

2. 中等体力劳动者，计算每日所需总热量。身高 175cm，体重 100kg，BMI $32.65kg/m^2$。理想体重为（175-80）×0.7=66.5kg。每日总热量为 $100 × （20 ～ 25）=2000 ～ 2500kcal$，全天总热量≤2500kcal，其中碳水化合物占总热量的 60%，蛋白质占 20%，脂肪占 20%，食盐＜5g/d，油＜25g/d。

3. 食物多样化，限制嘌呤，避免食用动物脂肪、内脏、海鲜、火锅类等嘌呤含量较高的食物。学会使用嘌呤摄入计算公式：食物所含嘌呤量（mg/100g）乘以摄入该食物的质量（100g）等于摄入嘌呤总量（mg）。因存在个体差异性，摄入量应以 150mg 以下为宜（表 7-1）。

表 7-1　常见食物按嘌呤含量分类　　　　　单位：mg/100g

分类	嘌呤含量	食物举例
第一类（高嘌呤）	150 ～ 1000	肝肾；海苔、紫菜（干）；鲭鱼、贻贝、生蚝、海兔、鱿鱼等
第二类（较高嘌呤）	75 ～ 150	牛肉、猪肉、羊肉；兔、鸭、鹅；鲤鱼、比目鱼、草鱼等
第三类（较低嘌呤）	30 ～ 75	大米、燕麦、荞麦；豆角、菜花；香菇（鲜）、金针菇（鲜）、口蘑（鲜）等
第四类（低嘌呤）	＜ 30	马铃薯、甘薯、胡萝卜、油菜、生菜、竹笋；水果类；奶及奶制品等

4. 蔬菜奶制品充足，限制果糖，每天多食新鲜蔬菜，推荐每天摄入至少 500g，深色蔬菜（如紫甘蓝、胡萝卜）应当占 50% 以上，乳蛋白是优质蛋白的重要来源，可以促进尿酸排泄，鼓励每天摄入 300ml 以上或同等量的奶及奶制品。

5. 足量饮水，限制饮酒，定时、规律性饮水可促进尿酸排泄。饮酒会增加高尿酸血症与痛风的风险。酒精的代谢会影响嘌呤的释放并促使尿酸生成增加，酒精还导致血清乳酸升高，从而减少尿酸排泄。

6. 科学烹饪，少食生冷食物，减少油炸、煎制、卤制等烹饪方式，提倡肉类余煮后食用，尽量不喝汤。腊制、腌制或熏制的肉类，其嘌呤、盐分含量高，高尿酸血症与痛风人群不宜食用。对于高尿酸血症与痛风人群，经常食用生冷食品如冰激凌、生冷海鲜等容易损伤脾胃功能，同时可导致尿酸盐结晶析出增加，诱使痛风发作。

7. 吃动平衡，保持健康体重，超重肥胖会增加高尿酸血症人群发生痛风的风险，减轻体重可显著降低血尿酸水平。超重肥胖的高尿酸血症与痛风人群应在满足每天必需营养需求的基础上，通过改善膳食结构和增加规律运动，实现能量摄入小于能量消耗；同时，避免过度节食和减重速度过快，以每周减低 0.5 ～ 1.0kg 为宜，最终将体重控制在健康范围。

8. 营养支持重要性的认识：对患者及其家属加强饮食管理教育，使他们了解痛风的预防和治疗知识；使患者认识到积极营养治疗可尽快终止急性症状，预防急性关节炎复发，减少并发症的产生或逆转并发症，阻止或逆转发病。

【健康教育】

1. 教会患者把握饮食总原则："三低一高"，即低嘌呤饮食，可减少血尿酸生成；低热量摄入，减轻体重；低盐、低脂肪饮食；摄入水量高，以每日尿量 2000ml 以上为宜。

2. 建立良好的饮食习惯：暴饮暴食，或者一餐中进食大量肉类常是痛风性关节炎急性发作的诱因，痛风患者饮食要定时定量，也可少食多餐。

3. 痛风患者宜多饮水，有利于尿酸的排出，防止尿酸盐的形成和沉积，延缓肾脏进行性损害，从而减轻症状与促进康复。可选择的饮品包括白开水、矿泉水、不添加精制糖的果汁、咖啡。每日饮水量为 2000 ～ 3000ml，伴肾结石患者最好能达到 3000ml 以上，为防止夜尿浓缩，患者夜间也应该补充水分。

4. 教会患者使用嘌呤摄入公式及健康餐盘评估表进行营养成分换算：教会患者及其家属学会分辨富含嘌呤的食物，学会换算营养成分含量。

5. 督促患者限制饮酒或戒酒：研究表明，饮酒会促进体内嘌呤的合成和代谢，从而导致嘌呤含量的增加。此外，饮酒还会干扰嘌呤代谢的正常过程。嘌呤是通过肝脏代谢产生的，饮酒会抑制肝对嘌呤的代谢，从而导致嘌呤在体内的积累。一项针对健康男性的研究表明，连续两周饮用啤酒会导致嘌呤代谢异常，从而增加嘌呤的摄入量。如果不得不饮酒，则应少量，总体饮酒量男性不宜超过 2 个酒精单位/天，女性不宜超过 1 个酒精单位/天。1 个酒精单位相当于酒中含酒精的体积百分比（alcohol by volume，ABV）12% 的红葡萄酒 145ml、ABV3.5% 啤酒 497ml、ABV40% 蒸馏酒 43ml、纯酒精 14g。建议白酒每天 25 ～ 50ml，葡萄酒每天 100 ～ 150ml，啤酒每天小于 250ml。

6. 运动计划从小运动量开始，活动范围以关节不痛为宜，每活动 15 分钟应休息一次（5 ～ 15 分钟）并补充水分后再次活动 15 ～ 20 分钟最佳，运动项目以缓和运动为主，如散步、打太极拳、做健身操、骑自行车等。

7. 遵医嘱服用药物，避免自行减停，注意药物不良反应。

教会患者自我监测血尿酸水平，教会患者使用尿酸仪，每周至少监测 1 次。

三、相关知识链接

（一）高尿酸血症痛风分期

根据高尿酸血症血尿酸水平和痛风的严重程度，将高尿酸血症及痛风具体分期如下。

1. 无症状高尿酸血症期（无症状高尿酸血症及无症状单钠尿酸盐晶体沉积）。

2. 急性痛风性关节炎期（关节炎突然发作时期，关节红肿热痛，疼痛剧烈）。

3. 痛风间歇期（两次急性痛风性关节炎发作之间的阶段）、慢性痛风性关节炎期。

4. 关节持续疼痛，血尿酸水平持续波动，可伴有痛风石出现。

（二）认知性访谈

该方法是 1985 年由 Gelselman 和 Fisher 提出的，通过跟踪大脑分析解决问题的过程，进一步确定问卷调查中测量误差来源的一种方法，能够检验不同患者对条目含义理解的一致性。主要技术方法包括有声思考和口头探查。认知性访谈法在质量控制方面有一定要求，时间一般控制在 1 小时内有利于保障访谈质量，对于访谈者最好有问卷设计的经验，具备一定的访谈知识和技能，对于被访谈者的选择应遵循目标差异化、资料多样性原则。它是开发问卷、修订或调适问卷过程的重要组成部分，对提高问卷的质量、保证调查研究结果的可靠性具有关键性作用。认知性访谈阐述了调查对象在回答调查问题过程中所经历的 4 个阶段：理解—回忆—判断—反应。

（三）痛风的治疗策略

目前临床指南和专家共识针推荐痛风的阶段性治疗策略如下。

1. 高尿酸血症期接受长期降尿酸治疗（ULT）（推荐别嘌醇为一线用药，非布司他为二线用药）。

2. 痛风急性发作期接受控制炎症治疗（推荐非类固醇类抗炎药和秋水仙碱为一线用药）。

3. 痛风石合并机械性刺激、感染、神经压迫等并发症接受手术治疗（传统手术、关节镜手术、关节置换术等）。

（四）痛风最佳膳食模式

地中海膳食模式：地中海膳食模式是20世纪60年代早期基于地中海周边国家和地区的膳食特点提出来的，其主要特点为：高摄入水果、蔬菜、坚果、橄榄油、鱼、复杂的碳水化合物和单不饱和脂肪酸；适量摄入乳制品和红酒；低摄入动物脂肪和单糖（表7-2～表7-4）。

表 7-2　痛风急性发作期食谱

餐次	食物
早餐	白馒头（面粉 50g），牛奶 250ml
午餐	白米饭（大米 100g）、鸡蛋炒黄瓜（鸡蛋 1 只，黄瓜 200g，油 10g）
加餐	脱脂牛奶 1 杯，樱桃 150g
晚餐	番茄鸡蛋面（番茄 100g，鸡蛋 50g，面粉 100g），油 10g
合计：总热量 1600kcal。蛋白质 68g，脂肪 34.6g，糖类 215.5g，嘌呤 33.7mg	

表 7-3　慢性痛风病患者一日食谱

主食	精白米面（250～400g），平均分配到三餐
蔬菜	500～700g，50% 以上深色叶菜
瘦肉	白色肉类（鱼虾、鸡鸭）100g，水煮弃汤
蛋类	1 个全鸡蛋，蛋白 2～4 个
奶豆类	牛奶 1～2 杯，豆制品 1 份（如豆腐脑 150g 或豆腐 100g 或豆浆 250ml）
水果	200～350g 推荐水果
调味品	植物油 25g，盐 < 6g
注意事项	每餐八分饱，忌暴饮暴食、酒类、含糖饮料果汁、高嘌呤食物

注：无症状高尿酸血症期与痛风间歇期的 3 天食谱水果：①内陆。（春）草莓、樱桃、菠萝；（夏）桃子、李子、水蜜桃；（秋）橘子、果、梨；（冬）梨、橙子、柚。②沿海。（春）樱桃、草莓、苹果；（夏）桃子、火龙果、杨桃；（秋）猕猴桃、葡萄、梨；（冬）橙子、柚子、橘子。③高原。（春）草莓、苹果、樱桃；（夏）苹果、西瓜、火龙果；（秋）梨、橘子、李子；（冬）苹果、柚子；无症状高尿酸血症与痛风间歇期的 3 天食谱的牛奶：脱脂牛奶、低脂牛奶、纯牛奶、羊奶；植物油全天总用量 25g；盐全天总用量 4g

表 7-4　高尿酸血症与痛风的不同地区使用食物品种

地区	谷、薯类	蔬菜类	大豆及其制品
内陆地区	全麦面粉、玉米面粉、高筋面粉、荞麦面粉、莜麦面粉、黑麦面粉、淀粉、面条、小米、大米、黑米紫米、紫薯、玉米面、土豆、粉丝、紫甘薯	芹菜、柿子椒、白菜、春笋、白萝卜、西葫芦、马兰头、芥兰、玉米、油麦菜、番茄、胡萝卜、海带、香菇、荠菜、莲藕、油菜、小白菜、莴笋、黄瓜、茄子、香菜、丝瓜、冬瓜、菠菜、西蓝花、苦菊、空心菜、圆白菜、白菜、生菜、洋葱、韭菜	黄豆芽、豆腐干、豆腐
沿海地区	大米、小米、黑米、紫米、糙米、面粉、苕粉、粘米粉、玉米淀粉、玉米面粉、小米面粉、全麦面粉、青稞、紫薯、土豆	荠菜、胡萝卜、香菜、玉米、西芹、茼蒿、番茄、圆白菜、黄瓜、海带、白萝卜、莴笋、洋葱、莲藕、大葱、马蹄、胡萝卜、芹菜、上海青、生菜、黄豆芽、西蓝花、白菜、丝瓜、木耳、豆角、海带、苋菜、冬瓜、小青菜、小白菜、竹荪、油麦菜、荠菜、蒜苗、冬笋、柿子椒、茄子、苋菜、茴香苗、红薯叶、空心菜、菜花、冬笋、香菇、紫甘蓝、大白菜、韭黄	黄豆芽、豆腐、豆腐皮
高原地区	全麦面粉、青稞面粉、糙米、玉米面粉、高筋面粉、小米、大米、面条、青稞、玉米淀粉.红薯粉条,黑米、紫米、燕麦、土豆、紫薯	豆角、柿子椒、圆白菜、丝瓜、番茄、茄子、小青菜、芥兰、荠菜、黄瓜、木耳、洋葱、油麦菜、白菜、南瓜、西芹、白萝卜、春笋、冬瓜、上海青、小油菜、莴笋、豇豆、娃娃菜、蒜苔、口蘑、秋葵、四季豆、尖椒、芹菜、平菇、金针菇、生菜、西蓝花、空心菜、苦瓜	黄豆芽、豆腐、绿豆芽,豆皮

第二节　系统性红斑狼疮

学习目标

　　掌握系统性红斑狼疮患者的营养治疗原则，影响系统性红斑狼疮患者的营养学指标，通过半结构访谈，指导患者有效执行健康宣教内容，改善机体营养状态。

一、概述

系统性红斑狼疮（systemic lupus erythematosus，SLE）是一种通常伴有自身抗体增加、免疫耐受异常、机体出现慢性炎症及全身多系统或多器官损伤的自身免疫病，其发病机制和临床表现复杂多样，包括皮肤损害、关节疼痛、肾脏损害等，常伴随多种并发症，如低蛋白血症、贫血、低血钾和水肿等。目前 SLE 病因尚未完全明确，最新研究表明环境因素（如饮食、肠道菌群等）在 SLE 中起到重要作用。饮食可以影响机体的炎症状态，在调节慢性炎症中发挥着重要作用。目前研究中也发现一些抗炎类膳食成分的摄入与 SLE 患者较低的疾病活动性有关，饮食可能与 SLE 的发生发展之间关系密切，需要合理的膳食搭配来缓解症状。

糖皮质激素的抗炎、免疫抑制等作用延缓了 SLE 患者疾病进程与转归的同时，也打破了患者原有的生理平衡，诱发了一系列不良反应及并发症，研究表明糖皮质激素的应用与患者骨质疏松的发生密切相关，接受糖皮质激素治疗后的 SLE 患者其骨质疏松发生率高达 40%，糖皮质激素主要作用于成骨细胞、破骨细胞和骨细胞，导致持续性骨形成下降伴早期一过性骨吸收增加，骨结构受损，另外还可通过降低性激素水平、升高甲状旁腺激素水平、减少肠道和肾脏对钙的吸收和重吸收、影响肌量和力学敏感性等途径间接对骨骼系统产生影响，严重者可致椎体、肋骨和髋部等部位骨折，影响患者的生活质量。面对这一挑战，合理的营养膳食成为预防和治疗的关键，对控制病情进展和减轻症状具有重要意义。

二、典型案例

【场景】风湿免疫科病房。

【案例】

1. 患者女，54 岁。因"面部红斑、关节肿痛 10 年余"，近期出现低蛋白血症、贫血、低血钾、水肿等，以"系统性红斑狼疮、狼疮肾炎、狼疮累及血液系统"入院。

2. 职业：退休。

3. 既往史：系统性红斑狼疮，肾脏血液系统受累 10 年。

4. 生活饮食习惯：北京市人，平时饮食不规律，偏食，营养摄入不均衡，且存在挑食现象。

5. 查体：身高 162cm，体重 44kg，双下肢凹陷性水肿，BMI 16.77kg/m^2。

6. 劳动强度：轻体力劳动。

7. 运动方式：无规律运动，每天步数 < 1000 步。

8. 实验室检查：红细胞计数 3.04×10^{12}/L、白细胞计数 10.78×10^9/L、C 反应蛋白测定 18g/L、血小板计数 25×10^9/L、血红蛋白测定 96g/L、血清钾 3.1mmol/L、抗核抗体（ANA）1640 阳性、补体 C3 39.1mg/dl、血清白蛋白 31.6g/L、尿常规示微量尿蛋白、SLEDAI 总分 3 分。

9. 辅助检查：血管超声示右下肢动脉粥样硬化、左下肢动脉硬化、左侧小腿多条肌肉内静脉血栓形成。骨密度：左股骨颈 T 值 –3.0、Z 值 –1.6；腰椎总和 T 值 –3.6，Z 值 –1.9，骨折危险性高。

10. 膳食医嘱：优质蛋白、低盐、低脂肪、低糖饮食。

【营养风险筛查】

1. 应用 24 小时膳食回顾法，对患者连续 3 天食物消耗量准确记录。

2. BMI：$16.77kg/m^2$（消瘦）。

3. 低蛋白、贫血、低血钾、水肿、免疫导致的炎症消耗、骨质疏松。

【营养评估】

1. 患者饮食结构不合理　平时饮食不规律，偏食，营养摄入不均衡；同时系统性红斑狼疮的慢性病程对机体的消耗，存在影响健康的诸多问题应及时评估，科学制订营养治疗方案，促进机体的全面康复。

2. 蛋白质摄入不足　该患者有肾损害，蛋白质流失过多，出现低蛋白血症。因此，饮食中应增加优质蛋白的摄入，如瘦肉、鱼、蛋、奶等，摄入量要适当，精肉每天每人不超过 100g，鸡蛋不超过 2 个，提示应避免蛋白摄入量过多，否则不但不能完全吸收，还增加肾脏负担。狼疮患者合并肾病蛋白尿时，最好少吃或不吃豆类及豆制品。

3. 贫血　由于疾病影响造血功能，患者常出现贫血症状。饮食中应增加富含铁元素的食物，比如瘦肉、鱼类和家禽。瘦肉中的铁质不仅含量高，而且以血红素形式存在，吸收率远高于植物中的非血红素铁。同时，补充维生素 C 有助于铁的吸收和利用，如果贫血情况加重，应及时就医，并进行铁剂补充治疗。

4. 低血钾　患者因肾脏损害服用糖皮质激素，导致钾离子流失，出现低血钾症状。饮食中应增加富含钾的食物，如香蕉、橘子、菠菜、油菜等。同时，避免过多摄入高盐食物，以免加重肾脏负担。如果出现严重低血钾，应在医师的指导下进行钾剂补充治疗。

5. 水肿　系统性红斑狼疮导致患者肾功能受损，引发水肿。在日常饮食中应控制钠盐的摄入，减少水肿的发生。24 小时尿量在 1000ml 左右时可不限制水分，但也不可过多饮水，高度水肿伴尿量减少的患者应严格控制水的摄入量。

6. 免疫导致的炎症消耗　系统性红斑狼疮患者由于免疫系统的过度活跃，导致身体消耗增加。饮食中富含抗炎物质的食物如鱼类、坚果、橄榄油等,有助于缓解SLE患者的炎症反应。此外,维生素A可调节机体的细胞免疫和体液免疫功能,而且维生素A可维持上皮组织完整和正常分化,有利于抵抗外来致病因子的入侵,维生素A的食物来源是各种动物肝脏、全奶、蛋黄、深绿色或红、黄、橙色蔬菜和水果中,有助于提高身体免疫力。

7. 骨质疏松 患者长期服用激素药物,钙磷代谢紊乱,导致机体出现骨质疏松。在营养配膳中应注重钙、磷等矿物质的摄入。

（1）增加富含钙的食物摄入:如牛奶、豆制品、海产品等,这些食物富含钙质,有助于维持骨骼健康。

（2）控制磷的摄入:避免过多摄入高磷食物,如动物内脏等,以维持钙磷平衡。

（3）补充维生素D:适当接受日光照射和防跌倒,补充维生素D制剂,以促进钙的吸收和利用。此外,增加运动锻炼,尤其是承重或对抗性训练,有助于提高骨密度,预防骨质疏松。

【动机性访谈】通过实施动机性访谈,告知患者半结构访谈的重要性获得患者的同意。第一步,访谈中需保护患者的隐私,保证访谈在轻松、安静的环境中开展;第二步,构建访谈提纲。专科护士结合系统性红斑狼疮的健康知识,制订访谈提纲;第三步,开展访谈。每次30分钟,对患者提出的疑问展开一对一回答,对反复出现的健康问题需展开针对性专业、科学的讲解:第四步,医务人员宣教指导（提示因素）。

【膳食治疗原则】个体化配膳,根据患者的具体情况,制订个性化配膳方案,兼顾营养需求和口味偏好。

推荐优质蛋白、低盐、低脂肪、低糖饮食为治疗膳食。

1. 轻体力劳动者 计算每日所需总热量,身高162cm,体重44kg,BMI 16.77 kg/m^2,消瘦。理想体重为162-105=57kg,每日总热量为57×35=1995kcal,全天总热量≤1995kcal,其中碳水化合物占总热量的60%,蛋白质占20%,脂肪占20%,食盐＜5g/d,油＜25g/d。控制每日食盐摄入量,以减轻水肿症状。减少脂肪摄入,避免加重肾脏负担。

2. 增加优质蛋白摄入 适量摄入瘦肉、鱼、蛋、奶等优质蛋白质。

3. 补充维生素和矿物质 多食用新鲜蔬菜和水果,以获取足够的维生素和矿物质。

4.低糖饮食　选择低糖或无糖食品，例如全谷类食品、蔬菜、水果中的低糖种类等，以控制摄入的糖分量。另一方面，少食用高糖含量的甜食和饮料，如糖果、甜点、碳酸饮料等。在选择食物时可以查看食品标签，注意糖分含量，选择含糖量少的食品，有效降低血糖。

5.清淡易消化　患者饮食应以清淡易消化为主，避免油腻、辛辣等刺激性食物，减轻胃肠道负担。

6.营养均衡　患者需保证营养均衡，摄入适量的碳水化合物、脂肪、蛋白质等营养素，以满足身体需求。

【健康教育】

1.指导患者及其家属了解系统性红斑狼疮的饮食原则，掌握营养配膳方法。

2.鼓励患者保持规律作息，适量运动，以提高身体免疫力。

3.提醒患者定期监测肾功能、血钾等指标，以便及时调整饮食方案。

通过合理的营养配膳和健康教育，系统性红斑狼疮患者可以更好地管理自己的饮食，减轻并发症，提高生活质量。同时也有助于促进疾病的康复和预防复发。

三、相关知识链接

（一）半结构访谈法

半结构访谈法（semistructured interview）即深度访谈法，源于社会学中的阐释学，通过访谈者有目的和被访谈者之间的交谈或向其提出一系列问题，来了解被访谈者的认知、态度和行为等，是研究者通过口头谈话的方式从被研究者那里收集第一手资料的一种带有研究性质的深入式探索性研究方法。半结构化个体访谈中访谈的题目和内容一般不固定，只以提纲确定访谈的范围。访谈过程中，询问问题的顺序不固定，可根据情况进行调整，细节内容可以允许访谈者视情况而做合适处理。结合本病例处理措施如下。

1.告知患者半结构访谈的重要性，取得患者的同意；同时访谈中需要保护患者的隐私，保证访谈在轻松、安静的环境中开展。

2.构建访谈提纲，专科护理人员结合系统性红斑狼疮的健康知识，制订访谈提纲。

3.开展访谈，每次 30 分钟，对患者提出的疑问展开一对一式回答，对反复出现的健康问题需展开针对性专业、科学的讲解。

（二）系统性红斑狼疮相关化验指标及意义（表7-5）

表7-5 系统性红斑狼疮相关化验指标及意义

指标	正常范围	监测意义
血清总蛋白	55～80g/L	反映营养状况及肝功能
血清白蛋白	35～50g/L	评估营养、肝功能及渗出性疾病
血红蛋白	男，120～160g/L；女，110～150g/L	评估贫血及血液携氧能力
血钾	3.5～5.5mmol/L	维持神经肌肉正常功能
白细胞计数	（3.5～10.0）×10^9/L	反映感染及炎症反应
C反应蛋白	0～0.8mg/dl	监测急性炎症及组织损伤
血钙	2.09～2.54mmol/L	维持骨骼健康与神经肌肉兴奋性
骨密度	T值＞-1	评估骨质疏松风险

注：根据具体使用仪器数值可不同

（三）系统性红斑狼疮患者最佳膳食模式

中国居民膳食指南是根据营养学原理，结合居民的膳食习惯和营养状况而制订的指导性文件，以帮助居民采用平衡膳食，达到合理营养、减少和预防营养相关慢性病的发生、促进健康的目的。其特点是：食物多样，合理搭配。多样的食物包括谷薯类、蔬菜水果类、畜禽鱼蛋乳类、大豆坚果类，建议每天摄入12种以上食物，每周25种以上，每天摄入谷类食物200～300g，蔬菜不少于300g，新鲜水果200～350g，乳制品相当于每日300ml以上液态奶，动物性食物120～200g，相当于每周摄入鱼类2次，畜禽肉300～500g，蛋类300～350g。建议成人每天摄入食盐不超过5g，烹调油25～30g，不喝或少喝含糖饮料，推荐每日摄入糖分不超过50g，最好控制在25g以下。《中国居民膳食指南科学研究报告（2021）》指出我国居民营养状况极大改善，主要体现在居民膳食能量和宏量营养素摄入充足，优质蛋白质摄入不断增加。

（四）益生元的临床应用

益生元的概念是Gibsonde等在1995年提出的。益生元是指"不易消化的食物成分可以通过选择性地刺激结肠中的一种或少数几种细菌的生长或活性而对宿主产生有益影响，从而增进宿主健康"。国际益生菌和益生元科学协会2017年将益生元的定义更新为"一类可被宿主体内微生物选择性利用并对宿主产生健康效应的物质"。新定义扩大了益生元的物质范围和作用部位，将非碳水化合物及非食物成分也包括在内，并将作用部位扩大到胃肠道以外。

益生元的种类包括低聚果糖、菊粉、低聚半乳糖等。其中低聚果糖是最常见的益生元。目前，益生元的临床应用包括单独使用或与益生菌联合使用，均显示出对改善慢性病有一定作用，这可能与其能够降低患者血液中的炎性标志物 C 反应蛋白（CRP）、肿瘤坏死因子（TNF）有一定的关系。

（五）地中海膳食模式

地中海膳食模式是 20 世纪 60 年代早期，基于地中海周边国家和地区的膳食特点提出来的，特点是以其丰富的水果、蔬菜、全谷物、豆类、橄榄油等健康食材而著称，这种饮食结构被广泛认为对健康有益，能够预防和辅助治疗多种慢性病。地中海饮食中含有丰富的钙元素，可以帮助机体补充钙质，适用于患有骨质疏松的人群。

（六）系统性红斑狼疮患者还应遵循以下整体营养配膳建议

1. 保持饮食多样化，确保摄入各种营养素。多吃蔬菜、水果、全谷物等富含膳食纤维的食物，有助于促进肠道蠕动，改善消化功能。

2. 控制总热量摄入，避免过度肥胖或消瘦。根据个体情况调整饮食量，保持适宜的体重和体脂率。

3. 避免食用过敏或刺激性食物。对于可能引起过敏的食物，如海鲜、坚果等，应谨慎食用或避免食用。同时，减少辛辣、油腻等刺激性食物的摄入，以免加重炎症反应。

4. 避免食用光敏感食物。芹菜、香菜、香菇等易引起光过敏的食物应慎食，以免诱发或加重皮损。

5. 避免高油、高盐食物。炸鸡、烧烤等高油、高盐食物应限制摄入，以维护心血管健康。

6. 对于属于过敏体质的系统性红斑狼疮患者，尽量少食用虾、蟹等海鲜类食物，因此类食物蛋白质进入体内后，可能加重原有病情或诱发狼疮病情的复发。

7. 保持良好的饮食习惯和生活方式。定时定量进餐，避免暴饮暴食；保持充足的睡眠和适当的运动，有助于改善身体状况和提高生活质量。

综上所述，系统性红斑狼疮患者的营养配膳原则：根据其具体的病理生理特点进行个体化调整。通过合理搭配食物、控制摄入量及避免不良饮食习惯等方式，为患者提供必要的营养支持，促进病情的稳定和康复。同时，患者也应密切关注身体变化，及时调整饮食方案。需要注意的是，本文所描述的营养配膳建议仅为一般性指导，具体应根据患者的病情、年龄、性别、体重等因素进行个体化调整。因此，在实施营养配膳方案时，患者应咨询专业医师或营养师，以确保方案的合理性和有效性。

参考文献

[1] 冯文文，崔岱，杨涛.《中国高尿酸血症与痛风诊疗指南（2019）》要点解读[J].临床内科杂志，2020，37（7）：528-531.

[2] 姚新宇，刘婷，李莹，等.痛风患者自我管理评估量表的编制及信效度检验[J].中华护理杂志，2020，55（2）：261-265.

[3] 孟菲，周云平，徐颜红，等.痛风患者症状群评估量表的编制及信效度检验[J].护理学杂志，2023，38（11）：44-48.

[4] 方海琴，姜萍，王永俊，等.成人高尿酸血症与痛风食养指南（2024年版）[J].卫生研究，2024，53（3）：352-356.

[5] 赵岩，曾小峰.风湿病诊疗规范[M].北京：人民卫生出版社，2022.

[6] 郑瑞双，郭巧红.认知性访谈概述应用及对护理调查问卷设计的启示.护理学报，2019，26（21）：36-40.

[7] 杨雅琴，范文昌，唐岚，等.成人高尿酸血症与痛风食养指南72天食谱分析[J].食品界，2024（5）：60-63.

[8] 陕弋华.超重或肥胖高尿酸血症病人食疗护理方案的构建与应用[D].太原：山西医科大学，2023.

[9] 陈玥桥，刘静，於一凡，等.痛风患者合并高血压现状及其相关因素分析[J].现代预防医学，2022，49（18）：3277-3282.DOI：10.20043/j.cnki.MPM.202204043.

[10] 唐月鹏.线上与线下运动健康教育在高尿酸血症患者行为改变中的比较[D].天津：天津体育学院，2021.

[11] 崔巍，覃珊珊，朱梦麟.高尿酸血症运动疗法的研究进展[J].新疆中医药，2024，42（2）：99-103.

[12] 吴昱苇，朱江，郑兵，等.运动调控尿酸的作用机制[J].中国组织工程研究，2024，28（34）：5552-5557.

[13] Kiriakidou M，Ching C L. Systemic Lupus Erythematosus[J]. Ann Intern Med，2020，172（11）：ITC81-ITC96.

[14] Fanouriakis A，Tziolos N，Bertsias G，et al. Update omicronn the diagnosis and management of systemic lupus erythematosus[J]. Ann Rheum Dis，2021，80（1）：14-25.

[15] Bodolea C，Nemes A，Avram L，et al.Nutritional risk assessment scores effectively predict mortality in critically ill patients with severeCOVID-19[J].Nutrients，2022，14（10）：2105.

[16] Wu YC，Zhu YG，Feng YL，et al.Royal free hospital-nutritional prioritizing tool improves the prediction of malnutrition risk outcomes in liver cirrhosis patients compared with nutritional risk screening 2002[J].Br J Nutr，2020，124（12）：1293-1302.

[17] 赵岩，曾小峰.风湿病诊疗规范[M].北京：人民卫生出版社，2022.

[18] 周芸.临床营养学[M].5版.北京：人民卫生出版社，2022.

[19] 李铎.食品营养学[M].北京：化学工业出版社，2010.

[20] Constantin M M，Nita I E，Olteanu R，et al. Significance and impact of dietary factors on systemic lupus erythematosus pathogenesis[J]. Exp Ther Med，2019，17（2）：1085-1090.

[21] Chen JX, Liao SZ, Pang WX, et al. Life factors acting on systemic lupus erythematosus[J]. Front Immunol, 2022, 13: 986239.

[22] 李仙宝. 膳食炎症指数、肠道菌群与系统性红斑狼疮关联研究 [D]. 合肥: 安徽医科大学, 2023.

[23] 王钢, 李向培, 厉小梅, 等. 系统性红斑狼疮缓解期患者长期服用小剂量泼尼松对骨密度的影响 [J]. 中华内科学杂志, 2017, 56 (3): 179-183.

[24] 张学武, 姚海红, 梅轶芳, 等. 全国多中心使用糖皮质激素风湿病患者骨质疏松调查 [J]. 中华临床免疫和变态反应杂志, 2017, 11 (3): 277-284.

[25] 李洁. 系统性红斑狼疮合并骨质疏松患者护理方案的构建及应用研究 [D]. 衡阳: 南华大学, 2022.

[26] 郑小琴. 优质护理模式下系统性红斑狼疮患者的健康教育 [J]. 大家健康（学术版）, 2015, 9 (23): 223.

[27] 姜梅香, 谷雪琴. 肾病综合征患者的饮食护理 [J]. 河南医药信息, 2002 (9): 40.

[28] 项晶晶, 王玉环, 胡岚, 等. 一例红皮病型银屑病合并低钾血症患者的护理 [J]. 实用临床护理学电子杂志, 2020, 5 (21): 97.

[29] 解洪梅, 张艳, 周英姿. 肾性水肿患者的饮食护理 [J]. 吉林医学, 2007 (6): 817.

[30] 雷焕琼. 如何通过饮食调整防治小儿缺铁性贫血 [N]. 甘肃科技报, 2024-03-01 (005).

[31] 逯桂芬. 系统性红斑狼疮患者的心理护理及饮食护理的重要性 [J]. 中国实用医药, 2014, 9 (21): 232-233.

[32] 刘伟. 糖尿病患者如何进行饮食管理 [J]. 人人健康, 2024 (10): 86-87.

[33] 罗静, 付长庚, 徐浩. 定性访谈法在名老中医传承研究中的应用: 思路与体会 [J]. 中国中西医结合杂志, 2015, 35 (4): 492－496.

第 8 章

神经系统疾病

第一节　帕金森病

学习目标

掌握帕金森病的营养治疗原则，吞咽功能障碍分级、评估标准及喂养方法。

一、概述

帕金森病（Parkinson disease，PD）是临床常见的神经变性疾病，其病理机制主要为黑质多巴胺能神经元丢失和路易小体形成。临床表现通常分为运动症状和非运动症状，其中吞咽障碍作为常见的非运动症状之一，在 PD 患者中发病率高达 35%～82%，严重影响 PD 患者的生活质量。由于 PD 患者吞咽中枢和外周神经肌肉受累的多巴胺能和非多巴胺能机制受损，引起口腔期、咽期及食管期启动延迟，食团推送困难，导致患者营养摄入不足，严重时可出现电解质紊乱、吸入性肺炎、窒息等并发症。

营养支持治疗对于改善 PD 患者营养状况，对增强免疫力，改善生活质量延长生存期有着重要意义。近年来，PD 的治疗方法虽有创新，但仍不能达到完全治愈。PD 患者治疗常使用左旋多巴或多巴胺受体激动剂，该类药物长期服用会增加人体消耗，甚至改变患者原有的饮食模式，继而出现消化功能障碍，造成患者的热量摄入减少和吸收受损，导致患者出现营养不良的状况。由于晚期 PD 患者进食能力减弱、营养吸收功能差，同时伴有不自主运动，增加热量消耗，加剧合并营养不良风险。对于 PD 吞咽障碍的患者目前常用的辅助进食方法是持续留置鼻胃管。

二、典型案例

【场景】神经内科病房。

【案例】

1. 患者男，89 岁。主因运动迟缓 5 年，食欲减退，饮水呛咳 9 个月余，加重伴精神萎靡不振 1 个月。患者 5 年前无明显诱因出现运动迟缓，表现为走路、穿衣等动作减慢，伴面部表情减少，姿势步态异常，自发病 9 个月以来，食欲减退，伴乏力及体重下降，且饮水、服药时有呛咳，痰量较多，不能自主咳痰，以"帕金森病"收治入院。

2. 职业：退休教师。

3. 既往史：2 型糖尿病。

4. 生活饮食习惯：北京人，平日进餐少，因饮水呛咳，每日摄水量＜ 500ml，三餐后无吃水果的习惯，纤维膳食摄入不足，饮食结构单一。

5. 人体体格检查：身高 175cm，体重 55kg，BMI 17.96kg/m^2。

6. 运动方式：规律运动，晚饭后散步，步数＞ 1000 步。

7. 实验室检查：Hb 85g/L、ALB 28g/L、PA 210mg/L。

8. 膳食医嘱：肠内营养混悬液（TPF–D）。其成分含有高热量、高蛋白、高脂肪、低碳水化合物，易于代谢。

9. 存在误吸及窒息的高危因素，向患者解释留置胃管鼻饲喂养的必要性。

【营养风险筛查】

1. 应用 24 小时膳食回顾法 / 食物日记，了解、评估每日膳食摄入的总热量、总脂肪、饱和脂肪酸、胆固醇、钠盐和其他营养素摄入水平，对患者连续 3 天食物消耗量准确记录。

2. 应用营养风险筛查简表（NRS–2002），患者高龄，9 个月来，经口摄入食物少，体重明显减轻，营养风险评分＞ 3 分，提示患者存在营养不良风险。

3. BMI：17.96kg/m^2，偏瘦。

4. 检验结果：血红蛋白 85g/L、血清白蛋白 28g/L、白蛋白 210mg/L，患者存在营养不良。

5. 吞咽功能评估：患者洼田饮水评估 4 级。

【营养评估】

1. 患者进食少、营养搭配不均衡。

2. 热量摄入不足：应用饮食日志对患者饮食习惯实施评估，患者呛咳明显，平日以软饭为主。

3. 水果蔬菜摄入不足：新鲜绿叶蔬菜、水果、富含膳食纤维的食物摄入严重不足。

4. 生活规律，有饭后散步的习惯，消耗的热量大于摄入热量。

5. BMI：17.96kg/m²，偏瘦。

【动机性访谈】通过实施动机性访谈，了解到患者由于食欲减退，饮水呛咳，不能经口自行进食9个月余，加重伴精神萎靡1个月，营养和热量摄入严重不足，严重影响生活质量，患者本人接受留置胃管行鼻饲饮食。

【膳食治疗原则】根据营养处方和患者吞咽。功能障碍给予胃管鼻饲。

1. 推荐治疗膳食　肠内营养混悬液（TPF-D）。

2. 轻体力劳动者　计算每日所需总热量：身高175cm，体重55kg，BMI 17.96kg/m²，偏瘦。根据BMI和体力活动水平计算基础代谢率（BMR），再根据BMR和体力活动水平计算每日所需总热量。男性BMR计算公式为：BMR= 66+[13.7×体重(kg)]+[5×身高（cm）]-[6.8×年龄（岁）]，根据体力活动水平调整BMR计算每日所需总热量。轻体力劳动者调整系数为1.55。每日所需总热量 = BMR×1.55，身高175cm，体重55kg，年龄 =8岁代入上述公式，计算结果为：每日所需总热量是1688.42kcal。

【健康教育】

1. 向患者和照顾者解释胃管注入肠内营养混悬液的必要性，通过胃管注入营养液是一种有效的治疗方法，可以保证患者获得必需的营养支持。

2. 教会照顾者注食时，摇高床头30°以上，防止发生反流误吸。

3. 教会照顾者使用两种及以上办法确认胃管位置，在注食前检查胃管固定情况，插入长度、是否盘旋在口腔内。需要回抽胃液、听气过水声确认胃管在胃内。

4. 教会患者照顾者在每次注食前，都要抽吸胃液，观察有无未消化吸收的肠内营养混悬液。

5. 教会照顾者注食时要缓慢、温和，避免刺激胃壁引起不适。

6. 教会照顾者关注食物的温度、性状，确保营养液或流食的温度和黏稠度适中，以免引起堵管。

7. 告知照顾者TPF-D要及时注入到骨管内，注入完毕后注射白开水50ml，以免引起胃管内滋生细菌。

8. 告知患者鼻饲结束后保持半卧位30分钟的重要性，防止发生呛咳窒息。

9. 指导患者定期复查，通过定期监测患者的体重、营养指标等，评估营养支持的效果。

10. 告知患者要根据营养评估结果调整营养方案，确保患者获得充足的营养，促进身体康复。

11. 指导患者及其家属进行有效沟通，做好心理疏导，提高生活质量。

12. 教会照顾者学会为患者进行口腔护理，清理口腔分泌物，保持口腔清洁。

三、相关知识链接

洼田饮水试验

1. 该项试验是一项经典的判断吞咽功能障碍及程度的试验。患者采取坐位，喝下 30ml 温开水，嘱其尽可能一口咽下，观察所需时间和呛咳情况。

2. 诊断标准（表 8-1）

（1）正常：在 5 秒内将水一次性咽下，无呛咳。

（2）可疑：饮水时间超过 5 秒分两次咽下，均无呛咳。

（3）异常：分 1 ～ 2 次咽下，或难以全部咽下，均出现呛咳。

表 8-1　洼田饮水试验分级和判定标准

分级	标准
1 级	能够顺利地一次将水咽下，无呛咳现象（5 秒之内正常）
2 级	分 2 次及以上咽下、能够不呛的咽下，无呛咳现象，5 秒以上可疑或者超过 5 秒完成
3 级	能一次将水咽下，但有呛咳现象
4 级	分 2 次或以上咽下，有呛咳现象
5 级	频繁呛咳现象，难以全部咽下

第二节　肝豆状核变性

学习目标

掌握肝豆状核变性的营养治疗原则，低铜饮食量化概念，辨识高铜食物。

一、概述

肝豆状核变性（hepalolenticular degenration）又称 Wilson 病（Wilson disease，WD），是一种儿童期常见常染色体隐性遗传的铜代谢障碍疾病。全球发病率为 1/100 000 ～ 3/100 000。2018 年被列入国家卫生健康委员会等部门制定的第一批罕见病目录。该病是至今少数早期诊断及正确治疗可以得到较好疗效的遗传代谢性疾病之一。肝豆状核变性的患儿 3 岁即可起病，以 5 ～ 12 岁发病最多见，男、女发病率相等。早期临床症状不一，占 50% 以上的患儿以肝病症状开始，约 20%

以神经系统异常为首发症状，其余约 30% 以肝病和神经系统异常的综合表现为首发症状。也有少数病例以溶血性贫血、骨关节症状、血尿或精神症状起病。

肝豆状核变性患者由于体内铜排出困难，所以限制铜的摄入就显得尤为重要。《中国肝豆状核变性诊疗指南 2021》指出，一旦怀疑罹患 Wilson 病，应立即开始低铜饮食。低铜饮食可延迟肝豆状核变性症状控制疾病进展，也是该病一体化治疗的重要部分。如若对铜的摄入不加以限制，通过长年日积月累，铜在体内逐渐大量蓄积，最终导致脏器功能损害。限制铜饮食被认为是肝豆状核变性治疗的重要措施之一，在正常情况下，铜的摄入主要来源于食物。然而，长期限制铜饮食会影响患者的生活质量，诱发和加剧营养不良，并且难以操作，患者依从性差。减少铜的摄入、增加铜的排出是其核心的治疗原则。

二、典型案例

【场景】神经内科病房。

【案例】

1. 患者男，11 岁。主诉间断腹痛 6 个月，以"肝豆状核变性"入院。

2. 职业：学生。

3. 既往史：无。

4. 生活饮食习惯：河北保定人，入院前患儿平日饮食数量及品种：主食 250g（含粗粮 100g），蔬菜 250g，鸡蛋 1～2 个/天，肉类 100g，水果 100g，干豆类 25g，烹调油 35g；喜食蛋糕、巧克力、火腿肠等零食。

5. 人体体格测量：身高 163cm，体重 56.5kg，BMI 21.27kg/m^2。

6. 劳动强度：轻度体力劳动。

7. 运动方式：无规律运动，每天步数 < 1000 步。

8. 实验室检查：血清铜蓝蛋白 3mg/dl（正常参考值 20～60mg/dl），天冬氨酸转氨酶 42.1U/L，总胆红素 29.3μmol/L，直接胆红素 14.0μmol/L，γ-谷氨酰基转移酶 162.2U/L，提示肝功能异常，考虑过量铜沉积于肝脏致肝功能损害。

9. 辅助检查：肝区有叩击痛，肾脏无叩击痛，无移动性浊音，双眼角膜可见 Kayser-Fleischer 环。

10. 膳食医嘱：低铜饮食。

【营养风险筛查】

1. 应用 24 小时膳食回顾法 / 食物日记，了解、评估每日膳食摄入的总热量、饮食数量及品种，对患者连续 3 天食物消耗量准确记录。

2. BMI：21.27kg/m^2。

3.实验室检查：血红蛋白 114g/L，血白蛋白 30.1g/L，天冬氨酸转氨酶 42.1U/L，总胆红素 29.3μmol/L，直接胆红素 14.0μmol/L，γ-谷氨酰基转移酶 162.2U/L，各项指标提示肝功能异常，与过量铜沉积于肝脏致肝功能损害有关；血清白蛋白 30.1g/L，提示营养不良。

【营养评估】

1.患儿营养不良、热量摄入不足，饮食中含铜量超标。

2.热量摄入不足：应用饮食日志对患者饮食习惯实施评估，患儿总热量摄入 1790kcal/d（1kcal=4.184kJ），与标准比少 600kcal/d 左右。

3.食物含铜量超标：喜欢食入巧克力，饮食中铜摄入量约为 2.4mg，超过本病推荐的铜摄入量＜1mg 标准。

4.患儿依从性差：喜食蛋糕、巧克力、火腿肠等零食。

5.患儿及其家属对于高铜食物认知不足，不能辨识高铜与低铜食物。

6.生活不规律：平日无运动习惯，乘坐公交车上、下学，运动量不足。

【动机性访谈】通过实施动机性访谈，了解到患儿及其家长有意愿改变不良生活方式，由于近 6 个月出现间断腹痛，严重影响正常生活。

【膳食治疗原则】按中国营养学会对儿童青少年的推荐摄入热量，正常 11 岁学龄儿童应每天提供热量 2400kcal，蛋白质为 75g，保证患儿全天各营养素摄入充足，同时限制膳食中铜的摄入量。

1.避免食用含铜高的食物，如肝、脑、腰、干豆、粗粮、硬果、蘑菇、可可粉、河虾等。

2.选用精白细粮作为主食。

3.不用铜器皿烹调食物。

4.补充锌、钙、铁和维生素制剂。

5.给予低铜高蛋白软饭，每日 4 餐。主食（细粮）300g，蔬菜 500g，鸡蛋 1 个，蛋清 2 个，肥瘦肉 100～150g，牛奶 400ml，水果 200～250g，烹调油 25g，钙尔奇 D1 片/天，葡萄糖酸锌铁口服液 5ml/d，复合维生素 B 1 片/天。

上述配方全天提供的热量及营养素约为：热量 2100～2300kcal，蛋白质 70～90g，脂肪 60～70g，碳水化合物 280g，维生素 B 2.6mg，维生素 C 180mg，铜 1.7mg，钙 1480mg，铁 20mg，锌 20mg。

6.忌用兴奋神经系统食物，如浓茶、咖啡、鸡汤等，避免加重脑损害。

【健康教育】

1.宣教低铜饮食的重要性，摄入铜超标会对肝和大脑造成损伤。通过低铜饮食来限制铜的摄入，对于控制病情、减缓病情进展至关重要。

2.指导患儿及其家长辨别常见高铜食物及低铜食物。根据患儿口味喜好适当选择低铜食物。

3.患儿在限制铜摄入的同时,还需要保证足够的蛋白质摄入。可以选择一些低铜且富含优质蛋白的食物,如瘦肉、禽类、豆类等。

4.增加维生素摄入,维生素对于患儿的健康成长至关重要。应鼓励患儿多吃富含维生素的蔬菜和水果,如菠菜、胡萝卜、猕猴桃等。同时,可以根据医师的建议适量补充维生素制剂。

5.减少脂肪与磷的摄入,脂肪和磷的过量摄入会增加肝脏负担,不利于病情的控制。因此,应限制患儿摄入高脂肪和高磷的食物,如油炸食品、肥肉、动物内脏等。

6.忌用兴奋神经食物,肝豆状核变性患者往往存在神经系统损害,因此应避免食用具有兴奋神经作用的食物,如咖啡、浓茶、巧克力等。这些食物可能会加重病情,影响治疗效果。

7.定期监测与调整饮食,患儿家长应定期带患儿就医复查,监测病情变化和铜代谢情况。医师会根据检查结果调整饮食方案,确保患儿的饮食既符合低铜要求,又能满足生长发育的需求。

8.家长也应密切关注患儿的饮食状况,及时发现并纠正不良饮食习惯。

三、相关知识链接

(一)常见高铜及低铜食物

1.食物中含铜高的食物

(1)海鲜类:如鱼、虾、蟹等,这些食物含铜量较高,应禁食。

(2)坚果类:如核桃、花生、杏仁等,同样含铜较多,应避免食用。

(3)蘑菇:部分蘑菇,如香菇、平菇等含铜量也较高,不宜食用。

(4)其他:巧克力、肝、蛋黄等也应避免食用。

2.低铜食物

(1)新鲜蔬菜和水果:如苹果、香蕉、橙子、番茄、黄瓜等,富含维生素和矿物质,且含铜量低。

(2)碳水化合物:如米饭、面条、馒头等,是主要的能量来源,且含铜量较低。

(3)瘦肉:如鸡胸肉、猪里脊肉等,脂肪含量较低,同时含铜量也较少。

(二)食物的称量与估算

1.称重法 称重法是一种通过使用日常生活中的各种测量工具来对食物进行

称重的方法，目的是了解被调查对象的食物消耗情况。通常情况下，这个工作由调查者、被调查对象或看护者（例如父母为孩子进行记录）在一定时间内完成。具体步骤包括记录食谱及所用食物的名称，称取各种食物在烹调前和烹调后的重量。

2. 食物的估算　除了使用称重方法来计量食物的数量外，还可以借助标准量具、手掌法及仿真食物模型等方法来对食物的数量进行大致估算。

（1）标准量具：可以使用常用的碗、盘、杯等作为标准参考物。直口碗（直径 11cm）通常用来衡量主食类食物的量；浅盘（直径 22.7cm）主要用于衡量副食类食物的量；圆柱杯（容量 250ml）通常用来衡量水、牛奶、豆浆等液体的体积；油、盐的量通常用家用瓷勺衡量；乒乓球大小的物体通常用来比较球状食物、鸡蛋等；网球大小的物体通常用来比较水果的大小。

（2）仿真食物模型：根据食物的营养成分制作出每份食物的仿真模型，这是在食物交换份法基础上的一种方法，它可以让患者更加直观、清晰地了解食物的大小和重量。

（3）手掌法：即用双手快速估算每日所需饮食量。主要包括：用拳头测量球形、块形食品，如米饭，馒头等；用手掌量取片状食物，例如瘦肉；用双手衡量蔬菜类食物；用单手衡量像大豆、坚果等颗粒状食物等。虽然这种方法不像称重方法那样准确，但是它相对方便地估算和计算食物的摄入量，有助于患儿及其家长掌控饮食量。

虽然以上几种方法都可用于食物的衡量与估算，但称重法最为精确。然而，实际操作较为烦琐，常在饮食治疗初期使用。食物衡量与估算法往往于饮食治疗后期患儿及其家长逐渐摸索出饮食规律和含入量，可逐渐脱离量具之后使用。

（三）含铜食物交换表

北京协和医学院陈盈香等出版的《中国食物成分表》中数据，借鉴糖尿病食物交换份的原理，以 0.05mg 的铜为一个食品交换份，初步形成了含铜食物交换表。含《铜食物交换表》包含谷薯类、蔬菜类、水果类、肉蛋类、大豆类、乳类、鱼虾蟹类、零食小吃类、坚果类、油脂类、调味品及酱菜类制品。含铜食物交换表（表 8-2）的使用方法如下。

1. 食物交换表左边是含铜低的食物，右边是含铜高的食物，患儿在选择食物时，应该从左向右选择。

2. 食物交换表中每份食物含铜量均为 0.05mg，患儿可以在食物交换表中任选 20 份食物（不超过 1mg 铜），考虑到膳食均衡，可在每大类食物中任选几份。

表 8-2　1份食物含铜量为 0.05mg——所含食物的重量（g）

	含铜量少的食物				含铜量多的食物	
谷薯类及制品	籼米饭（蒸）	500	龙须面（素）	35	薏米（薏仁米、苡米）	17
	玉米面	500	鲜面条(生,代表值)	33	热干面	17
	玉米棒	500	黑米	33	方便面	17
	面条（富强粉）	250	通心面（通心粉）	31	挂面（精制龙须面）	15
	馒头（富强粉）	250	龙须面（鸡蛋）	29	莜麦面	12
	淀粉	250	粉条	27	荞麦面	12
	挂面（富强粉）	125	油条	26	小麦粉（富强粉，特一粉）	166
	甘薯（山芋、红薯）	100	水面筋	26	甘薯片（白薯干）	10
	粉丝	100	藜麦（散装）	25	油面筋	10
	蒸米饭（代表值）	83	燕麦	23	小米	9
	小米粥	71	藕粉	22	芥麦	9
	面筋（肉馅）	62	小麦粉	21	高粱米	9
	玉米（鲜）	55	糯米	20	麸皮	2
	马铃薯(土豆、洋芋)	55	河粉	20		
	花卷	55	挂面（代表值）	18		
	馒头（代表值）	50	油饼	18		
蔬菜类及制品	冬瓜	500	迷你黄瓜（荷兰乳黄瓜）	166	洋葱	100
	萝卜	500	圆白菜（卷心菜）	125	青椒	100
	白瓜	500	木耳	125	豌豆尖	83
	生菜	500	番茄	125	苦瓜	83
	结球甘蓝（紫）	250	葫芦	125	芋头	83
	西芹	250	荷香	125	荷兰豆	83
	油麦菜	250	紫皮茄子	125	葱	83
	青菜	250	红心萝卜	100	杏鲍菇	83
	南瓜	166	扁豆	100	猴头菇	83
	笋瓜	166	四季豆（芸豆）	100	羽衣甘蓝	83

续表

	含铜量少的食物				含铜量多的食物	
蔬菜类及制品	西葫芦	166	茄子（绿皮）	100	大白菜（代表值）	83
	秋葵	166	绿豆等	100	茼蒿	83
	娃娃菜	166	黄瓜（鲜）	100	茭白	83
	油菜	166	丝瓜	100	豌豆苗	71
	芹菜	166	蒜苗	100	莴笋	71
	西蓝花	166	韭菜	100	艾蒿	17
	荸荠	71	红豆	41	荠菜	17
	胡萝卜	71	香菇	41	蚕豆（鲜）	12
	银耳	62	苋菜	38	蘑菇	10
	平菇	62	黄豆芽	35	毛豆	9
	芥菜	62	金针菇	35	辣椒（小红尖辣椒、干）	9
	刀豆（鲜）	55	海带	35	南瓜粉	5
	竹笋	55	豆角	33	白菜（脱水）	5
	藕	55	菱角	27	芹菜叶	5
	荠菜茎	55	辣椒(小红尖辣椒)	25	羊肚菌	2
	香椿	55	香菜	23	紫菜（干）	2
	韭黄	50	豌豆	22		
水果类及制品	无花果	500	草莓	125	杏	45
	哈密瓜	500	桃（糖水罐头）	100	榴莲	41
	杨梅	250	桃（代表值）	83	柿饼	35
	蛇果	250	柿	83	香蕉	35
	西梅	250	枣	83	柠檬	35
	橙	166	枇杷	83	石榴（代表值）	33
	苹果罐头	166	苹果（代表值）	71	荔枝	31
	木瓜	166	橘	71	椰子	26
	山竹	166	菠萝	71	柚子	27

续表

	含铜量少的食物				含铜量多的食物	
水果类及制品	西瓜（代表值）	166	桑葚（代表值）	71	葡萄（代表值）	27
	人参果	125	番石榴	62	枣（干）	18
	杨桃	125	冬枣	62	菠萝蜜	18
	甜瓜	125	梨（代表值）	50	梨（糖水罐头）	12
	火龙果	125	桂圆	50	葡萄干	10
	李子	125	芒果	50	桂圆干	4
	杏（罐头）	125	樱桃	50	中华猕猴桃	2
					库尔勒香梨	2
肉蛋类及制品	鸡狗脯肉	500	鸡（代表值）	55	羊肉（代表值）	38
	鸡腿	500	鹌鹑蛋	55	牛肉串（烤）	38
	猪肚	500	鹅蛋	55	双汇牌火腿肠	38
	牛蛙	250	猪血	50	酱牛肉	35
	猪蹄筋	125	鹌鹑	50	鸭蛋黄	31
	鸡蛋白	100	金华火腿	50	牛肉干（长富牌）	31
	牛肉（代表值）	100	牛柳	45	鸭肠	27
	烤鸡	100	鸭蛋	45	鸡蛋（代表值）	26
	鸡块（带浆粉）	100	咸肉	45	猪肉脯	25
	牛肉松	100	炸鸡块（肯德基）	45	鸭（代表值）	23
	鸡爪	100	热狗肠	45	鸽	20
	猪大肠	83	叉烧肉	41	乌骨鸡	19
	腊肠	71	酱肘子	41	鸡心	18
	猪肺	62	兔肉	41	鸡蛋黄	17
	猪蹄（熟）	62	松花蛋（皮蛋）	41	牛肉干	17
			猪肉（代表值）	41	鸡肝	15
					土鸡蛋	15
					猪心	13

续表

	含铜量少的食物				含铜量多的食物	
肉蛋类及制品					火腿肠	13
					鹅	11
					猪肾（猪腰子）	10
					牛肉干（沙爹牌）	3
					鸡胗	2
大豆类及乳类制品	豆汁（生）	100	豆腐干（代表值）	12	纯牛奶	500
	红豆沙（去皮）	83	千张（百页）	10	黄油	500
	蚕豆（煮）	83	豆浆粉	7	酸奶（脱脂、低脂）	500
	豆腐	62	蚕豆（炸）	5	酸奶（调味、果粒）	500
	红豆馅	41	芸豆（干，杂，带皮）	4	酸奶（代表值、全脂）	125
	素火腿	31	素大肠	4	炼乳	125
	豆浆	31	豆腐皮	4	全脂奶粉	38
	绿豆饼	26	黄豆	4	奶酪	38
	素什锦	23	绿豆	4	低脂奶粉	25
	烤麸	20	扁豆（干）	4	豆奶（豆乳）	0.8
	豆腐脑	19	腐竹	3		
	素鸡	18	红豆（干）	2		
	豆腐花	17				
	油豆腐	16				
	炸素虾	13				
鱼虾蟹贝类	鳕鱼	500	鱼子酱	62	对虾	14
	草鱼	500	蟹足棒	62	蛏子	13
	鲫鱼	500	明虾	55	鱿鱼（鲜）	11
	沙丁鱼	250	扇贝（干）（干贝）	50	海虾	11
	鲢鱼	125	蛤蜊（代表值）	45	基围虾	10
	黄鱼（小黄花鱼）	125	河蚌	45	扇贝（鲜）	10

	含铜量少的食物			含铜量多的食物	
鱼虾蟹贝类	鳗鱼（红烧）	125	泥蚶	45	龙虾	9
	鲈鱼	100	鱼丸	45	河虾	7
	黄鳝	100	海蜇皮	41	田螺	6
	罗非鱼	100	墨鱼丸	35	螺（代表值）	4
	海参	100	金枪鱼肉	35	螺蛳	
	甲鱼蛋	100	海蜇头	23		
	鱼排	83	章鱼（八爪鱼）	20		
	青鱼	83				
	虾仁	71				
	带鱼	62				
零食小吃类	泡泡糖	166	月饼（代表值）	23	桃酥	18
	凉粉	83	饼干（代表值）	21	薯片	17
	可乐	83	花生牛轧糖	21	绿豆糕	14
	春卷	71	巧克力	21	燕麦片	11
	棉花糖	45	麻花	21	山楂果丹皮	9
	奶糖	35	豌豆黄	20	蛋黄酥	9
	年糕	35	杏脯	19	蛋糕	4
	驴打滚	26	面包（代表值）	18	可可粉	3
					桃酥	18

注：富强粉是面粉中品质最好的，也被称为特一粉，特一粉是最细腻的一种面粉，含有的杂质比例少，并且面筋含量丰富，属于精细面食

3. 每种食物右边对应的数字为 1 份含铜 0.05mg 的食物所对应的重量，含铜越高的食物所对应的可食重量越小。例如籼米含铜较低，而麸皮含铜高，500g 籼米与 2g 麸皮含铜量是相同的，均含铜 0.05mg（即 1 份食物）。

4. 在进行食物选择时，可以将高铜和低铜食物搭配选择，如蔬菜类中，将香菇（高铜）和青菜（低铜）进行搭配。

参考文献

[1] Lee J M，Derkinderen P，Kordower J H，et al.The Search for a Peripheral Biopsy Indicator of α –Synuclein Pathology for Parkinson Disease[J]. J Neuropathol Exp Neurol, 2017, 76(1): 2–15.

[2] Lee K D，Koo J H，Song S H，et al .Central cholinergic dysfunction could be associated with oropharyngeal dysphagia in early Parkinson's disease[J]. J Neural Transm（Vienna），2015，122（11）：1553–1561.

[3] Sut T I，Warecke T.Dysphagia in Parkinson's disease：pathophysiology，diagnosis and therapy[J]. Fortschr Neurol Psychiatr，2016，84 Suppl 1：S18–S23.

[4] Park E，Kim MS，Chang W H，et al. Effects of bilateral repetitive transcranial magnetic stimulation on post–stroke dysphagia [J]. Brain Stimul，2017，10（1）：75–82.

[5] 庄青青，黄向东 . 帕金森病患者的营养和运动症状及其相关因素分析 [J]. 现代实用医学，2020，32（7）：810–812.

[6] 中华医学会肝病学分会遗传代谢性肝病协作组 . 肝豆状核变性诊疗指南（2022 年版）[J]. 中华肝脏病杂志，2022，30（1）：E001.

[7] 吕佳，赵钢，孙学华，等 . 以神经障碍为突出症状的肝豆状核变性 1 例报告 [J]. 临床肝胆病杂志，2019，35（7）：1591–1593.

[8] 肖倩倩，范建高 . 肝豆状核变性的治疗进展 [J]. 中华肝脏病杂志，2021，29（1）：79–82.

[9] 吴志英 . 中国肝豆状核变性诊治指南 2021 更新要点解读 [J]. 中华神经科杂志，2021，54（4）：303–304.

[10] 陈盈香 . 基于食物交换份法的低铜饮食指导在肝豆状核变性患儿中的应用研究 [D]. 北京：北京协和医学院，2023.

第9章

普通外科疾病

第一节　胃癌术后

学习目标

掌握胃癌如手围术期营养治疗原则，通过个案分析健康教育模式，使患者积极配合高蛋白易消化饮食，手术后逐渐恢复体能，患者能够愉快接受饮食指导。

一、概述

胃癌（gastric carcinoma）是世界范围内常见的恶性肿瘤之一，中国 2020 年最新研究数据表明，胃癌发病率和死亡率在各类恶性肿瘤中位居第三，胃癌好发于胃窦、贲门、胃体部位，胃癌早期患者无特异性症状，随着病情的进展可出现类似胃炎、溃疡病等症状，手术治疗是胃癌的首选方案。

胃癌术后，患者面临胃切除、胃排空延迟、消化道重建等原因导致营养吸收障碍；术后进食少，选择食物种类单一，营养补充途径不合理，导致其营养不良发生率 60.3% ～ 80.4%，居所有肿瘤首位；胃癌本身肿瘤细胞产生促分解因子、抗肿瘤治疗影响食物摄入、手术创伤诱导机体分解增加等原因，营养不良增加术后并发症发生、住院时间延长、医疗费用增加、患者生存率降低，因此，通过围手术期营养管理可以改善术后不良结局，促进术后康复，提高生存质量。

二、典型案例

【场景】普通外科病房。

【案例】

1. 患者男，67 岁。主因 3 个月前无明显诱因出现上腹部疼痛，呈间断性钝痛，不向周围放射，进食后疼痛加重，偶有反酸，自发病以来，3 个月体重下降

15kg，门诊以"胃癌"收入普通外科。

2. 职业：退休工人。

3. 既往史：无。

4. 生活饮食习惯：河北保定人，平日喜面食，口味偏重，每日早餐需配咸菜，喜食熏肉，近 30 年每天饮白酒半斤，无吃水果习惯，烹饪方式偏好炒菜、油炸、腌制等。

5. 人体体格测量：身高 170cm，体重 55kg，BMI 19.1kg/m^2。

6. 劳动强度：轻体力劳动。

7. 运动方式：无规律运动，每天步数＜ 1000 步。

8. 实验室检查：总蛋白 52g/L，血清白蛋白 30.1g/L，血钾 3.46mmol/L，血红蛋白 103g/L。

9. 辅助检查：胃镜检查提示胃体近端小弯侧及胃底贲门区可见一约 5cm 凹陷溃疡，底面不平，污秽出血，边缘不规则，取活检病理显示低分化癌。

10. 手术方式：胃癌全胃切除术。

11. 膳食医嘱：全胃切除术后：流食饮食，少量多次渐进式，每日 6 餐。

【营养风险筛查】

1. 胃癌由于其疾病特殊性，营养不良发生率远高于其他类型肿瘤，因此要求明确诊断的胃癌患者均应进行营养风险筛查。营养风险筛查量表 NRS–2002 被推荐为胃癌患者营养筛查的工具，NRS–2002 ≥ 3 分，有营养风险，需要进一步营养风险评估，营养评估需从既往史、体格检查、实验室、饮食摄入、服药史等多方面进行综合评估，推荐患者主观整体评估（patient-generated subjective global assessment，PG–SGA）作为营养评估工具，据此筛选出有营养风险的患者，能够明显受益于营养治疗。

2. 营养风险评估≥ 4 分（评定依据：营养状况近 1 个月体重下降 5% 以上，记为 2 分，根据疾病程度患者需行胃癌全胃切除术，记为 2 分；综合评定≥ 4 分）。

3. BMI：19.1kg/m^2。

4. 血检验结果：总蛋白 52g/L，血清白蛋白 30.1g/L，血钾 3.46mmol/L，血红蛋白 103g/L，评估该例胃癌患者伴有贫血、低蛋白血症、低血钾。

【营养评估】

1. 粗粮摄入不足：应用饮食日志对患者饮食习惯实施评估，患者河北保定人，平日喜面食，以面条、馒头为主食，每餐主食＞ 5 两，细粮为主，碳水化合物摄入过多。

2. 口味过重：喜欢食入咸菜及熏肉，摄入食盐＞ 10g/d。

3. 高热量饮食：每天饮白酒半斤，1g 白酒等于 7kcal 的热量。

4. 果蔬摄入不足：平时无吃水果习惯、富含膳食纤维的蔬菜水果严重摄入不足。

5. 已退休，日常活动少，平日无运动习惯，运动量不足，脂肪产生大于消耗。

6. BMI：$19.1kg/m^2$。

7. 患者饮食结构不合理，高盐、高热量、营养搭配不均衡

【个案分析健康教育模式】通过对患者生活饮食习惯分析，发现患者喜欢食入熏肉、盐腌食品，与这类食品中亚硝酸盐、真菌毒素、多环芳烃化合物致癌含量高，患者有意愿改变饮食习惯，由于无明显诱因出现上腹部疼痛，呈间断性钝痛，进食后疼痛加重，偶有反酸，发病以来体重下降15kg，已行全胃切除术，影响术后体力恢复。

【膳食治疗原则】肿瘤患者营养治疗目的：供给患者热量及营养素，纠正营养不良，同时更重要的目标是调节代谢，控制肿瘤。肿瘤患者理想的营养应该实现两个目标，即能量达标和蛋白质达标，胃癌患者围手术期热量目标需要量推荐采用间接测热法测量，若无条件测定，可按照25～30kcal/（kg·d）计算，因手术创伤、机体处于应激状态，对蛋白质需求量增加，建议补充1.2～1.5g/（kg·d）的蛋白质，严重消耗者1.5～2.0g/（kg·d），高蛋白饮食对肿瘤患者、危重症患者、年老患者有益，建议一日三餐均衡摄入。

1. 推荐治疗膳食：低盐高蛋白高热量饮食。

2. 轻体力劳动者：计算每日所需总热量，身高170cm，体重55kg，BMI $19.1kg/m^2$，正常。理想体重=170-105=65kg，每日总热量=65×（25～30）=1625～1950kcal，全天总热量≤1950kcal，其中碳水化合物占总热量60%，蛋白质占20%，脂肪占20%，食盐＜5g/d，油＜25g/d。

3. 术后营养支持，胃大部或全胃切除后患者的治疗既要补充营养，又要结合患者自身对饮食耐受情况，区别对待；一般在术后24～48小时内禁食水，第2～4日肠道恢复功能，肛门排气后遵循少食多餐、循序渐进模式；选择清淡易消化饮食。

（1）禁食水期间使用肠外营养；热量供给推荐卧床患者为25kcal/（kg·d），非卧床患者为30kcal/（kg·d），热量中50%～70%来源于糖类，30%～50%由脂类提供；蛋白质需要量从术前1.0～1.2g/（kg·d）增加到术后1.2～1.8g/（kg·d）；糖类需要通过摄入3～4g/（kg·d）来满足需求，不低于2g/（kg·d），总量以不少于100g为宜；脂类为1.5～2g/（kg·d），同时确保每日适量的矿物质（电解质及微量元素）、维生素。

（2）推荐术后早期经口进食。根据胃肠耐受量调整进食量；术后第1天起进食清流食或肠内营养（ONS），500～1000ml；推荐服用ONS；ONS即口服营养

补充，应用肠内营养制剂或特殊医学用途配方食品（FSMP）进行口服补充的一种营养支持方法。ONS 一般采用"3+3"模式，即在三餐中间增加三次 FSMP（如 TP 粉、肠内营养乳剂 TPF-T 等），可满足大部分中、重度营养不良患者的热量需求；非全胃切除患者第 2、3 天向固体食物过渡，根据胃肠耐受量调整进食量。

（3）术后肠梗阻、严重吻合口瘘、消化道出血、肠道缺血性疾病、感染性休克属于经口或肠内营养禁忌证，通常先行肠外营养，症状控制后逐渐尝试向肠内营养过渡。对术后预计需要肠内营养的胃癌患者，推荐在术中留置喂养管，首选经鼻胃管或经鼻肠管，若喂养时间≥ 4 周，可选择经胃或空肠造口管。肠内营养建议从低速度（10 ～ 20ml/h）、小剂量开始，根据患者的耐受程度逐渐加量，一般需要 5 ～ 7 天调整至目标摄入量。肠外营养推荐采用中心静脉途径，首选一体式三腔袋。建议术后患者少量多次进食（每日≥ 6 次）、限制餐后液体摄入量、避免进食高糖食物预防倾倒综合征。

4. 胃癌围手术期的膳食模式应根据患者的营养状况、手术情况和医师的建议进行调整。在饮食恢复过程中，患者应保持积极的心态，遵循渐进式原则，逐步恢复正常饮食。注意营养补充和监测，通过合理的膳食管理，患者可以更好地应对胃癌围手术期的挑战，促进康复。

5. 避免食用高盐（如腌菜、豆腐乳）、高热量（如油炸食品、甜点、碳酸饮料、酒精）的食物。

【健康教育】

1. 教会患者把握饮食总原则：低盐、高蛋白、高热量饮食，根据自身情况制订总热量。

2. 术后饮食应遵循少食多餐、循序渐进的模式，由清流食→流食→胃切 1 号→半流食→普食逐渐过渡。

3. 营养治疗首选 ONS，以整蛋白配方为主，剂量至少为 1674.4 ～ 2511.6kJ/d，建议三餐间服用，时间可持续 3 ～ 6 个月及以上。例如常用 TP 粉冲配方式，首次可以使用桶内配备量勺，100ml 温水 +3 勺营养粉（每勺约 10g）调配，调配出约 125ml 营养液，每毫升约提供 1kcal 热量，根据胃肠耐受量调整进食量，次日可取 200ml 温水 +6 勺营养粉（约 60g）调配，调配出约 250ml 营养液；全日补充 475 ～ 750kcal。

4. 教会患者使用 NRS2002 评估表，教会患者及其家属学会看食品成分表，以及营养成分含量。

5. 督促患者限制饮酒或戒酒，不得已则应少量，建议白酒每天 25 ～ 50ml，葡萄酒每天 100 ～ 150ml，啤酒每天＜ 250ml。

6. 胃癌术后患者多数存不同程度的铁、叶酸、维生素 B_{12}、维生素 D、钙缺乏，应定期监测这些指标，根据需要进行补充，比如多吃动物肝脏补充铁元素，多吃含钙食物，如牛奶、奶酪、沙丁鱼、绿色蔬菜等预防钙缺乏。

7. 做好健康宣教，加强随访，关注患者在改变饮食习惯过程中心理变化，愉快地接受饮食习惯。

8. 胃癌切除术后不同切除范围的患者在饮食上存在差异：①近端胃切除后容易发生反流性食管炎，进食原则少食多餐＋饭后坐位或半卧位；②远端胃切除术后更容易发生胃倾倒综合征，进食原则少食多餐＋饭后平卧；③全胃切除术，进食原则不仅需要少食多餐，更需注重营养均衡、预防贫血。

9. 胃癌术后患者饮食推荐见表 9-1、表 9-2。

表 9-1　胃癌术后患者饮食推荐

膳食种类	餐次	推荐食物	推荐食谱
清流食	每日 6～7 餐从 30ml 开始逐渐加量至 80～100ml	米汤、稀藕粉、清淡的肉汤、菜汤、过滤果汁、过滤煮水果汤等	早餐 米汤（30～80ml） 加餐 果汁（30～100ml） 午餐 肉汤（30～100ml，盐少许） 加餐 冲稀藕粉（50～100ml） 晚餐 米汤（50～100ml） 加餐 煮苹果水（30～100ml）
流食	每日 6～7 餐从 50ml 开始逐渐加量至 100～150ml	主食类：各种稠米汤（大米、小米）、米糊、过滤稀麦片粥、藕粉 蛋白质类：蒸嫩鸡蛋、少量牛奶或酸奶、清鸡汤或清鱼汤等 蔬果类：鲜果汁、胡萝卜汁、番茄汁、鲜藕汁 全营养类：肠内营养制剂	早餐 米汤＋蛋白粉（100～150ml） 加餐 鸡蛋羹（100～150ml） 午餐 肠内营养制（100～150ml） 加餐 酸奶（100～150ml） 晚餐 肠内营养制（100～150ml） 加餐 蔬果汁（100～150ml）
少渣半流食	每日 5～6 餐从 80ml 开始逐渐加量至 120～200ml	主食类：大米粥、肉沫碎菜粥、烂面条、疙瘩汤、面片、土豆泥等 蛋白质类：肉泥丸子、鱼丸、烩豆腐、嫩蛋羹、酸奶等 蔬果类：菜泥（番茄、冬瓜、或萝卜、南瓜；菠菜、西蓝花等叶菜可搅拌制成匀浆、果泥苹果泥、葡萄、木瓜、火龙果、梨等） 全营养类：肠内营养制剂	早餐 番茄鸡蛋羹＋小馒头（面粉 25g，鸡蛋 50g，西红柿 75g） 加餐 肠内营养制剂（150ml） 午餐 肉泥馄饨（面粉 25g，瘦猪肉泥 25g，胡萝卜泥 100g） 加餐 肠内营养制剂（150ml） 晚餐 鸡肉泥包子＋南瓜粥（（面粉 15g，鸡肉泥 25g，大米 10g） 加餐 肠内营养制剂（150ml）

续表

膳食种类	餐次	推荐食物	推荐食谱
半流食 软食	每日 5～6 餐 从 150ml 开始 逐渐加量至 200～300ml	主食类：馄饨、馒头、包子、面条、面包、软饭、山药、芋头 蛋白质类：瘦肉丸子、卤水鸭肝、滑嫩肉丝、炖肉、水煮嫩蛋 蔬果类：少渣蔬菜及细软的水果 全营养类：肠内营养制剂	早餐 馒头 + 鸡蛋羹（面粉 50g，鸡蛋 50g，虾仁 10g） 加餐 肠内营养制剂（150ml） 午餐 菠菜丸子面片（面粉 50g，菠菜 50g，里脊肉 25g） 加餐 苹果 100ml，酸奶 100ml 晚餐 鸡蛋番茄面（面粉 50g，鸡蛋 50g，西红柿 50g）蒜蓉西蓝花 加餐 肠内营养制剂（150ml）

表 9-2　NRS-2002 最终营养筛查

评分内容	0 分	1 分	2 分	3 分
营养状况 受损评分	BMI ≥ 18.5kg/m^2 近 1～3 个月 1 周摄食量无变化	3 个月内体重丢失 > 5% 或食物摄入比正常需要量低 25%～50%	一般情况差或 2 个月内体重丢失 > 5% 或食物摄入比正常需要量低 50%～75%	BMI < 18.5kg/m^2，且一般情况差或 1 个月内体重丢失 > 5%（或 3 个月体重下降 15%）或前一周食物摄入比正常需要量低 75%～100%
疾病严重程度评分		髋骨骨折、慢性疾病急性发作或有并发症者、慢性阻塞性肺疾病、血液透析、肝硬化、糖尿病、一般恶性肿瘤	腹部大手术、脑卒中、重症肺炎、血液系统恶性肿瘤	颅脑损伤、骨髓移植、急性生理学和慢性健康状况评价 > 10 分的患者
年龄评分	18～69 岁	≥ 70 岁		

10. 胃大部或全胃切除术后饮食指导见表 9-3。

表 9-3　胃大部或全胃切除术后饮食指导

天数	饮食种类	饮食要求
胃手术后 2～4 日	清流食	比流食更稀，一是要求更严格的一种膳食，包括米汤、稀藕粉、去油肉汤，每日 6 餐，此膳食营养不全面，只能作为过渡饮食短期食用
5～6 日	流食	呈液体状态或在口腔内能融化为液体，包括各种米糊、藕粉、杏仁霜、蛋羹、蛋花汤等

天数	饮食种类	饮食要求
7～10 日	胃切 1 号	龙须面、碎小面片、南豆腐、余小丸子、肉泥粥、蛋糕等，以稀、薄易通过为宜，每日 6 餐。
10～15 日	半流食	食物细软、易消化、不含粗纤维，禁食糯米、烙饼、煎饼等死面食品及强烈调味品；一般坚持 6 个月以上的半流食才能逐渐恢复到正常饮食。

11. 胃大部或全胃切除术后一日流食食谱见表 9-4。

表 9-4　胃大部或全胃切除术后一日流食食谱

餐次	食物
早餐	藕粉（藕粉 30g，白砂糖 10g）
加餐	米粉（米粉 30g，白砂糖 10g）
午餐	牛奶冲藕粉（牛奶 250ml，米粉 30g）
加餐	豆浆（豆浆 250ml，白砂糖 10g）
晚餐	豆粉猪肝泥（黄豆粉 30g，猪肝 20g）
加餐	酸奶 200ml
全天	烹调油 5g，盐 4g
热量：963.8kcal	蛋白质 33.7g（14%），脂肪 26.4g（25%），碳水化合物 147g（61%）

三、相关知识链接

（一）个案分析健康教育模式

健康教育模式是一种通过传播健康知识、观念、态度、技能和行为，帮助目标人群建立正确的健康行为和改变不良行为的活动方式。个案分析健康教育模式是一种注重个体差异、以具体案例为基础的教育方式，它能够帮助教育者深入了解受教育者的健康状况和需求，提供针对性的健康教育策略。旨在探讨个案分析健康教育模式的内涵、实施步骤及其在实践中的应用价值。个案分析健康教育模式强调以受教育者的个别情况为出发点，通过对其生活习惯、家族病史、健康状况等方面的深入分析，制订符合其实际需求的健康教育计划。

（二）胃癌围手术期最佳膳食模式

胃癌围手术期的膳食管理对于患者的康复至关重要。恰当的饮食可以帮助患者减轻手术带来的负担，促进伤口的愈合，以及增强身体的抵抗力。推荐组建多学科营养管理团队为胃癌患者提供营养治疗；应遵循五阶梯治疗模式。

经营养风险评估，患者 6 个月内体重丢失＞ 10% ～ 15%、体重指数＜ 18.5kg/m^2、PGSGA 评估 C 级或 NRS 2002 ＞ 5 分、无肾功能障碍情况下，血清白蛋白＜ 30g/L，可推迟手术进行 7 ～ 14 天术前营养治疗；有严重营养风险或存在中、重度营养不良患者，建议术前给予 7 ～ 14 天预康复治疗，包括体能锻炼、营养治疗、心理干预。营养治疗的方式依次为营养教育、口服营养制剂（oral nutritional supplements，ONS）、肠内营养、肠外营养，当下一阶梯不能满足 60% 目标热量需求 3 ～ 5d 时，则应选择上一阶梯。

第二节　甲状腺癌术后

学习目标

掌握甲状腺癌术后的营养治疗原则，准确计算食物中含碘量。

一、概述

甲状腺是位于颈部的一个内分泌器官，类似蝴蝶状，主要功能是分泌甲状腺素。甲状腺疾病是指由于各种原因导致甲状腺功能或结构异常的一类疾病，常见的有甲状腺结节、甲状腺功能亢进症、甲状腺功能减退症、甲状腺癌等。不同类型的甲状腺疾病需要不同的治疗方法，但是饮食调理也是辅助治疗和预防复发的重要措施。

甲状腺癌（thyroid cancer）是内分泌系统最常见的恶性肿瘤，近年来发病率在全球范围内急剧上升，尤其在中国，这一现象引起了广泛关注。甲状腺癌可能与饮食、环境和辐射暴露等因素有关。饮食是甲状腺癌发病的重要影响因素。食物中的碘是人体内碘的最主要来源，碘摄入过量与缺乏都可能增加甲状腺癌发病风险。而且越来越多的证据表明，肥胖也与甲状腺癌的发生密切相关。

二、典型案例

【场景】普通外科病房。

【案例】

1.患者男，30 岁。查体时行甲状腺彩超示甲状腺肿物，无颈部刺痛感，无发热、多汗，无食欲亢进，超声引导下穿刺活检，病理结果提示：符合甲状腺乳头状癌（Bethesda 分类 6 类）。以"甲状腺癌"入院。

2. 职业：工人。

3. 既往史：无。

4. 生活饮食习惯：天津人，平日口味偏重，喜吃咸辣，三餐都在食堂吃，喜吃海鲜、肉类，经常食用海带、紫菜等含碘量高的食物。

5. 人体体格测量：身高 170cm，体重 70kg，BMI 24.2kg/m^2。

6. 劳动强度：中等体力劳动。

7. 运动方式：规律运动，每天步数＞5000 步。

8. 实验室检查：全段甲状旁腺激素 28.72pg/ml，血清甲状腺素测定 82.2nmol/L，血清游离 T_3 测定 5.83pmol/L，血清游离 T_4 测定 14.27pmol/L，血清促甲状腺激素测定 1.17mU/L。

9. 甲状腺超声提示：甲状腺右叶低回声结节，考虑 ACR TI–RADS 5 类。

10. 手术治疗方案：在全身麻醉下行甲状腺癌根治术。

11. 膳食医嘱：半流食。

【营养风险筛查】

1. 应用饮食习惯调查问卷，了解、计算每日膳食摄入的总热量、总脂肪、钠盐和碘等营养素的摄入量，对患者连续 7 天食物含碘量准确记录。

2. BMI：24.2kg/m^2。

3. 食物营养元素分析结果：含碘量 256μg，含钠量 3000mg。

【营养评估】

1. 口味过重：喜欢食入辛辣刺激性食物，摄入食盐＞10g/d。

2. 高碘饮食：喜欢吃海鲜、海带等碘含量高的食物。

3. 果蔬摄入不足：喜欢吃主食，不喜欢吃蔬菜、水果等维生素含量高的食物。

4. 生活不规律，经常熬夜，睡眠不足。

5. BMI：24.2kg/m^2。

6. 患者饮食结构不合理，高碘、高钠饮食，营养搭配不均衡。

【健康信念模式】通过健康信念模式的应用，使患者认识到长期食入高碘食物可能会导致甲状腺癌（感知疾病的易感性），相信合理控制饮食中的含碘量会有利于疾病恢复（感知健康行为的益处），同时患者觉得改掉多年养成的饮食习惯太难了（感知健康行为的障碍），但是相信通过改变饮食习惯，可以控制少吃含碘高的食物（自我效能），在这种情况下，医务人员宣教指导（提示因素）患者日常生活该如何健康饮食，从而提高患者对健康饮食的依从性。

【膳食治疗原则】根据营养处方和个人饮食习惯制订食谱，选择健康膳食，指导患者改变不良行为，纠正不良饮食习惯。

1. 推荐治疗膳食　低盐饮食，甲状腺癌发病与高碘饮食、肥胖有关。

2. 中体力劳动者　计算每日所需总热量，身高170cm，体重70kg，BMI 24.2kg/m^2，超重。理想体重为170–105=65kg，每日总热量为65×（25～30）=1625～1950kcal，全天总热量≤1950kcal，其中碳水化合物占总热量的60%，蛋白质占20%，脂肪占20%，食盐＜5 g/d，油＜25g/d。

【甲状腺癌术后健康教育】

1. 多吃富含优质蛋白和抗氧化物质的食物，如动物肝脏、牡蛎、芝麻、核桃、花生、菠菜、番茄、柑橘等，这些食物可以增强机体抵抗力，保护甲状腺残余组织和其他器官免受自由基的损伤。

2. 少食或避免（尽量不食）含碘量过高或过低的食物，正常人每日摄入碘量为150μg，在放射性碘治疗前后一段时间内（一般为2周），应该限制或避免含碘量高的食物（如海产品）、含碘盐和含碘药品（如复方碘溶液），以提高放射性碘对残留癌细胞和转移灶的摄取率。但在非放射性碘治疗期间，则应适当补充含碘量适中的食物（如牛奶），以保持正常的甲状腺功能。

3. 少食或避免食辛辣刺激性和油腻的食物，如辣椒、花椒、桂皮等香料，以及肥肉、油炸食品等高脂肪食物，这些食物可能会加重气滞血瘀，增加术后感染和出血的风险。

4. 术后长期服用优甲乐患者：至少在饭后间隔30分钟以上，再进食鸡蛋等高蛋白饮食，间隔2小时再服用牛奶等奶制品。因为优甲乐的吸收受到胃酸分泌和食物成分的影响，鸡蛋中含有丰富的蛋白质，而蛋白质与左甲状腺素钠结合，从而减少药物在肠道的完整性和吸收率，牛奶和鸡蛋等食物还会刺激胃酸分泌，而胃酸可以破坏左甲状腺素钠的稳定性，从而降低药物在肠道的完整性和吸收率。

5. 鼓励患者改变饮食习惯：维生素是人体必需的营养物质，对于甲状腺疾病患者来说尤为重要。增加新鲜水果、绿叶蔬菜、全谷类等富含维生素食物的摄入，有利于提高身体的免疫力，促进甲状腺功能的恢复。

6. 预防甲状腺癌应保证碘的适量摄入，避免过量或不足。

7. 教会患者及其家属学会看食品说明书，学会换算营养成分含量。

8. 关注患者在改变饮食习惯过程中的心理变化，少吃或避免（尽量不吃）含碘量过高或过低的食物，能够愉快接受饮食治疗习惯。

三、相关知识链接

（一）健康信念模式知识连接

1. 健康信念模式是在 20 世纪 50 年代由社会心理学家 Godfrey Hochbaum 等提出，后经 Becker 等社会心理学家修订、逐步完善而成。该模式认为个体行为改变主要受到感知易感性、感知严重性、感知行动益处、感知行动障碍、行动线索和自我效能的影响。

2. 健康信念模式强调感知在决策中的重要性，影响感知的因素很多，是运用社会心理学方法解释相关行为的理论模式。该理论认为信念是人们采纳有利于健康的行为的基础，人们如果具有与疾病、健康相关的信念，他们就会采纳健康行为，改变危险行为。人们在决定是否采纳某种健康行为时，首先要对疾病的威胁进行判断，然后对预防疾病的价值、采纳健康行为对改善健康状况的期望和克服行动障碍的能力做出判断，最后才会做出是否采纳健康行为的决定。

3. 在健康信念模式中，是否采纳有利于健康的行为与下列因素有关：①感知疾病的威胁；②感知健康行为的益处和障碍；③自我效能；④提示因素；⑤社会人口学因素。

（二）甲状腺癌术后需关注的指标和正常值（表 9-5）

表 9-5　甲状腺球蛋白（Tg），促甲状腺激素（TSH），甲状腺球蛋白抗体（TgAb）正常值

项目	含量水平
TSH（初始值）	病理结果高危患者 < 0.1mU/L，中危患者 0.1 ~ 0.5mU/L，对于未检出血清 Tg 的低危患者 0.5 ~ 2.0mU/L
Tg	需长期监测 Tg
TgAb	当 TgAb 阳性时，会干扰 Tg 的测定

（三）含碘高的食物列表（表 9-6）

表 9-6　含碘高的食物

食物种类	常见食物
水产品	海带（干）、海草、紫菜、海苔、虾米、海米、虾皮、赤贝、鲍鱼等
谷物、菌类、肉蛋奶	鹌鹑蛋、鹅蛋、鸭蛋、鸡蛋、糙米、香米、广式香肠、豆腐干等
蔬菜类	菠菜（脱水）、豆瓣菜、茴香、黄豆芽、莲藕等

第三节　直肠癌

掌握直肠癌患者围手术期的营养治疗原则，运用营养风险筛查工具，对直肠癌患者实施营养风险评估。

一、概述

直肠癌（rectal cancer）是最常见的消化道恶性肿瘤之一，近年来发病呈明显上升趋势，全球每年约有 140 万例新发病例，其中近 55% 发生在经济发达地区，其发病与超重、肥胖、社会环境、饮食习惯、经常食用红肉和加工肉、遗传因素有关。临床上常以大便带血、大便习惯改变为首发症状，晚期出现肠梗阻，侵犯周围脏器或远处转移。肠镜检查及病理活检可明确诊断，结合相应影像学及肿瘤标志物等检查可进一步明确临床分期。

直肠癌患者受摄入量减少、肠梗阻和吸收不良的影响，经常出现营养不良和体重丢失，营养不良在直肠癌患者中比在非胃肠道肿瘤患者中更常见。直肠癌患者应通过营养风险筛查 2002（NRS-2002）与患者主观整体评估（PG-SGA）进行营养评估。NRS-2002 作为住院患者营养风险首选筛查工具，如果存在营养风险，则给予额外的营养治疗；严重营养不良的患者，术前应进行 10 ～ 14 天的营养干预，参考五阶梯治疗原则，首选肠内营养。如需短期快速改善术前营养状况，可使用肠外营养联合肠内营养。营养不良可导致患者错过最佳手术时机、降低化疗效果、延长患者住院时间，同时还可能引起患者并发症和死亡率上升，关注患者围手术期营养状态、合理且有计划性地进行营养干预，可以改善患者术后不良结局，促进术后康复，提高生存率。

二、典型案例

【场景】普通外科病房。

【案例】

1. 患者男，76 岁。主诉大便习惯改变 4 个月余，便血 3 个月余，于 4 个月前无诱因出现便意频繁，大便次数增多，伴有里急后重感，每日大便 6 ～ 7 次，呈稀便，便后仍有肛门坠胀感，无腹痛、腹胀，无发热、乏力、食欲减退，体重下降不明显，门诊以"直肠恶性肿瘤"入院。

2. 职业：教师。

3. 既往史：肠息肉切除术史、高血压、肾结石切除术史。

4. 生活饮食习惯：黑龙江哈尔滨人，主食以米饭面食为主，口味偏重，冬季每日 2 餐，平常季节每日 3 餐，平时爱吃猪肉、牛羊肉，餐后无吃水果的习惯，蔬菜种类单一，常以白菜、芹菜、豆芽为主，每日饮酒 100～150g，纤维膳食摄入不足，饮食结构简单。

5. 人体体格测量：身高 176cm，体重 90kg，BMI 29.1kg/m^2。

6. 劳动强度：中等体力劳动。

7. 运动方式：打太极拳、做操，平时运动量较少，每日步行＜1000 步。

8. 实验室检查：血红蛋白 137g/L，总蛋白 70.4g/L，血清白蛋白 34.5g/L。

9. 辅助检查：粪便隐血试验（＋）；直肠指检可触及质硬凹凸不平包块；肠镜检查结果提示腺癌，中低分化；心电图提示窦性心律不齐，ST-QTc 间期延长，U 波增高（提示低钾血症）。

10. 手术治疗方式：全身麻醉下直肠癌根治术。

11. 膳食医嘱：半流食。

【营养风险筛查】

1. 肿瘤患者的营养筛查可以选择任何验证有效的工具，在临床上，医师、营养师、护理人员都要掌握营养筛查方法，所有患者都应进行营养风险筛查，推荐采用 NRS-2002，对筛查有风险的患者应进一步进行营养风险评估，推荐将患者主观整体评估（patient-generated subjective global assessment，PG-SGA）作为营养评估工具，筛选出有营养风险的患者，能够明显受益于营养治疗。

2. BMI：29.1kg/m^2。

3. 血检验结果：血红蛋白 137g/L，总蛋白 70.4g/L，血清白蛋白 34.5g/L。

【营养评估】经 NRS-2002 营养风险筛查，患者营养评分≥3 分，有营养风险（评定依据：根据疾病程度患者需行腹部大手术，有 2 分；年龄＞70 岁，1 分，综合评定 3 分）。

1. 粗粮摄入不足：患者是黑龙江哈尔滨人，平日喜面食，以馒头、米饭、油饼为主食，每餐主食＞250g，碳水化合物摄入过多，粗粮搭配少。

2. 口味过重：喜食五花肉、牛羊肉（红肉居多）、炖鸡及鸭肉，摄入食盐每天＞10g。

3. 高脂、高热量饮食：炒菜炖肉油多，摄入油脂量每天＞30g，每天饮白酒 100～150g，1g 白酒相当 7kcal 的热量。

4. 水果蔬菜摄入不足：新鲜绿叶蔬菜、水果、富含膳食纤维的食物摄入较少。

5. 生活较规律，平日打太极拳、做操，运动量适当，但脂肪产生大于消耗。

6. BMI： 29.1kg/m², 肥胖。

7. 患者饮食结构不合理，营养搭配不均衡。

【知信行教育模式】通过实施知信行教育模式，了解到患者有意愿改变高油、高脂肪等不良饮食习惯，由于近期大便习惯改变 4 个月余，大便次数增多，伴有里急后重感，每日大便 6 ～ 7 次，呈稀便，便后仍有肛门坠胀感，便血 3 个月余，严重影响生活质量，已行直肠癌根治术。

【膳食治疗原则】肿瘤患者营养疗法目的是给患者提供热量及营养素，纠正营养不良，同时更重要的目标是调节代谢，控制肿瘤。理想的肿瘤营养应该实现两个目标，即热量达标和蛋白质达标，热量确定需要依据疾病情况、患者基础代谢状况、身体活动能力等进行个体化评定，以确定适宜的热量目标需求量，一般推荐卧床者 25kcal/（kg·d），活动者 30kcal/（kg·d）；肿瘤患者蛋白质代谢存在异常，蛋白质合成和分解代谢均增加，骨骼肌蛋白质消耗增加是蛋白质代谢的特征之一，恶性肿瘤患者推荐提高蛋白质摄入量，尤其提高优质蛋白质摄入比例。蛋白质术前供给量推荐 1.0 ～ 1.5g/（kg·d），严重消耗者 1.5 ～ 2.0g/（kg·d），高蛋白饮食对肿瘤患者、危重症患者、年老患者有益，建议一日三餐均衡摄入。

1. 推荐治疗膳食：低盐、低脂肪、高蛋白富含膳食纤维饮食。结合患者饮食喜好及病情制订食谱，选择健康平衡膳食，指导患者改变不良行为，纠正不良饮食习惯。

2. 中体力劳动者：计算每日所需总热量，身高 176cm，体重 90kg，BMI 29.1kg/m²，肥胖。理想体重为 176-105=71 kg，每日总热量为 71×30=2130kcal，全天总热量 ≤ 2130kcal，其中碳水化合物占总热量的 55% ～ 60%，蛋白质占 15% ～ 20%，脂肪占 25% ～ 30%，食盐 < 5g/d，油 < 25g/d。

3. 避免食用动物性脂肪、内脏、红肉等胆固醇高的食物。

4. 术后营养支持

（1）直肠癌患者无论接受根治手术还是姑息手术，推荐按照加速康复外科（ERAS）原则和流程实施围手术期营养管理；ERAS 的营养环节包括避免长时间禁食，不常规肠道准备，术前 2 小时口服液体和碳水化合物，以及术后第 1 天恢复口服饮食；建议对于术前存在高营养风险或营养不良的患者，应给予 10 ～ 14 天或更长时间营养治疗，首选肠内营养（EN），如果肠内营养（EN）不能满足患者的热量需求，建议术前给予肠外营养（PN）；术后的营养治疗首选口服营养补充剂（ONS），建议术后早期（< 24 小时）经口进食，即可配合流食开始 ONS

营养治疗。对于并发肠梗阻或吻合口瘘患者，推荐给予肠外营养（PN）治疗；患者的治疗既要补充营养，又要结合患者自身对饮食耐受情况，区别对待。

（2）禁食、水期间使用肠外营养；热量供给推荐卧床患者为25kcal/（kg·d），非卧床患者为30kcal/（kg·d），热量中50%～70%来源于糖类，30%～50%由脂类提供；蛋白质需求量从术前1.0～1.2g/（kg·d）增加到术后1.2～1.8g/（kg·d）；糖类通常需要通过摄入3～4g/（kg·d）来满足需求，不低于2g/（kg·d），总量以不少于100g为宜；脂类为1.5～2g/（kg·d），同时确保每天适量的矿物质（电解质及微量元素）、维生素。

【健康教育】

1. 教会患者把握饮食总原则：低脂肪、高蛋白、富含膳食纤维，控制总热量。

2. 指导患者术后饮食应遵循少食多餐、循序渐进的模式，由清流食→流食→半流食→普食逐渐过渡。

3. 鼓励患者改变饮食习惯：将红肉替换为白肉，如猪肉、牛肉、羊肉替换成鱼肉、虾肉、禽类肉，将部分主食替换为全谷物、杂豆类及薯类等，增加膳食纤维丰富的新鲜水果及绿叶蔬菜摄入。

4. 教会家庭烹饪者控盐、控油的技巧：将家中盛盐器皿换成有刻度容器，每次炒菜使用小勺，教会患者识别生活中器皿量，例如盐5g高度约等于平啤酒瓶盖，油10g约等于家用一瓷勺容量，建议家中配备厨房秤。

5. 教会患者使用NRS-2002评估表；教会患者及其家属学会看食品成分表及营养成分含量。

6. 指导患者养成每周测量体重的习惯，因为稳定的体重对患者日后化疗与提高生存质量都有一定意义。

7. 督促患者限制饮酒或戒酒，不得已情况时应少量，建议白酒每天25～50ml，葡萄酒每天100～150ml，啤酒每天＜250ml。

8. 关注患者在改变饮食习惯过程中的心理变化，愉快接受饮食指导。

三、相关知识链接

（一）知信行模式

1. 知信行健康教育模式是一种旨在提高个人健康知识、培养正确观念和促进健康行为的教育方法。该模式以健康教育为基础，通过传授相关知识和信息，引导个体形成正确的信念，最终促使他们采取积极的健康行为。

2. 教育模式的重点是在教育过程中激发个体对健康问题的关注，并提供科学、可靠的信息与知识。通过了解和理解健康问题的原因、症状和预防方法，个体可以获得准确的健康知识。

3. 知识的传递只是知信行健康教育模式的第一步。在建立知识基础之后，个体需要形成正确的信念和态度。这包括确信健康行为对个人的重要性及对健康风险的认识。个体还需要相信自己能够采取行动来促进自己的健康。

4. 知信行教育模式通过鼓励个体采取有效的健康行为来实现教育目标。这些行为包括积极参与身体锻炼、保持良好的饮食习惯、避免有害物质等。通过将知识转化为行动，个体能够在实践中获得健康益处。

5. 知信行健康教育模式提供了一个系统性的方法来培养个体的健康意识、信念和行为。通过综合运用知识、信念和行为三个方面的教育方法，旨在帮助个体形成正确的健康观念，并促使他们根据这些观念采取健康行为，这一模式在健康教育中具有重要的价值。

（二）营养风险筛查工具

2003 年欧洲肠外肠内营养学会（ESPEN）颁布的《营养风险筛查指南》指出 NRS-2002 评分是基于 128 项循证医学结果得出的营养风险筛查工具，对 NRS-2002 评分 ≥ 3 分的胃肠手术患者和肿瘤患者进行营养评估，对术前制定合理的营养治疗方案和术后临床结局预测均有良好的指导意义（表 9-7，表 9-8）。

表 9-7　营养风险筛查 NRS-2002 初筛表

	问题	是	否
1	BMI $< 20.5kg/m^2$		
2	最近 1 个月内患者体重有丢失吗？		
3	最近 1 周内患者的膳食摄入有减少吗？		
4	患者的病情严重吗？（如在重症监护中）		

注：如果任何一个问题的答案为"是"，则按表 9-7 进行最终筛查；如果所有问题的答案均为"否"，每隔一周要重新进行筛查。如果患者有大手术，则要考虑预防性营养治疗计划以避免大手术所伴随的风险

表 9-8　NRS-2002 最终筛查表

		营养状况			疾病严重程度（＝需要量的增加）
无	0 分	体重 / 饮食无明显变化	无	0 分	无下列疾病
轻度	1 分	1 个月内体重丢失 1.67% 以上；或近一周饮食比未生病时减少 25% 以上	轻度	1 分	髋骨折、慢性病有并发症；肝硬化、慢性阻塞性肺疾病、血液透析、糖尿病、一般肿瘤患者

续表

		营养状况			疾病严重程度（＝需要量的增加）
中度	2分	1个月内体重丢失2.5%以上；或近一周饮食比未生病时减少50%以上	中度	2分	腹部大手术、卒中、重症肺炎、血液系统恶性肿瘤患者
严重	3分	1个月内体重丢失5%以上；或近一周饮食比未生病时减少75%以上	严重	3分	颅脑损伤、骨髓移植、重症监护的患者（APACHE Ⅱ＞10分）
得分：			得分：		
年龄 如果年龄≥70岁，在总分基础上加1分			总分：		

注：分数≥3分：说明患者存在营养风险，需要营养支持；分数＜3分：患者需要每周重测，如果患者安排有重大手术，要考虑预防性的营养支持以避免联合风险状况

（三）ERAS 相关概念

加速康复外科（enhanced recovery after surgery，ERAS）1997年由丹麦哥本哈根大学 Henrik Kehlet 教授提出，是指根据现有的循证医学数据，采用多模式策略，优化围手术期处理措施，减少手术患者的生理及心理应激创伤，使机体内环境处于稳定状态，最终达到改善手术患者术后恢复情况、缩短住院时间和减少并发症为目的。

（四）直肠癌患者营养治疗方式

1. 营养治疗五阶梯　自下而上分为饮食＋营养教育、饮食＋口服营养补充剂、全肠内营养（口服及管饲）、部分肠内营养＋部分肠外营养、全肠外营养。

2. 五阶梯营养治疗原则　肿瘤患者营养治疗应遵循五阶梯治疗原则，即首选饮食＋营养教育，然后依次向上一阶梯晋级，当下一阶梯不能满足60%目标热量需求3～5天时，选择上一阶梯治疗方式。

（1）第一阶梯：饮食＋营养教育是营养治疗最基础的手段，是最经济的干预措施，通过宣教的方式，改变患者的饮食模式。营养教育应满足患者个体化需要，有助于改善患者营养状况，提高生活质量，从而保证治疗的顺利进行。营养治疗需要有营养医师的参与，基于团队的模式定期开展。

（2）第二阶梯：口服营养补充（ONS）是指以特殊医学用途配方食品（FSMP）经口服途径摄入，补充日常饮食不足。经强化营养教育和咨询指导后，通过经口摄食仍然不能达到目标营养摄入量的患者，推荐使用 ONS。ONS 一般采用"3+3"模式，即在三餐中间增加3次 FSMP，每次150～250ml，全日补充

400～600ckal，可满足大部分中重度营养不良患者的热量需求。

（3）第三阶梯：全肠内营养（TEN）是以特殊医学用途配方食品（FSMP）取代食物提供全部所需热量及营养素，途径包括口服和管饲。当患者不能进正常饮食时，给予 TEN。首选鼓励患者口服，口服不足或不能口服时选择管饲。

（4）第四阶梯：当全肠内营养不能满足目标需求量时，推荐通过肠外营养补充肠内营养不足部分，称为部分肠外营养（PPN），也称为补充性肠外营养（SPN），即部分肠内营养（PEN）＋部分肠外营养（PPN）。此阶梯应以肠内营养为主，在肠内营养的基础上补充肠外营养，二者之间没有规定比例，根据患者的肠道耐受情况调整，若肠道耐受度高，肠外营养补充则少，反之则多。此方式在肿瘤终末期、肿瘤手术后、肿瘤放疗、肿瘤化疗中发挥着重要作用。

（5）第五阶梯：当患者存在胃肠功能障碍不能耐受肠内营养时，可短期使用全肠外营养（TPN），当可以耐受肠内营养时，转为部分肠外营养或全肠内营养。

针对直肠癌患者，做好定期的营养随访，认真记录患者的各项营养指标并做出客观评价，根据患者营养状况和病情确定营养供给标准和补给方式，制订个体化营养治疗方案与营养康复计划，以期提高肿瘤患者的生活质量。

第四节　胃癌全胃切除术后并发淋巴漏

学习目标

掌握全胃切除术后淋巴瘤患者的营养治疗原则，肿瘤患者所需热量、蛋白质的目标需求量计算及简明膳食量表计算。应用五阶梯治疗原则制订营养膳食。

一、概述

胃癌（gastric carcinoma）是全球范围内最常见的恶性肿瘤之一，其发病率和死亡率居所有恶性肿瘤的第 3 位。以根治性手术切除为主要治疗手段，淋巴漏是胃癌根治术后并发症之一，其发生率仅为 0.3%～0.7%；淋巴漏的发生主要与肿瘤分期、感染、手术方式、术后早期肠内营养、淋巴管异常有关。

在胃癌规范化治疗淋巴结清扫范围中国专家共识（2022 版）中，指出规范化淋巴结清扫是胃癌根治术的关键。为使根治性全胃切除术后生存获益最大化，至少应清扫 12 枚淋巴结，广泛淋巴结清扫与术后淋巴漏的发生率较高有关。腹腔热灌注治疗胃癌伴腹膜转移取得了较好的疗效，而腹腔热灌注的高温治疗与并发症淋巴漏有一定相关性，当患者发生淋巴漏后，机体可丢失大量的液体、长链脂肪酸及蛋白质等营养物质，进而出现严重的营养不良和免疫功能低下。

淋巴漏病程长，治疗难度大，给患者身体及心理均带来极大负担。及早发现、早期干预，精准护理对患者病情恢复至关重要，治疗淋巴漏的过程中，要根据腹腔引流液的颜色、性状、量，持续监测血清白蛋白指标，根据淋巴漏液量变化，评估患者全身营养状态，动态制订营养干预方法，运用正念呼吸法与疾病教育相结合，改善患者营养状态，促进患者康复。

二、典型案例

【场景】普通外科病房。

【案例】

1. 患者男，42 岁。主诉 10 个月前无明显诱因出现上腹部不适，饱餐后腹胀，伴反酸，偶有恶心，无嗳气，以"胃癌"诊断入院。

2. 职业：商人。

3. 既往史：乙型肝炎病史，入院前行四周期 SOX 方案（替吉奥 + 奥沙利铂）新辅助化疗。

4. 生活饮食习惯：内蒙古锡林郭勒盟，平时喜食肉食，因工作应酬多，饮食不规律。

5. 人体体格测量：身高 180cm，体重 75kg，BMI 23.1kg/m^2。3 个月内体重丢失 > 5%。

6. 劳动强度：中等体力劳动。

7. 运动方式：规律运动，喜欢游泳、慢跑，每周 3 次。

8. 实验室检查：腹腔引流液乳糜定性试验阳性，腹腔涂片苏丹Ⅲ染色镜检见多量脂肪微球。

9. 胃镜检查：胃底小弯侧可见直径约 2.5cm 肿物，质脆，触之易出血。胃体小弯侧见黏膜结节样改变，无糜烂、出血。

10. 病理检查：胃底小弯侧肿物可疑低分化腺癌；胃体小弯侧黏膜考虑中 – 低分化腺癌。

11. 入院前，行 4 个周期的辅助化疗后，腹部增强 CT 检查提示胃壁弥漫增厚，范围明显缩小，评估为部分缓解。

12. 手术方式：在全身麻醉下行剖腹探查、全胃切除术、D2 淋巴结清扫术、食管空肠 Roux-en-Y 吻合术。

13．相关辅助治疗

（1）术前行 4 个周期 SOX 方案（替吉奥＋奥沙利铂）新辅助化疗。

（2）术后行三次腹腔热灌注化疗，化疗方案为洛铂＋雷替曲塞，灌注温度为43℃，灌注时间为 60 分钟。

14．膳食医嘱

（1）术前膳食：普食软饭＋口服营养补充（oral nutritional supplements，ONS）。

（2）并发淋巴漏后膳食分为 4 个阶段。

1）高峰期：禁食＋完全胃肠外营养（TPN）。

2）过渡期：部分肠外营养（TPN）＋部分肠内营养（PEN）。

3）缓解期：无脂高蛋白饮食过渡至低脂肪、高蛋白饮食。

4）康复期： 低脂肪、低钠、高蛋白饮食。

15. 治疗转归：住院时间 63 天，持续 49 天淋巴漏病程，淋巴液丢失总量80 230ml，通过动态营养干预，引流液由乳糜样转为清亮，引流量逐渐减少，患者恢复良好。

【营养风险筛查】

1. 术前应用营养风险筛查工具（NRS-2002），患者 3 个月内体重丢失＞5%，计划腹部大手术，营养风险评分 3 分，存在营养不良的风险。

2. 营养评价指标

（1）术前：血小板计数 48×10^9/L，提示血小板低。

（2）淋巴漏期间：血清白蛋白最低至 20g/L，体重 75kg 降至 66kg；BMI 由 $23.1kg/m^2$ 降至 $20.3kg/m^2$。

3. 实验室检查：留取双侧腹腔引流液样本进行乳糜定性试验，检验结果显示乳糜定性试验阳性，腹腔涂片苏丹Ⅲ染色镜检见多量脂肪微球等。

【营养评估】

1. 患者入院时，主诉饱餐后腹胀，伴反酸，偶有恶心消化道症状，食物摄入不足。

2. 计划行腹部手术，患者总热量摄入不足，胃癌肿瘤患者热量及蛋白质的目标需求量计算，患者每日摄入膳食总热量（kcal）及蛋白质的目标需求量，远远低于每日身体所消耗量。

3. 应用简明膳食量表（simple dietself-assessment tool，SDSAT）计算患者术前实际热量需求。

4. 蛋白质摄入不足：由于患者淋巴漏，双侧腹腔引流液丢失大量的液体、长链脂肪酸及蛋白质等营养物质。

5. 营养评定方法：采用 PG-SGA 营养评定量表，患者定量评价为 9 分，定性评价为重度营养不良。

【正念呼吸疗法】医护人员正确使用引导语让患者闭眼、集中精力，缓慢进行深呼吸，让意识游走于身体各个部位，逐一放松肢体，使患者专注于呼吸来提高自我意识和提升心理状态，缓解疾病带来的自身情绪压力，患者放松心情、焦虑症状减轻有助于疾病康复。

【膳食治疗原则】

1. 术前膳食　普食软饭 +（肠内营养粉 TP）+ 鸡蛋。

根据患者术前饮食情况制订患者个性化膳食。通过 NRS-2002 营养风险筛查表及简明膳食量表（simple dietself-assessment tool，SDSAT）计算患者术前实际能量需求。根据 ESPEN 指南推荐胃癌患者营养摄入热量为 25 ～ 30kcal/（kg·d），蛋白质 1.2 ～ 1.5g/（kg·d）。

该患者的体重为 75kg，因患者处于围手术消耗期，故取推荐量最高值，计算出该患者目标需求量热量为 2250kcal，蛋白质为 112.5g；通过计算该患者的实际热量需求量为 1500kcal，蛋白质为 60g；需要补充热量为 750kcal，蛋白质质为 52.5g，肠内营养粉一听的热量为 1800kcal，其中一平勺约 45kcal，蛋白一平勺约 1.5g，告知患者每日 3 次 / 日，每次 6 勺。三餐各加 1 颗水煮鸡蛋。每日热量及蛋白质达到目标量的 80% 即为达标。

2. 术后膳食　将膳食分为 4 个阶段：高峰期（禁食 + 完全胃肠外营养 TPN）、过渡期（部分肠外营养 TPN + 部分肠内营养 PEN）、缓解期（无脂高蛋白饮食过渡至低脂高蛋白饮食）、康复期（低脂肪、低钠、高蛋白饮食）。

正常情况下成人有 2 ～ 4 L/d 淋巴液参与血液循环，饮食控制能够通过减少小肠乳糜管的淋巴回流来减少淋巴液生成，每天少于 500ml 的淋巴漏采用低脂肪饮食进行治疗；每天 500 ～ 1000ml，使用低脂肪饮食或完全胃肠外营养 TPN；每天超过 1000ml，使用全胃肠外营养治疗 TPN。结合患者引流量的变化及热量需求，①制订个体化精准的营养支持方案，将膳食分为 4 个阶段：高峰期、过渡期、缓解期、康复期。②根据精准计算淋巴漏液量选择营养支持方式。在此基础上，针对性制订营养干预方案如表 9-9。

3. 引流液量高峰期　引流液量达 2000 ～ 3500ml/d，持续时长 10 天。完全胃肠外营养液输注时需注意事项：①输液速度以 50 ～ 60 滴 / 分为宜，过快可加速淋巴漏液量；②保护好外周静脉，避免高渗透压药物引起的输液外渗发生，最好行中心静脉置管；③使脂肪乳与液体均匀混合，预防胰岛素附着营养袋壁，导致输入末期引起低血糖反应。

表 9-9　术后膳食方案分期 + 营养干预方案

膳食方案分期	引流液量(ml)	持续时间(天)	营养干预方案
引流液量高峰期	2000 ~ 3500	10	禁食＋完全胃肠外营养（TPN）
过渡期	500 ~ 1500	12	部分肠外营养（TPN）＋部分肠内营养（PEN）
缓解期	100 ~ 500	12	停用肠外营养，膳食模式由无脂肪、高蛋白饮食过渡至低脂肪、高蛋白饮食
康复期	0 ~ 100	15	低脂肪、低钠、高蛋白饮食

4. 过渡期　引流液量逐渐减少至 501 ~ 1500ml/d，持续时长 12 天。肠外营养支持：脂肪乳剂优选中链三酰甘油，因为中链三酰甘油直接进入门静脉转运到肝，不经过淋巴系统，通过中链脂肪酸的摄入又可使淋巴液产生减少，从而降低淋巴液的量。肠内营养支持：采用口服营养补充方式，口服选择中链三酰甘油（MCT）的肠内营养乳剂，口服时注意事项：①要遵循由少到多、由稀至浓的原则；②稳定后每次 100ml，共 5 次 / 日，早、晚各 1 次，三餐加服，观察患者是否有腹痛、腹胀及胃肠道症状。

5. 缓解期　引流液量减少至 101 ~ 500ml，持续时长 12 天。第一步：首先开始进食无脂肪、高蛋白饮食：由于患者全胃切除术后胃容量受限，血清白蛋白低，不及时补充蛋白会出现低蛋白性水肿，甚至引发感染。但大量的饮食摄入会增加淋巴液的产生，因此给予患者进食无脂肪、高蛋白饮食，每日 6 餐。该饮食口感差，从而导致患者难以接受，食欲减退，依从性差，要告知患者进食的目的，创造良好的就餐氛围，鼓励患者进食；通过改变食物造型及增加喂养次数，增加食物的颜色种类和样式，将食物调成稀糊状，提高患者的进食量。第二步：由无脂肪、高蛋白饮食过渡至低脂肪、高蛋白饮食：由 10g 逐步过渡到 50g 的脂肪含量食物，可以让肠道更容易消化和吸收，有效控制淋巴漏的量。

经过上述过度膳食治疗方案，患者逐步完成全天总脂肪 10g（纯素口腔半流食，每日 6 餐）、全天总脂肪 20g（低脂肪口腔半流食、每日 6 餐）、全天总脂肪 40g（低脂肪半流食、每日 4 餐）、全天总脂肪 50g（低盐、低脂肪、普食、每日 4 餐）饮食。告知患者进食时保持半坐卧位，饭后 30 分钟避免平躺；及时询问患者有无腹痛、腹胀、食管反流等不适，防止患者出现倾倒综合征。

6. 康复期　引流液量减少至 0 ~ 100ml，持续时长 15 天，患者进食低脂肪、低钠、高蛋白饮食。三餐中每餐主食可限制在 100g 以内，副食为豆制品、精瘦肉、蔬菜为主,禁忌饮用牛奶以免引起腹胀,强调减少此类食物摄入,严格遵循饮食清淡原则,积极配合饮食管理。患者胃切除术后存在后期热量摄入储备不足的可能,因此每次在饮食中添加50g麦芽糊精来增加热量。

【健康教育】

1. 教会患者应用正念呼吸疗法,缓解由于大量淋巴液渗出导致患者的心理压力和精神负担,帮助患者充分掌握正念减压疗法,引导患者将训练内容融入到每天的治疗中,通过自我训练的方式进一步缓解自身情绪的压力。

2. 告知患者及其家属禁用食物,如肥肉、肉汤、蛋黄等;禁食动物内脏、鱼子、肝、肾等,禁食油炸食物,如干炸里脊、鸡腿肉、狮子头等脂肪含量高的食物。

3. 告知患者和其家属,胃大部切除术后的营养治疗既要补充营养,又要结合患者对饮食的耐受情况,要做到定时定量、少食多餐、细嚼慢咽。

4. 解释由于每日大量的淋巴液渗出可导致机体丢失大量液体、长链脂肪酸、蛋白质等营养物质,进而出现严重的营养不良和免疫功能低下,因此要积极配合治疗。

5. 与患者及其家属进行半结构访谈,了解患者现况,讲解疾病的发生、发展、转归与诊疗计划,让其对疾病有科学、合理的认识,增加康复的信心。

三、相关知识链接

(一)腹腔内热灌注化疗(intraperitoneal chemohyperthermia)

通过将含化疗药物的灌注液加热到治疗温度、灌注到肿瘤患者的腹腔内、维持一定的时间,以预防和治疗腹膜转移及其引起的恶性腹水的一种治疗技术。

(二)半结构访谈

按照粗线条的访谈提纲进行的非正式访谈,该方法对访谈对象的条件、所要询问的问题等均只有粗略的基本要求。

(三)正念呼吸疗法

一种通过专注于呼吸来提高自我意识和提升心理状态的方法。具体方法:保持环境安静,让患者在引导语的指引下闭眼、集中精力,缓慢地进行深呼吸,让意识游走于身体各个部位,逐一放松肢体。深呼吸的方式采用平衡呼吸,即患者选用舒适的姿势,吸气时由1数到4,呼气时再由1数到4,待其适应后可继续放慢呼吸,数字可继续数到6或8,每天锻炼2次,每次15分钟,帮助患者充分掌握正念减压疗法,引导患者将训练内容融入正常的生活,通过自我训练的方式进一步缓解自身情绪压力。

（四）营养风险筛查工具

体重变化率（%）＝（原体重－现体重）/ 原体重 × 100%，正数为体重丢失率，负数为体重增加率。

（五）肿瘤患者简明膳食自评工具（simple dietself-assessment tool，SDSAT）

该工具由丛明华团队基于大量前期研究和临床经验于 2018 年开发了 SDSAT，是一个能快速简便评价患者进食状况的工具，根据患者每日进食情况可以快速计算每日进食热量，为营养干预提供依据（表 9-10）。

表 9-10　简明膳食自评工具

		1分	2分	3分	4分	5分
早餐		豆浆 200ml	米粥 100g 小菜 50g	米粥 100g 小菜 50g 鸡蛋 1 枚 牛奶 200ml	米粥 100g 小菜 50g 鸡蛋 1 枚 牛奶 100ml 花卷 50g	米粥 100g 小菜 50g 鸡蛋 1 枚 牛奶 100ml 花卷 50g
加餐		果汁 200ml	牛奶 200ml	果汁 200ml		苹果 100g
午餐		排骨汤 200ml	面条 100g 肉菜汤 100g	米饭 100g 汤 100g 肉炒菜 150g	米饭 100g 汤 100g 肉 50g 菜 150g	米饭 100g 汤 100g 肉 50g 菜 150g
加餐		牛奶 200ml			橘子 100g	橘子 100g
晚餐		米汤 200ml	米粥 100g 小菜 50g	米粥 100g 小菜 50g	米粥 100g 小菜 50g 牛奶 100ml	馒头 100g 汤 100g 鱼 100g 菜 150g
食物特征		以清流食为主，无肉、缺油	三餐半流食，无肉、缺油	一餐正餐，两餐半流食基本无肉，少油	两餐正餐，一餐半流食，少肉，少油	三餐正餐，主食、肉蛋、油脂充足
摄入状况 热量摄入	热量（kcal）	＜ 300	300 ～ 600	600 ～ 900	900 ～ 1200	1200 ～ 1500
	kcal/kg	＜ 5	5 ～ 10	10 ～ 15	15 ～ 20	20 ～ 25

续表

		1分	2分	3分	4分	5分
摄入状况 蛋白质摄入	蛋白质（g）	＜15	15～30	30～40	40～50	50～60
	g/kg	＜0.25	0.25～0.5	0.5～0.65	0.65～0.8	0.8～1.0
热量缺口	体重80kg	1400	1200	900	600	600
	体重75kg	1300	1100	800	500	
	体重70kg	1200	1000	700	400	
	体重65kg	1100	900	600	300	
	体重60kg	1000	800	500		
	体重55kg	900	700	400		
	体重50kg	800	600	300		
	体重45kg	700	500			
	体重40kg	600	400			
治疗原则		TPN				
		TF	EEN			
		EEN	TF			
		营养教育 +ONS+SPN	营养教育 +ONS+SPN	营养教育 +ONS+SPN	营养教育 +ONS	营养教育 +ONS+SPN

注：ONS. 口服营养补充；SPN. 补充性肠外营养；EEN. 口服全肠内营养；TF. 管饲肠内营养；TPN. 全胃肠外营养

（六）五阶梯治疗原则

五阶梯治疗原则：在选择饮食＋营养教育前提下，依次向上晋级选择口服营养补充（ONS）、全肠内营养（TEN）、部分肠外营养（PPN）、全肠外营养（TPN）。

（七）营养支持名词解释

1. 口服营养补充（ONS） 当膳食提供的热量、蛋白质等营养素在目标需求量的50%～75%时，应用肠内营养制剂或特殊制剂。医学用途配方食品（foods for special medical purposes，FSMPS）进行口服补充的一种营养支持方法。

2. 肠外营养（parenteral nutrition，PN） 又称静脉营养通过胃肠外（静脉）

途径为人体代谢需要提供基本营养素的营养支持疗法。

3. 全肠外营养（total parenteral nutrition，TPN） 患者需要的基本营养素均经静脉途径输入，不经胃肠道摄入的一种营养支持方式。

4. 补充性肠外营养（supplemental parenteral nutrition，SPN） 称部分肠外营养。当肠内营养无法满足热量的目标需求量时，通过静脉途径补充所需营养素的一种营养支持疗法。

5. 全合一营养液（all-in-onesolution） 又称全营养混合液（total nutrition admixture，TNA）。在特定场所（符合要求的超净配液中心）将患者肠外营养处方中的糖类、氨基酸、脂肪乳、电解质、微量元素、水溶性维生素和脂溶性维生素等各种成分，由经过培训的专门人员在符合相关法规要求的洁净环境中按一定比例和规定程序混合于1个输液袋中，进而通过外周或中心静脉输入患者体内的肠外营养混合液。

（八）PG-SGA 营养评定量表

PG-SGA 营养评定量表（patient-generated subjective global assessment，PG-SGA）是一个简便、无创、方便、有效、灵敏度及特异度均较高的复合评定工具，可以通过营养筛查及时发现有营养风险和营养不良的胃肠恶性肿瘤患者，采取针对性治疗及护理干预措施，从而改善患者的营养状况和临床结局。

PG-SGA 营养评定量表评估，该问卷包括两大模块，一是患者自评模块（包括体重变化、进食变化、营养相关症状、活动及身体功能）；二是医务人员评估模块（包括疾病与营养需求、代谢方面的需求、体格检查）均以 A、B、C 三级进行评价，A 级（0～1）：营养良好，B 级（2～8）轻/中度营养不良，C 级（≥9分）重度营养不良（表9-11）。

表 9-11　PG-SGA 营养评定量表评估

（一）患者自评模块

1. 体重		
1个月内体重下降率	评分	6个月内体重下降率
≥ 10%	4	≥ 20%
5%～9.9%	3	10%～19.9%
3%～4.9%	2	6%～9.9%
2%～2.9%	1	2%～5.9%
0～1.9%	0	0～1.9%

续表

2周内体重无变化	0	
2周内体重下降	1	

第1项计分：

2. 进食情况

在过去的1个月里，我的进食情况与平时情况相比：

☐无变化（0）

☐大于平常（0）

☐小于平常（1）

我目前进食：

☐正常饮食（0）

☐正常饮食，但比正常情况少（1）

☐进食少量固体食物（2）

☐只能进食流质食物（3）

☐只能口服营养制剂（3）

☐几乎吃不下食物（4）

☐只能依赖管饲或静脉营养（0）

第2项计分：

3. 症状

近2周来，我有以下的问题，影响我的饮食：

☐没有饮食问题（0）

☐恶心（1）　　☐口干（1）

☐便秘（1）　　☐食物没有味道（1）

☐食物气味不好（1）☐吃一会儿就饱了（1）

☐其他（如抑郁、经济问题、牙齿问题）（1）

☐口腔溃疡（2）　☐吞咽困难（2）

☐腹泻（3）　　☐呕吐（3）

☐疼痛（部位）（3）

☐没有食欲，不想吃饭（3）

第3项计分：

4. 活动和身体功能

在过去的1个月，我的活动：

☐正常，无限制（0）

☐与平常相比稍差，但尚能正常活动（1）

☐多数时候不想起床活动，但卧床或坐立时间不超过12小时（2）

☐活动很少，一天多数时间卧床或坐立（3）

☐几乎卧床不起，很少下床（3）

第1～4项计分（A评分）：

注：患者仅自评第1项～第4项。

（二）医务人员评估模块

5. 合并疾病

疾病
肿瘤、艾滋病（1）
呼吸或心脏疾病恶病质（1）
存在开放性伤口或肠瘘或压疮创伤（1）
年龄
超过65岁（1）
第5项计分（B评分）

6. 应激

应激	无	轻（1分）	中（2分）	重（3分）
发热	无	37.2～38.3℃	38.3～38.8℃	＞38.8℃
发热持续时间	无	＜72小时	72小时	＞72小时
是否用激素（泼尼松）	无	低剂量（＜10mg/d泼尼松或相当剂量的其他激素）	中剂量（10～30mg/d泼尼松或相当剂量的其他激素）	大剂量（＞30mg/d泼尼松或相当剂量的其他激素）

第6项计分（C评分）

7. 体格检查

项目	0分	1分	2分	3分
肌肉状况				
颞部（颞肌）				
骨部位（胸部三角肌）肩部（三角肌）				
肩胛部（背阔肌、斜方肌、三角肌）手背骨间肌				

续表

大腿（四头肌）				
小腿（腓肠肌）				
肌肉丢失总分				

第 7 项计分（D 评分）

总分 =A+B+C+D=

评估结果：

注：0 ～ 1 分，营养良好；2 ～ 3 分，可疑或轻度营养不良；4 ～ 8 分，中度营养不良；≥ 9 分，重度营养不良

参考文献

[1] Blot W J, Devesa S S, Kneller R W, et al. Rising incidencce of adenocarcin oma of the esophagus and gastric cardia.JAMA, 1991, 265（10）:1287-1289.

[2] Sung H,Ferlay J,Siegl RL, et al.Global cancer statistics 2020 :GLOBOCAN estimates of incidence and mortality worldwide for 36 cancers in 185 countries[J].CA Cancer J Clin,2021,71(3):209-249.

[3] 李子禹, 闫超, 李沈.胃癌围手术期营养治疗中国专家共识(2019 版)[J].中国实用外科杂志，2020,40（2）:145-151.

[4] 吴国豪, 谭善军.胃肠外科病人围手术期全程营养管理中国专家共识（2021 版）[J]. 中国实用外科杂志，2021,41（10）:1111-1125.

[5] Hsu PI,Chuah SK,Lin JT,et al.Taiwan nutritional consensus on the nutrition management for gastric cancer patients re-ceiving gastrectomy[J].J Formos Med Assoc,2021,120(1 Pt 1):25-33.

[6] 石汉平.肿瘤营养疗法 [J]. 中国肿瘤临床，2014，41（18）:1141-1145.

[7] 陈文辉，董志勇，田文，等.肥胖代谢病合并甲状腺癌外科治疗中国专家共识（2021 版）[J]. 中国实用外科杂志，2022，42（1）：24–29.

[8] 任艳军,张铁威,刘庆敏,等.杭州市居民膳食模式与甲状腺癌的病例对照研究[J].预防医学，2020，32（11）：5.

[9] Hochbaum G M. Public Participation in Medical Screening Programs： A Socio-psychological Study （Public Health Service Publication No. 572）[M]. Washington，DC: Government Printing Office, 1958.

[10] 中华人民共和国国家卫生健康委员会医政医管局.甲状腺癌诊疗指南（2022 年版）[J]. 中国实用外科杂志，2022，42（12）：1343–1357，1363.

[11] Ferlay J, Soerjomataram I, Dikshit R, et al. Cancer incidence and mortality worldwide：sources，methods and major patterns in GLOBOCAN 2012[J].Int J Cancer，2015，136（5）：E359–E386.

[12] Kondrup J, Allison S P, Elia M, et al. ESPEN guidelines for nutrition screening 2002[J].Clin NUTRAN，2003，22（4）：415–421.

[13] 中华医学会外科学分会结直肠外科学组，中华医学会外科学分会营养支持学组，中国医

师协会外科医师分会结直肠外科医师委员会 . 结直肠癌围手术期营养治疗中国专家共识（2019 版）[J]. 中国实用外科杂志，2019，39（6）：533-537.

[14] Hendry P O, Hausel J, Nygren J, et al. Determinants of outcome after colorectal resection within an enhanced recovery pro-gramme[J]. Br J Surg，2009，96（2）：197-205.

[15] 丛明华，石汉平 . 肿瘤患者简明膳食自评工具的发明 [J]. 肿瘤代谢与营养电子杂志，2018，5（1）：11-13.

[16] 于媛，李敏，丛明华 . 简明膳食自评工具在食管癌术后患者中的应用评价 [J]. 肿瘤代谢与营养电子杂志，2020，7（4）：443-447.

[17] 曾英彤，周婧 . 肠外肠内营养临床药学实践共识（2022 年版）[J]. 今日药学，2023，33（6）：414-421.

[18] 邓修民 . 胃癌根治术后淋巴瘘的治疗现状 . 右江民族医学院学报，2012, 34（6）：795-796.

[19] 王志家 . 胃癌根治术后淋巴漏的原因及处理 [J]. 现代医药卫生，2014，30（18）：2808-2809.

第 10 章

肝胆胰外科疾病

第一节　原发性肝细胞癌

学习目标

掌握原发性肝细胞癌患者的营养治疗原则，碳水化合物计算方法。熟练地将营养学知识应用于实践中。

一、概述

原发性肝细胞癌（primary hepatocellular carcinoma）是指起源于肝脏的恶性肿瘤，是消化系统常见的恶性肿瘤，源于肝细胞或肝内胆管细胞，而非由其他器官组织的癌症转移而来。肝癌发病率位居全球恶性肿瘤第五。其病因尚未完全阐明，目前认为其发生与肝硬化、病毒性肝炎及黄曲霉素等化学致癌物质和环境因素有关。常见的症状包括肝区疼痛、乏力、食欲减退、消瘦、发热等。其中肝区疼痛多为持续性钝痛或胀痛，消化道症状如食欲减退、消化不良等也较为常见。肝癌晚期可出现恶病质，并伴随转移灶症状，如咳嗽、咯血、胸痛和血性胸腔积液等。

由于患者的肝脏组织结构改变和肝损伤，常出现食欲减退和恶心、呕吐等消化道不良反应，加之肿瘤的快速生长和机体高代谢状态，使患者体内蛋白质和其他营养物质严重消耗，肝癌患者营养不良的发生率高达 73%。营养不良是肝癌预后的独立危险因素，营养不良降低肝癌患者对手术及放、化疗的耐受性和治疗效果，降低患者的生活质量，而且增加手术患者术后并发症和放、化疗不良反应的发生率，延长住院时间，增加死亡风险。良好的营养支持能够改善肝癌患者的肝功能、降低营养不良发生率、提高生活质量和延长生存期。因此，科学合理的营养支持是肝癌治疗必不可少的组成部分。

二、典型案例

【场景】肝胆胰外科医学部病房。

【案例】

1. 患者男，55 岁。因近期右上腹疼痛、消瘦、黄疸等症状就诊，近 2 个月体重明显下降 10kg，食欲差，进食甚少，以"原发性肝细胞癌"收治入院。

2. 职业：自由职业 20 年。

3. 既往史：脂肪肝，酒精性肝病 5 年，乙肝病史 20 余年，未规律服药治疗。

4 生活饮食习惯：甘肃人，平日喜面食，口味偏重，经常熬夜应酬，每周 5 次在外与朋友聚餐，熬夜，吃夜宵，多为烧烤、喝啤酒，吸烟 20 年，每天 20 支左右。三餐饮食后无吃水果的习惯，不喜欢吃蔬菜，纤维膳食摄入不足，饮食结构单一。

5. 人体体格测量：身高 175cm，体重 85kg，BMI 27.76kg/m^2。

6. 劳动强度：轻体力劳动。

7. 运动方式：无规律运动，每天步数 < 1000 步。

8. 实验室检查：甲胎蛋白（AFP）400ng/ml，丙氨酸转氨酶（ALT）53.1U/L，总胆红素 30.2μmol/L，直接胆红素 9.8μmol/L。

9. 腹部 B 超：显示肝脏内有一个大小约 5cm×6cm 的占位性病变，形态不规则，边界不清。

10. 腹部 CT：进一步证实肝脏内占位性病变，考虑肝癌可能性大。

11. 腹部 MRI：显示肿瘤内部有坏死和出血，与周围肝组织分界不清。

12. 手术治疗：肿瘤虽然体积较大，但可选择实施右半肝切除术，术后进行外部放射治疗，将射线从体外照射到肝癌病灶上，加以静脉化疗药物输入配合以杀灭残留的癌细胞，减少复发风险。

13. 术后病理结果显示瘤床呈大片凝固型坏死，未见存活肿瘤细胞，可见少量纤维组织及炎症细胞浸润。

14. 膳食医嘱：术前患者需严格遵循低盐、低脂肪、高蛋白饮食原则，戒酒戒烟，增加维生素和膳食纤维摄入，改变饮食结构。术后初期：以流质或半流质饮食为主，逐渐过渡到正常饮食。

【营养风险筛查】

1. 详细询问患者的饮食习惯、摄入量及食欲变化，了解是否存在恶心、呕吐、腹泻等消化道症状。同时，观察体重动态变化、皮肤、精神状态等体征，有助于初步判断患者的营养状况。

2. 应用营养风险筛查工具（NRS-2002）对患者进行营养风险评估。患者近期食物摄入减少，体重下降 10kg，营养风险评分 3 分。

3. 实验室检查：血浆白蛋白 31.1g/L，红细胞计数 2.88×10^{12}/L，根据生化检查指标提示有低蛋白血症。

4. 通过营养风险筛查，发现患者有营养不良风险。

【营养评估】

1. 该患者饮食结构不合理、蛋白质摄入不足、膳食纤维缺乏等问题。

2. 碳水化合物摄入过多：患者甘肃人，平日喜面食，如面条、包子、饺子等碳水化合物摄入过多。

3. 口偏过重：在外聚餐多，多为烧烤、重油、重辣。

4. 脂肪摄入过多：每周 5 次在外聚餐、饮白酒、啤酒。

5. 水果蔬菜摄入不足：每日无新鲜绿叶蔬菜、水果、富含膳食纤维的食物。

6. 钠盐摄入过多：烧烤属于重盐饮食。

7. 生活不规律，无运动习惯，上下班开车，久坐不动，运动量不足，脂肪产生大于体能消耗。

8. BMI：27.76kg/m^2，超重。

【动机性访谈】通过对患者实施动机性访谈，了解到近 2 个月间断出现右上腹疼痛、体重进行性下降，心理压力大，导致失眠，严重影响身体健康及生活质量，患者有意愿改变目前的不良生活方式，能够接受右半肝切除术，术后放疗加静脉化疗药物输入配合以杀灭残留的癌细胞，减少复发风险，以期提高生存质量。

【膳食治疗原则】针对原发性肝细胞癌，制订膳食治疗原则。

1. 术前营养评定

（1）总热量：充足的热量可以减少对蛋白质的消耗，减轻肝脏负担。间接测热法可以实际测量机体静息热量消耗值，无法测定时可采用体重公式计算法或热量预测公式法。目前认为，提供热量 25 ～ 30kcal/（kg·d）能满足大多数非肥胖患者围手术期的热量需求，而 BMI ≥ 30kg/m^2 的肥胖患者，推荐的热量摄入量为目标需要量的 70% ～ 80%。

（2）非蛋白热量物质：包括碳水化合物和脂肪。提供充足的非蛋白热量，可减少蛋白质消耗，促进肝糖原合成和储备。碳水化合物应作为主要热量来源，其供给量应占总热量的 65%。脂肪供给量一般应低于正常人，可占全日总热量的 15% ～ 20%。

（3）蛋白质：围手术期患者蛋白质的目标需要量为 1.5 ～ 2.0g/（kg·d），其中50%以上应为优质蛋白质。术前给予高蛋白，可纠正病程中蛋白质的过度消耗，防止术后出现低蛋白血症，以促进手术伤口愈合，减少术后并发症的发生。

（4）维生素：一般应从术前 7～10 天开始，每天补充维生素 C 100mg，胡萝卜素 3mg，维生素 B_1 5mg，维生素 PP 50mg，维生素 B_6 6mg。在有出血或凝血机制障碍时，需补充维生素 K 15mg/d。

（5）合并肝功能不全：需依据病情给予高热量、适宜蛋白质、低脂肪膳食，并充分补充各种维生素，促进肝细胞再生，恢复肝功能；严重肝病患者，可选用含支链氨基酸较高的营养制剂，限制芳香族氨基酸的摄入，以免诱发肝性脑病。

2. 术后营养评定　营养治疗五阶梯。第一阶梯：饮食＋营养教育；第二阶梯：饮食＋口服营养补充；第三阶梯：全肠内营养（口服及管饲）；第四阶梯：部分肠内营养＋部分肠外营养；第五阶梯：完全肠外营养。

肿瘤患者营养治疗应遵循五阶梯治疗原则，即首选饮食＋营养教育，然后依次向上一阶梯晋级，当下一阶梯不能满足 60% 目标热量需求 3～5 天时，选择上一阶梯治疗方式。

（1）第一阶梯：饮食＋营养教育是营养治疗最基础的手段，是最经济的干预措施，通过宣教的方式，改变患者的饮食模式。

例如：增加蛋白质摄入量，选择乳、蛋、鱼、肉、豆类等优质蛋白质。总体上说，动物蛋白优于植物蛋白，乳白蛋白优于酪蛋白。荤素搭配（荤：素=1/3 : 2/3）。控制红肉（猪肉、牛肉、羊肉）及加工肉（如香肠、火腿）摄入。增加蔬菜、水果的摄入量，每日蔬菜和水果共要求摄入 5 份（蔬菜 1 份约 100g，水果 1 份约 1 个），要求色彩、种类越多越好；增加全谷物、豆类摄入。避免食入含糖饮品、过咸食物及盐加工食物（如腌肉、腌制蔬菜）。

（2）第二阶梯：口服营养补充（ONS），指以特殊医学用途配方食品（FSMP）经口服途径摄入，补充日常饮食的不足。经过强化营养教育和咨询指导后，通过经口摄食仍然不能达到目标营养摄入量的患者，推荐使用 ONS。ONS 的使用时机：当膳食只能满足目标营养需求量的 50%～75% 时，通过餐间补充，一般采用"3+3"模式，即在三餐中间各增加 1 次。

（3）第三阶梯：全肠内营养（TEN）是以 FSMP 取代食物提供全部所需热量及营养素，途径包括口服和管饲。当患者不能进食正常饮食时，给予 TEN。首先鼓励患者口服，口服不足或不能口服时选择管饲。

（4）第四阶梯：当全肠内营养不能满足目标量需求量时，推荐通过肠外营养补充肠内营养不足部分，称为部分肠外营养（PPN），也称为补充性肠外营养（SPN），即部分肠内营养（PEN）＋部分肠外营养（PPN）。此阶梯应以肠内营养为主，在肠内营养的基础上补充肠外营养，二者之间没有固定比例，根据患者的肠道耐受程度调整，若肠道耐受度高，肠外营养补充则少，反之则多。此方式在肿瘤终末期、肿瘤手术后、肿瘤放疗、肿瘤化疗中发挥着重要作用。

（5）第五阶梯：当患者存在胃肠功能障碍不能耐受肠内营养时，可短期使用全肠外营养（TPN），当可以接受肠内营养时，转为部分肠外营养或全肠内营养。

3. 放、化疗患者饮食指导原则

（1）放疗患者饮食：优质蛋白和抗氧化维生素丰富的食物，如鸡蛋、鱼禽畜瘦肉、豆腐、胡萝卜、西蓝花、橙子等。为增强食欲可加用少量食盐缓解口中乏味感。

（2）化疗患者饮食：化疗期间建议患者采用高蛋白、高维生素饮食模式，摄取足量的富含蛋白质的食物，如鸡蛋、大豆类及豆制品、乳类。贫血患者还应适量补充富含铁的食物，包括红肉、动物血制品、动物肝脏等。蔬菜和水果中富含抗氧化维生素及膳食纤维，有助于减轻化疗反应，改善胃肠功能，建议每天摄入300 ~ 500g 新鲜蔬菜和水果，为减轻化疗期间消化道负担，注意选择清淡细软、易消化的食物，宜选用清淡少油的浓流食或半流食。

（3）摄入抑癌抗癌食物：一些食物具有抑癌抗癌的作用，如大蒜、葱、姜、灵芝、香菇等。这些食物中的活性成分有助于抑制肿瘤细胞的生长和扩散，提高机体免疫力。因此，患者在饮食中可适当增加这些食物的摄入。

【健康教育】

1. 指导患者调整生活方式：戒烟、戒酒，降低肝脏负担，改善肝功能。

2. 指导患者规律生活，规律作息，保证充足的睡眠，有助于调节身体代谢，提高免疫力。

3. 指导饮食营养搭配建议：选择低糖、低脂肪食物，控制总热量摄入；多吃富含维生素、矿物质和膳食纤维的蔬菜和水果，改善肝功能；摄入优质蛋白如鱼、瘦肉和蛋类等，有助于维持身体的正常代谢和提高免疫力。

4. 规律服药：遵医嘱规律服药，不得随意更改药物剂量或停药。同时，定期监测肝功能等指标，以便及时了解病情变化和治疗效果。

5. 并发症预防与识别：如肝硬化、腹水、糖尿病足等，学会识别相关症状，及时就医。此外，还应积极预防感染、出血等常见并发症。

6. 心理支持与情绪管理：面对疾病的挑战，患者应保持积极乐观的心态，树立战胜疾病的信心。家属应给予患者足够的关心和支持，帮助其缓解焦虑、抑郁等不良情绪。如有需要，可寻求专业心理咨询师的帮助。

7. 家庭护理与陪伴支持：教会家属基本的家庭护理知识，协助患者监测血糖、帮助患者调整饮食等。同时，家属的陪伴和支持也能给予患者极大的精神力量，帮助他们更好地应对疾病带来的挑战。

三、相关知识链接

（一）动机性访谈

动机性访谈（motivational interviewing，MI）是一种特殊的访谈方法，起源于心理学和精神医学领域，由美国心理学及精神医学教授米勒（Miller）和英国心理学家罗尔尼克（Rollnick）创立。它主要基于行为分阶段转变理论、人本主义心理治疗的基本理论和认知失调理论，通过独特的面谈原则和谈话技巧，协助人们认识到现有的或潜在的问题，进而提升他们改变现状的动机。

1.动机性访谈具有以下核心特点

（1）以改变为目标：动机性访谈的主要目的是引导来访者识别并加强改变动机，从而推动他们采取行动解决困扰自己的问题。

（2）强调合作性：访谈中的咨访关系强调合作与互信，咨询师尊重来访者的自主性，并努力构建和谐的沟通氛围。

（3）引发性：咨询师通过提问和反馈，引导来访者自发地认识到改变的必要性，并激发其内在动力去采取行动。

（4）注重内部动机：动机性访谈致力于培养个体的内部动机和改变决心，而不是仅仅依赖外部压力或奖励。

在动机性访谈过程中，咨询师会运用一系列技巧，如表达共情、促进自我效能感、应对抵抗和呈现矛盾等，来帮助来访者深入探索自己的问题，并找到切实可行的解决方案。

2.动机性访谈的四个基本原则

（1）表达同情：沟通者对于患者的身体状态积极关注。

（2）发现差距：让患者意识到积极和消极行为的结果差异。

（3）化解阻力：直面问题，患者可能抵抗、关注可选择的变更选项、抵制改变。

（4）自我支持：使患者相信自己有能力做出改变。

（二）碳水化合物计数法

碳水化合物计数法是将计算一日正餐和点心等食物中碳水化合物的克数与餐后血糖水平联系起来，通过平均分配一日每餐中含有碳水化合物的食物，保证每餐中或每顿点心中含有相似碳水化合物数量，以达到控制血糖的目的。

碳水化合物计数法分为初级碳水化合物和高级碳水化合物。初级碳水化合物适用于使用降血糖药物及胰岛素治疗的患者；高级碳水化合物适用于胰岛素泵治疗的患者。食物血糖指数、热量、脂肪、膳食纤维不会影响餐前胰岛素的用量，不同种类的碳水化合物不会影响胰岛素的用量。

1 份碳水化合物指的是 15g 碳水化合物。个体每天需要碳水化合物的量应根据最小量和个体化原则来制订，每天最小量为 130g。每餐进食碳水化合物的量应遵循个体化，非超重男性每餐进食 4～5 份（60～75g）碳水化合物，非超重女性每餐进食 3～4 份（45～60g）碳水化合物。超重患者减少 1 份碳水化合物。每周有氧运动 3～5 次者，可增加 1 份碳水化合物。碳水化合物计数法首先应根据患者的理想体重和每天活动水平确定每天需要的总热量，其次确定每天碳水化合物需要量，最后制订适合病情的膳食计划。

第二节　原发性肝细胞癌和慢性乙型病毒性肝炎

学习目标

掌握原发性肝细胞癌和慢性乙型病毒性肝炎的治疗原则，能够对患者进行全面的健康教育和随访管理。

一、概述

原发性肝细胞癌是最常见的原发性肝癌类型，占所有肝癌病例的 75%～85%。其主要病因包括慢性乙型肝炎病毒感染、丙型肝炎病毒感染、酒精性肝病和非酒精性脂肪性肝病等。特别是在亚太地区和撒哈拉以南非洲，HBV 感染是原发性肝细胞癌的主要诱因。长期的慢性乙型病毒性肝炎会导致肝细胞的持续性炎症和损伤，最终可能进展为肝硬化和肝细胞癌。

原发性肝细胞癌早期症状不明显，往往疾病进展到晚期才被发现，常见症状包括乏力、食欲减退、体重下降、上腹部疼痛和黄疸等。

原发性肝细胞癌患者合并有慢性乙型肝炎，肝细胞大量受损，肝脏储备功能低下。而肝脏储备功能低下可造成糖代谢、脂代谢、蛋白质和氨基酸代谢等异常，导致胆汁分泌减少、肝脏解毒功能低下、凝血功能异常和免疫功能低下等，进而出现或加重营养不良，营养不良进一步影响肝癌患者预后，从而形成恶性循环。营养支持治疗可通过恰当有效的营养干预，改善患者营养状态和肝功能，增强对手术或其他治疗的耐受能力，减少治疗过程中的并发症，提高生活质量，延长存活时间。

二、典型案例

【场景】肝胆胰外科医学部。

【案例】

1. 患者男，58 岁。主诉近 6 个月乏力、食欲减退，近 1 个月出现腹痛、黄疸，体重明显下降。以"原发性肝细胞癌、慢性乙型病毒性肝炎"入院。

2. 职业：务农。

3. 既往史：乙型肝炎病史 15 年。

4. 生活饮食习惯：河北邢台人，平日喜油腻食物，口味较重，每周饮酒 5 次，饮白酒 5 两。

5. 查体：身高 172cm，体重 65kg，BMI 22.0kg/m²，肝大、质硬，肝区叩痛阳性。

6. 劳动强度：重体力劳动（务农）。

7. 运动方式：缺乏规律的运动，日常活动以散步为主。

8. 实验室检查：血清甲胎蛋白（AFP）528ng/ml（＜ 400ng/ml），HBV–DNA 定量检测阳性，肝功能异常。

9. 腹部超声：提示肝脏不规则，边缘不整齐。

10. 腹部 CT 检查：提示肝脏内有圆形实质病灶，考虑肝细胞癌，伴肝硬化。

11. 手术治疗：全身麻醉下行腹腔镜肝脏肿瘤切除术，术后病理显示肝细胞性肝癌，肿瘤无包膜，侵犯周围肝组织，邻近肝被膜，伴灶区出血坏死及脉管内癌栓形成，肿瘤组织背景中见少量淋巴细胞，浸润及多量纤维组织增生。

12. 术后治疗：针对慢性乙型肝炎，给予抗炎保肝抗病毒治疗，使用核苷类药物及干扰素治疗。

13. 膳食医嘱：①术前。进食清淡易消化的食物，避免食入干硬难消化的食物，以高蛋白、低脂肪为主，有助于肝功能的恢复，多吃富含维生素的食物，新鲜的水果、蔬菜，忌辛辣刺激性食物。②术后。由禁食逐渐过渡到流食、软食，再过渡到清淡、易消化、产气少的食物，少食多餐，均衡营养。

【营养风险筛查】

1. 膳食评估　应用 24 小时膳食回顾法，了解患者每天的膳食摄入情况，患者每天摄入大量高脂肪、高盐食物，蔬菜和水果摄入量严重不足，饮酒频繁。膳食结构不均衡，蛋白质和膳食纤维摄入量较低，有可能导致营养不良和维生素缺乏。

2. 体重指数和身体状况　患者身高 172cm，体重 65kg，BMI 22.0kg/m²，考虑患者长期高强度体力劳动和不规律的饮食习惯，有潜在的营养不良风险，尤其是由于肝功能异常引起的营养吸收障碍。

【营养评估】

1. 蛋白质摄入不足　由于患者存在肝功能异常和肝细胞癌，蛋白质代谢需求增加，但其饮食中优质蛋白质摄入不足。

2. 高脂肪、高盐饮食　患者饮食习惯中含有大量高脂肪和高盐食物，如油腻食物和腌制品，长期饮酒也进一步加重了肝脏负担。

3. 维生素和矿物质摄入不足　患者平时蔬菜和水果摄入量严重不足，导致维生素和矿物质的摄入不足，特别是维生素 A、维生素 C、维生素 E 及钙、镁、钾等矿物质。

4. 膳食纤维摄入不足　患者缺乏富含膳食纤维的食物，如全谷物、豆类和绿色蔬菜，导致消化系统负担加重。

5. 营养吸收障碍　由于肝功能受损，患者可能存在营养吸收障碍，进一步增加营养不良风险。需定期监测营养状态，进行针对性的营养补充和干预。

【动机性访谈】通过动机性访谈，患者认识到近期感觉乏力、腹痛和黄疸症状的严重性，患者愿意配合医护人员指导，调整饮食结构，减少高脂肪、高盐食物和酒精摄入，增加蛋白质和维生素的摄入；访谈中，患者重视健康教育，期待通过合理膳食和生活方式调整改善病情，延长寿命。

【膳食治疗原则】

1. 术前营养评定　原发性肝细胞癌伴有慢性乙型病毒性肝炎患者膳食治疗原则，依据疾病的急性期和慢性期分期。

（1）疾病急性期：此期患者由于消化、吸收不良，表现为食欲差、厌油等，因此急性期不过分强调营养的摄入，以免加重消化负担。应给予高蛋白、低脂肪半流食或流食，蛋白质 1.2～1.5g/（kg·d），优质蛋白占 50% 以上，脂肪 25～30g/d。

（2）疾病慢性期：供给充足营养，以保证患者不发生营养不良及促进疾病恢复。

1）热量适量：成人每天每千克体重 25～30kcal。热量供给以能够维持正常体重为宜。过低可导致蛋白质消耗增加，过高会导致脂肪肝，对肝功能的改善和恢复带来不利影响。

2）足量优质蛋白：为了促进肝组织的恢复，膳食中蛋白质供给应稍高，以 1.2～1.5g/（kg·d）为宜，约占总热量的 15%。肝炎患者由于消化吸收障碍，分解代谢作用加强，白蛋白、凝血因子合成减少等原因，容易出现负氮平衡。但不建议过高蛋白质供给，过高的蛋白摄入会增加肝脏负担。蛋白质的质和量同等重要。

膳食中优质蛋白的比例应占蛋白总量的 50% 左右。

3）适量脂肪：脂肪供给量以占总热量的 20%～25% 为宜。脂肪既可供给热量、必需脂肪酸，还可促进脂溶性维生素的吸收。对于脂肪肝或高脂血症者可参照相应病情进一步限制脂肪摄入。

4）充足的碳水化合物：可占总热量的 60%～70%，每天总量为 300～400g。肝炎患者糖的消耗增多，糖原贮存减少，在饥饿或进食不足时可能出现低血糖症状。碳水化合物还可以节省蛋白质，保护和改善肝功能。超出需要量的碳水化合物可导致脂肪肝。在急性期、食欲不佳、进食很少的情况下，可适当补充单糖、双糖和蜂蜜。到恢复期应以混合性碳水化合物为主，不主张过多摄入单、双糖类。

5）足量维生素和矿物质：B 族维生素有促进碳水化合物代谢的作用。维生素 C 能增加肝糖原的合成，参与脂肪和氨基酸的代谢，可改善毛细血管脆性，并有激活淀粉酶、精氨酶、组织蛋白酶的作用。肝脏贮存占体内 95% 的维生素 A，肝细胞能将胡萝卜素转变成维生素 A。肝脏疾病时维生素 A 的吸收受影响，肝细胞不能释放维生素 A，使血浆维生素 A 的浓度下降。维生素 D 25 羟基和维生素 K 的活化均在肝脏中进行。应注意上述维生素的膳食补充。肝炎如伴有脂肪痢时会有某些矿物质和微量元素缺乏，如钙、锌等，应注意膳食的补充。

6）注意事项：禁食油炸、酒类、刺激性食物、霉变食物，对于肝功能损伤的患者，由于其肝内代谢酒精所需的酶类减少，活力降低，从而影响了肝脏对酒精的解毒能力，即使少量饮酒也会使肝细胞进一步受损，导致肝病加重。对于刺激性食品应慎用或不用，以保护肝脏，避免饮食不当加重肝细胞损伤。腹胀时少喝牛奶、豆浆及其他产气食物影响患者的食欲，导致摄食量减少。少食多餐，每日可进 4～5 餐，每次进食不宜太多，减少肝脏负担。食物应新鲜、可口、易消化。在不妨碍营养原则的前提下，应尽量照顾患者的饮食习惯。

2. 术后营养评定　术后患者的能量需求通常高于常规，因为身体需要修复组织和对抗感染。

（1）热量：热量需求的计算应考虑患者的基础代谢率（BMR）和活动系数。术后早期，由于患者多数卧床，活动量减少，但由于应激状态，体内代谢率提高，因此总热量需求可能比平时增加 20%～30%。具体热量的计算可以使用哈里斯 - 本尼迪克特方程来估算 BMR，再根据活动系数调整总热量需求。

（2）活动系数：术后患者的活动系数通常较低，因为大部分时间需要卧床休息。在无并发症的情况下，活动系数可能在 1.2 左右，而在有感染或其他并发症的情况下，可能需要增加到 1.3～1.5，以支持增加的代谢需求。

在术后的营养管理中，根据患者的具体情况和恢复进度，可以将营养治疗分为术后早期、并发症出现期和康复期三个阶段。每个阶段的热量需求和营养策略有所不同，因此，确保患者接受适当的营养支持对于促进其恢复至关重要。

1）术后早期：重点是维持水平衡和提供足够的热量。此阶段应优先考虑液体和易消化的食物，如米汤、果汁、奶昔等。如果患者无法通过口服摄入足够的营养，可以考虑使用肠内营养（如鼻饲）或肠外营养（如静脉营养）。

2）并发症出现期：如果术后出现并发症如感染或器官功能下降，营养治疗需要调整以支持免疫系统和加速恢复。此时，增加蛋白质的摄入非常重要，以促进伤口愈合和组织重建。同时，应增加抗氧化剂（如维生素 C 和维生素 E）、Omega-3 脂肪酸和其他微量元素（如锌和硒）的摄入，这些都有助于减轻炎症和提高身体抵抗力。

3）康复期：此期患者开始恢复正常活动和饮食。此阶段的目标是通过充足的营养支持帮助患者恢复到术前的健康水平。应逐步增加食物的种类和量，强调营养的平衡，特别是提供足够的高质量蛋白质、复合碳水化合物、健康脂肪和丰富的维生素与矿物质。同时，鼓励患者根据能力逐步增加体力活动，以促进整体健康。

（3）在术后的营养评定中，蛋白质、脂肪、碳水化合物和维生素的平衡至关重要，以确保患者能够得到必要的营养支持，从而加快康复过程。以下是营养素的具体考虑和建议。

1）蛋白质：术后患者的蛋白质需求通常增加，以支持伤口愈合和组织再生。蛋白质的摄入应占总热量摄入的 15%～20%。推荐来源包括高质量的动物蛋白，如瘦肉、鱼类、禽类和乳制品，以及植物蛋白如豆类和豆制品。对于有肝功能不全或肾功能不全的患者，需要调整蛋白质的类型和量，避免过量摄入可能加重器官负担的氮质废物。

2）脂肪：脂肪是术后患者重要的热量来源，尤其当蛋白质需要用于修复和再生时。脂肪的摄入应占总热量的 20%～30%，优先选择利于心血管健康的单不饱和、多不饱和脂肪酸，如橄榄油、鱼油和坚果。避免过多饱和脂肪酸和反式脂肪酸的摄入，因为它们可能增加心血管疾病的风险。

3）碳水化合物：碳水化合物应作为术后患者的主要热量来源，占总热量摄入的 50%～60%。选择低血糖指数（GI）的复杂碳水化合物，如全谷物、豆类和根茎类蔬菜，可以提供持续的能量并支持肠道健康。应限制单糖的摄入，如精制糖和甜点，这些可能导致血糖波动和炎症。

4）维生素：维生素在术后恢复中发挥关键作用，特别是那些涉及免疫功能和细胞修复的维生素，如维生素 C、维生素 E 和 B 族维生素。维生素 C 和维生素 E 具有抗氧化作用，可以帮助减轻术后炎症，而 B 族维生素（如维生素 B_1、维生素

B6、维生素 B12 和叶酸）对神经系统和新细胞生成至关重要。应通过多样化饮食摄取足够的维生素，必要时可以考虑补充制剂。

5）矿物质：矿物质如铁、锌和硒对术后恢复也非常重要。铁负责运输氧气和支持热量代谢；锌是许多酶的组成部分，对免疫系统和细胞分裂至关重要；硒具有强大的抗氧化作用，可以帮助保护细胞不受自由基损伤。在术后通过均衡饮食确保这些矿物质的适量摄入是支持患者全面恢复的关键。

通过这些专门针对原发性肝细胞癌和慢性乙型病毒性肝炎患者的膳食治疗原则，旨在优化患者的营养状况，减少手术风险，并加快术后恢复。建议根据患者的具体情况调整膳食计划，确保治疗效果最佳。

【健康教育】

1. 教会患者掌握饮食总原则：高蛋白、高维生素、低脂肪、低盐、低胆固醇、控制总热量。

2. 鼓励患者改变饮食习惯，将高脂肪、高胆固醇的食物替换为健康的食物，如红肉替换为白肉（鱼肉、虾肉、禽类肉），全脂牛奶替换为脱脂牛奶，部分主食替换为杂粮和粗粮，增加新鲜蔬菜和水果的摄入。

3. 推荐患者需要增加鱼类、瘦肉和豆制品等高蛋白食物的摄入，以支持肝脏修复和功能维持。

4. 告知患者需严格控制脂肪和盐的摄入，推荐低脂肪、低盐饮食。

5. 告知患者增加维生素 A、维生素 C、维生素 E 及钙、镁、钾等矿物质，这些营养素对于肝脏健康至关重要，需增加其摄入量。

6. 告知患者需增加膳食纤维的摄入，有助于改善消化功能和降低胆固醇水平。

7. 教会患者定期监测营养状态，进行针对性的营养补充和干预。

8. 推荐健康烹饪方法，如蒸、煮、烤、炖，避免煎炸食物，减少油脂摄入。

9. 强调戒酒的重要性，酒精会加重肝脏负担，增加肝癌风险。建议患者完全戒酒。

10. 鼓励患者养成良好的生活习惯，适当进行体育锻炼，如每日步行至少 30 分钟，增加体力活动量，帮助改善整体健康状况。

11. 关注患者在改变饮食习惯和生活方式过程中的心理变化，提供情感支持，帮助患者愉快接受并坚持新的健康习惯。

12. 提供营养健康知识教育，使患者及其家属了解疾病与饮食的关系，掌握正确的营养知识。利用健康宣教材料、视频和 APP 工具进行教育，提高患者和家庭的健康意识和自我管理能力。

13. 鼓励患者在日常生活中，保持良好的心态和正常的作息习惯，这样可以有效地起到很好的保肝、护肝作用。

第三节　结肠癌肝转移

学习目标

掌握结肠癌肝转移的营养治疗原则，应用动机性访谈，使患者产生内在动机来执行于健康宣教内容的依从性。

一、概述

结肠癌是胃肠道中最常见的恶性肿瘤，我国以 41～65 岁人群发病率较高，近 20 年尤其在大城市发病率明显上升。结肠癌主要经淋巴结转移，首先到结肠壁和结肠旁淋巴结，再到肠系膜血管周围和肠系膜血管根部淋巴结，血行转移多见于肝，其次为肺、骨等。

国际上将结直肠癌确诊时同时发现的或在结直肠癌原发灶根治性切除术后 6 个月内发生的肝转移定义为同时性肝转移（synchronous metastases）；结直肠癌根治术后 6 个月后发生的肝转移，称为异时性肝转移（meta chronous metastases）（传统标准）。

结肠癌术后肝转移患者由原发肿瘤自身较长时间的消耗，以及手术带来的创伤、应激状态、术后较长时间禁食等诸多因素而导致患者营养不良和免疫功能持续下降，进而术后发生并发症和肿瘤复发的机会大大增加。术前营养不良表现为进行性体重减轻及肌肉消耗，继而出现机体代谢异常、较早产生饱腹感、疲劳、厌食、注意力减退、免疫功能下降等，将严重影响患者的生活质量。因此，通过营养风险筛查、评估患者营养状态，及早开始营养支持治疗，对于结肠癌术后身体康复及预防并发症和肿瘤复发的关键一环。

二、典型案例

【场景】肝胆胰外科病房。

【案例】

1. 患者女，58 岁。因肛门坠胀、里急后重就诊，2023 年 11 月 11 日院外肠镜病理报告：（直肠距肛缘 7cm）高级别上皮内瘤变，免疫组化：B-catenin 胞核

（+）；（直肠距肛缘 3.5cm）腺癌，免疫组化：B-catenin 胞核（+）。2023 年 11 月就诊于本院，行外院病理会诊，进一步行免疫组化及基因检测。

2. 职业：自由职业 20 年。

3. 既往史：无。

4. 生活饮食习惯：喜食加工肉制品，水果和蔬菜摄入量低的饮食、久坐不动。

5. 人体体格测量：身高 168cm，体重 50kg，BMI 17.7kg/m^2。

6. 劳动强度：中等体力劳动。

7. 运动方式：无规律运动，每天步数＜ 1000 步。

8. 实验室检查：CA19-9 122.90U/ml，癌胚抗原测定 12.99ng/ml，丙氨酸转氨酶 245.0U/L，天冬氨酸转氨酶 467.4U/L。

9. 肠镜检查：直肠距肛缘 7 ～ 9cm 见局部黏膜肿胀其口侧可见一处大小约 4mm 黏膜下隆起样改变，其旁见一处大小约 10mm 黏膜隆起，质韧 - 质脆，直肠距肛缘约 3.5cm 至齿状线上方见一处横轴约 3cm 不规则隆起性肿物，中央凹陷似见质脆肿物。

10. 腹部 CT+CV 提示：直肠下段肿物，考虑直肠癌（T3N2M1）；双侧盆壁（右侧髂外、双侧闭孔区）增大淋巴结，考虑转移性病变；肝脏 Ⅵ 段结节，考虑转移瘤；门腔静脉间隙稍大淋巴结。

11. 治疗情况：全身麻醉下行腹腔镜肝肿瘤切除＋结肠癌根治术。术后病理结果回报：S7 ～ 8 段肝中分化腺癌，伴黏液分泌，结合病史及免疫组化结果，考虑为肠腺癌转移；可见大片坏死，周围纤维组织增生伴慢性炎症细胞浸润，符合治疗后改变；癌组织侵犯肝被膜。周围肝实质小叶结构存在，部分肝细胞淤胆及脂肪变性，汇管区少许慢性炎症细胞浸润。癌组织紧邻肝实质断端（＜ lcm），局部断端见黏液，术后恢复好，加强营养支持治疗。

12. 膳食医嘱：低脂肪普通饮食。

【营养风险筛查】

1. 应用 NRS-2002 评分进行营养筛查，询问病史，填写营养风险筛查表，了解和评估其总热量、蛋白质、饱和脂肪酸、胆固醇、钠盐和其他营养素的摄入水平。并检测患者的生化水平。

2. BMI：17.7kg/m^2，偏瘦。

3. 生化检验结果：CA19-9 122.90U/ml，癌胚抗原测定 12.99ng/ml，丙氨酸转氨酶 245.0U/L，天冬氨酸转氨酶 467.4U/L，评估为肝功能异常。

【营养评估】

1. 使用营养风险筛查工具（NRS-2002），患者 3 个月内体重丢失＞ 5%，入院后计划腹部大手术，营养风险评分＞3分，存在营养不良。

2. 低纤维素饮食：患者喜食面食，不爱吃新鲜蔬菜、水果等富含膳食纤维的食物。

3. 高蛋白饮食：患者高蛋白食物摄入过量，喜食猪皮、肥肉、蚕蛹、红肉等。

4. 高脂饮食：喜食油炸、烧烤等食物，平均每周3～5次。

5. 高热量饮食：患者做饭时油、盐过量，且喜食油炸、速食等。

6. 生活不规律，平日无运动习惯，运动量不足，脂肪产生大于消耗，喜食剩饭剩菜。

7. 排便习惯不规律：每日饮水不足1000ml、膳食纤维摄入不足、排便时间不固定等。

【动机性访谈】通过实施动机性访谈，了解到患者有意愿改变不良生活方式，由于疾病的发展及身体素质的改变，严重影响生活质量。

【膳食治疗原则】针对结肠癌肝转移特殊情况，膳食治疗原则如下。

1. 术前营养评定

（1）高热量高糖类：高糖类膳食可供给充足热量，减少蛋白质消耗，促进肝糖原合成和贮备，防止发生低血糖，保护肝细胞免受麻醉药损害。此外，还能增强机体抵抗力，增加热量贮备，以弥补术后因进食不足的热量消耗。必要时配合肠内营养相关制剂调节营养代谢。

（2）高蛋白质：手术后必须供给充足的蛋白质，应供给100～150g/d，或按每天1.5～2g/kg供应。应防止患者因食欲差、摄入量少、蛋白质缺乏使血浆蛋白下降，导致营养不良性水肿，对术后伤口愈合及病情恢复不利。高蛋白膳食可纠正因病程长所致的蛋白质过度消耗，减少术后并发症。

（3）高维生素：维生素C可降低毛细血管通透性，减少出血，促进组织再生及伤口愈合。维生素K主要参与凝血过程，可减少术中及术后出血。B族维生素与糖类代谢关系密切，缺乏时可导致代谢障碍，伤口愈合和失血耐受力均受到影响。维生素A能促进组织新生，加速伤口愈合，故应补充足够的维生素A。

2. 术后营养评定

（1）热量：手术后热量消耗的估算通常采用3种方法。方法一：通过经验公式计算，最常用的是H–B公式，计算出患者的基础热量消耗（BEE），再乘上相应的应激系数。但有研究表明，H–B公式的测算结果高于实际测量值约10%。方法二：通过间接热量测定仪来测定，是当前较为理想的方法，但仪器昂贵、对人员技术要求高。方法三：按实际体重简易计算，即25～30kcal/（kg·d）。全日热量需要量 =BEE× 活动系数 × 应激系数 × 体温系数。活动系数：卧床为1.2，轻度活动为 1.3。应激系数：一般性手术，无并发症患者应激系数为 1.10；恶性肿瘤患者应激系数为 1.10～1.30；骨折患者应激系数为 1.35；烧伤患者应激系数为 1.20～2.00；脓毒症、MODS、ARDS 等患者应激系数为 1.60～1.80。体温系数：38℃为 1.1，39℃为 1.2，40℃为 1.3。

术后营养治疗分为术后早期、并发症出现期和康复期 3 个阶段。术后早期被认为是高度应激期，营养治疗的作用在于保持内环境的稳定，供给机体基础的热量与营养底物，降低应激反应。此时应由少到多逐渐增加热量供应，一般热量供应为 20～25kcal/（kg·d），不宜超过 30kcal/（kg·d）。

康复期，营养治疗应有补充的作用，除维持机体代谢所需的基本热量外，还需要增加部分热量，以求达到适度的正氮平衡，补充机体在前一阶段的损耗，促进体力的恢复，加快患者的康复，热量供应为 35kcal/（kg·d）。

（2）蛋白质：足量的蛋白质供给对患者的预后十分重要。证据表明，相比单纯提供目标需要量的热量，当热量和蛋白质均达到目标需要量时，危重患者的死亡风险可明显降低，蛋白质摄入不足会导致机体肌肉组织群丢失，损害生理功能，在提供足够热量的前提下，适当的氮补充可起到纠正负氮平衡、修复损伤的组织、合成蛋白质的作用。过去认为充足的蛋白质供应量是 1.2～1.5g/（kg·d），但最近的研究结果表明，蛋白质供应量提高为 1.5～2.0g/（kg·d），能达到更理想的治疗效果，尤其是手术创伤大的患者对蛋白质的需求量更高。当机体处于应激、创伤或感染状态时，患者的蛋白分解增多，急性期蛋白合成增加，必需氨基酸需求量会相应增加，充足的蛋白质摄入能增加肌肉蛋白、肝脏急性期蛋白、免疫系统蛋白的合成，减少机体蛋白的净丢失。氨基酸溶液是目前临床上主要的蛋白质供给形式，选用理想配方的氨基酸溶液可达到较好的营养支持目的，并应在营养支持过程中定期评估蛋白质需求量。对于没有营养性贫血的患者以禽类、鱼虾、蛋类、乳类和豆类为蛋白质的主要来源，减少红肉，尤其是加工红肉，例如热狗、腊肠、香肠、熏肉、火腿及午餐肉等的摄入。

（3）糖类：糖类是供给热量最经济、最有效的营养素，由于机体的糖原贮备有限（禁食 24 小时后耗竭）。因此，每日提供的葡萄糖量不应低于 120g。一般葡萄糖摄入的推荐量不宜超过 4～5g/（kg·d），占总热量的比例不超过 50%，否则过量的葡萄糖集中在肝脏，可导致肝脏脂肪浸润，同时葡萄糖的呼吸商较脂肪、蛋白质高，过多摄入会增加通气需求，加重原有呼吸系统疾病患者的负担。此外，由于创伤感染和大手术后往往出现胰岛素拮抗，从而出现应激性高血糖，故膳食供应中尽量增加复合糖类的摄入，减少单糖、双糖的摄入；对于肠外营养治疗中使用的葡萄糖，应配比一定比例的胰岛素，将血糖稳定在一定水平。轻度应激者按胰岛素：糖为 1U ： 10g 的比例在营养液中加入胰岛素，高度应激者为 1U ：（4～5g），同时注意经常摇动营养袋，避免胰岛素在液体顶部沉积所引发的低血糖；如有严重胰岛素抵抗，可用微量泵以 1 ～ 3U/h 的速度注射胰岛素更为安全。

（4）脂肪：创伤感染及大手术后机体主要供能物质是脂肪，创伤、严重感染患者能利用脂肪乳剂供能，同时脂肪乳剂可以有效防止必需脂肪酸的缺乏，且渗透压低。因此，主张在创伤感染和大手术后早期由脂肪提供 40% ～ 60% 的非蛋白质热量。在康复期，由脂肪提供 50% 非蛋白质热量。其中，饱和脂肪酸、单不饱和脂肪酸和多不饱和脂肪酸比例保持 1 ： 1 ： 1 较为合理，一般患者应用 1 ～ 3g/kg 的脂肪乳剂是安全的。此外，脂肪的呼吸商比较低，可以减少通气需求量，减轻对呼吸系统的压力。

（5）微量营养素：严重感染、创伤应激时抗氧化剂消耗增多，体内抗氧化维生素（维生素 C、维生素 E、维生素 A）的含量明显下降，使机体的抗氧化能力减弱。因此，应增加抗氧化维生素的供应。术后康复阶段，补充蛋白质同时应补钾，以维持钾氮正常比例。

（6）膳食纤维：结肠癌伴肝转移术后早期患者可选用富含可溶性膳食纤维的食物或医用食品。饮食恢复正常后，可适当增加膳食纤维摄入量，少用精制食物。每 100g 的食物中膳食纤维含量高于 2g 的都是高纤维食物，植物性食物是纤维素的主要来源，在蔬菜、水果、豆类、粗粮、菌藻、坚果类的食物中含量较多。

（7）维生素：维生素 D 是结肠癌的保护因素，可抑制结肠癌的发生发展，因此，结肠癌患者应多晒太阳，并有意识地补充富含维生素 D 的食物，如乳制品等。充足的维生素摄入是保障肠道健康的重要因素，维生素缺乏的结肠癌患者应注意适当补充。

（8）益生菌和益生元：肠道菌群失调导致局部环境内稳态失衡，从而引起肠道对于有毒化学物吸收增加被认为是结肠癌肝转移的重要发病机制。双歧杆菌、乳酸杆菌等肠道有益菌能够与肠道黏膜结合形成生物学屏障，保护肠道不受生物、化学因素的侵袭，同时还可以调节机体免疫因子，从而达到防癌的作用。益生元作为益生菌的消化底物，可以在体内促进肠道有益菌的生长和繁殖，改善肠道微生态，进而提高机体免疫力。

【健康教育】

1. 指导患者多吃富含膳食纤维的蔬菜（如菠菜、油菜、白菜、芹菜、韭菜、萝卜等绿叶蔬菜）和水果，以保持大便通畅，减少粪便中致癌物与结肠黏膜的接触时间。

2. 告知患者当结肠内肿块向肠腔凸起，使肠腔变窄时，就要控制膳食纤维的摄入，此时应给予易消化、细软的半流食，如小米粥、浓藕粉汤、大米汤、玉米面粥、蛋羹、豆腐脑等。

3.指导患者提高蛋白质的质和量：供给充足的蛋白质，有利于脂蛋白的合成，清除肝内淤积的脂肪，促进肝细胞的修复与再生，有利于纠正贫血。常见的高蛋白食物包括鱼肉、鸡肉、瘦肉、牛肉、牛奶及蛋类等，这些食物中含有丰富的优质蛋白，容易被人体吸收利用，能够有效促进身体的恢复。

4.指导患者适量进食脂类食物：植物油中含有的胆固醇和必需脂肪酸具有较好的趋脂作用，可阻止或消除肝细胞的脂肪变性，故烹调用油应选用植物油。对含胆固醇高的食物应适当限制。

5.心理支持和情绪管理：关注患者的心理状态，提供心理支持和情绪管理建议。鼓励患者保持积极乐观的心态，树立战胜疾病的信心。

三、相关知识链接

1.癌胚抗原的含义及正常值范围　癌胚抗原（carcinoembryonic antigen，CEA）是 1965 年由 Gold 和 Freedman 首先从结肠癌和胚胎组织中提取的一种肿瘤相关抗原，是一种具有人类胚胎抗原特性的酸性糖蛋白，存在于内胚层细胞分化而来的癌症细胞表面，是细胞膜的结构蛋白。在细胞质中形成，通过细胞膜分泌到细胞外，然后进入周围体液。因此，可从血清、脑脊液、乳汁、胃液、胸腔积液、腹水，以及尿液、粪便等多种体液和排泄物中检出。CEA 升高常见于大肠癌、胰腺癌、胃癌、乳腺癌、甲状腺髓样癌、肝癌、肺癌、卵巢癌、泌尿系肿瘤等。但吸烟、妊娠期和心血管疾病、糖尿病、肠道憩室炎、直肠息肉、结肠炎、胰腺炎、肝硬化、肝炎、肺部疾病等，15%～53% 的患者血清 CEA 也会升高，故 CEA 不是恶性肿瘤的特异性标志，在诊断上只有辅助价值。癌胚抗原的水平与下列因素有关：①与癌症的早、中、晚期有关。越到晚期，癌胚抗原值越升高，但阳性率不是很高。②与肿瘤转移有关。当癌细胞转移后，癌胚抗原的浓度也升高。③与癌症的组织类型有关。腺癌最敏感，其次是鳞癌和低分化癌，这说明癌胚抗原是一种分化性抗原，分化程度越高阳性率也越高。④与病情好转有关。病情好转时血清癌胚抗原浓度下降，病情恶化时升高。癌胚抗原连续随访检测，可用于恶性肿瘤手术后的疗效观察及预后判断，也可用于对化疗患者的疗效观察。正常值参考范围：＜ 5.0ng/ml。

2.CA19-9 的含义及正常值范围　糖类抗原 19-9（carbohydrate antigen19-9，CA19-9）属于低聚糖肿瘤相关抗原，是一种新的肿瘤标志物，为细胞膜上的糖脂质，分子量＞ 1000kD。是迄今报道的对胰腺癌敏感性最高的标志物。在血清中它以唾液黏蛋白的形式存在，分布于正常胎儿胰腺、胆囊、肝、肠和正常成年人胰腺、胆管上皮等部位，是存在于血液循环的胃肠道肿瘤相关抗原。轻度升高可见于消化道炎症；明显升高可见于消化道肿瘤，有助于胰腺癌、大肠及直肠癌的诊断。CA19-9 正常值＜ 37.00U/ml。

第四节　肝癌合并肝硬化

学习目标

掌握肝癌合并肝硬化患者的营养治疗原则，根据患者的营养状况，制订个性化的营养治疗方案，以达到改善营养状况、减轻症状、提高生活质量的目的。

一、概述

肝癌合并肝硬化是一种复杂的临床状况，两者常相伴发生，互为因果关系，极大地增加了疾病的严重性和治疗难度。原发性肝癌是消化系统中一种常见的恶性肿瘤，尤其是在肝硬化患者中，肝癌的发病率更是显著增高。肝硬化主要由慢性肝病引发，如病毒性肝炎、酒精性肝病等。随着病情的发展，肝细胞逐渐受损、坏死，被纤维组织替代，导致肝脏结构改变和功能下降。肝硬化不仅影响肝脏的代谢、解毒和合成功能，还为肝癌的发生提供了土壤。肝癌合并肝硬化时，患者病情更加严重，由于肝功能已经受到严重损害，患者对治疗的耐受性降低，同时肝癌的恶性程度也往往较高，容易出现转移和复发。

肝癌合并肝硬化的患者因肝细胞受损，进食量少、吸收差、机体消耗多，常出现全身营养代谢异常，导致营养不良，其发生率可高达 73%。膳食营养的合理调配是治疗和康复过程中非常重要的一环，因此从膳食上给予营养支持，不仅有助于患者全身恢复，提高机体免疫力，也有利于肝细胞的修复和再生。

二、典型案例

【场景】肝胆胰外科医学部病房。

【案例】

1.患者男，55 岁。因持续性肝区疼痛、腹胀、乏力及黄疸等症状，体重在过去几个月内进行性下降 8kg，以"肝癌合并肝硬化"入院。

2. 职业：退休工人。

3. 既往史：慢性乙型肝炎病史 20 年，肝硬化 5 年。

4. 生活饮食习惯：湖南人，平时喜食辛辣油腻性食物，经常饮酒，每日饮酒量超过 50g，饮食不规律，常因工作忙碌而忽略早餐，晚餐则较为丰盛，但蔬菜水果摄入不足。

5. 人体体格测量：身高 172cm，体重 50kg，BMI 16.9kg/m²。腹部可见肝区隆起，质地硬，有压痛。

6. 劳动强度：退休前从事重体力劳动，现无固定劳动。

7. 运动方式：缺乏规律运动，日常活动以散步为主。

8. 实验室检查：甲胎蛋白（AFP）468ng/ml（＜ 400ng/ml），丙氨酸转氨酶 46.6U/L，天冬氨酸转氨酶 67.8 U/L，总胆红素 34.9μmol/L，均升高，提示肝功能受损。

9. 肝脏彩超：肝脏表面凹凸不平，肝实质回声增强增粗，门静脉增宽。

10. 腹部 CT 检查：肝癌及肝硬化的存在，并显示肝脏多发占位性病变。

11. 手术治疗：全身麻醉下行开腹肝右后叶上段切除术，术中出血约 300ml，未输血，切除肝组织大小 12cm×9cm×8cm，断端面积 12cm×8cm，剖视标本见肿瘤组织质硬，色白，符合肝癌表现，病理结果显示：（右叶）肝高 - 中分化肝细胞癌，肿瘤大小 9cm×8.5cm×6.5cm，癌组织侵及未浸透肝被膜，周围见脉管内癌栓（1 灶）。肝断端未见肿瘤，免疫组化结果：CK7（－），Arg-1（＋），GPC-3（＋），Hepatocyte（＋），AFP（＋），CK19（－），HNF-1（＋），术后恢复好，加强营养。

12. 膳食医嘱：术前遵循低盐、低脂肪的饮食原则。术后膳食：从营养制剂开始，经过普通流食、半流食、软食逐渐过渡到普食。

【营养风险筛查】

1. 使用 24 小时膳食回顾法 / 食物日记，对患者的膳食摄入进行了连续 3 天的详细记录和评估，以了解和评估其总热量、蛋白质、饱和脂肪、胆固醇、钠盐和其他营养素的摄入水平。

2. 使用了营养风险筛查工具（NRS-2002）评估。考虑到患者高龄，近期食物摄入减少，以及 BMI 为 16.90 kg/m²，肱三头肌皮褶厚度＜ 10.0mm，上臂肌围 16.0cm，营养风险评分 4 分。

3. 通过生化指标进行了营养评价，血清白蛋白水平为 30.9g/L，红细胞计数为 $3.08×10^{12}$/L，血钾水平为 3.3 mmol/L，提示患者有低蛋白血症和电解质紊乱的情况。

结合 NRS-2002 评估和生化指标，确定患者存在重度营养不良。

【营养评估】在营养风险筛查中，采用专业的营养评估工具，结合患者的身高、体重及 BMI，对患者的营养状况进行量化评估。针对肝癌合并肝硬化患者，由于肝功能受损和肿瘤消耗，患者往往存在蛋白质 – 热量营养不良的风险，此外，肝硬化还可能造成脂肪吸收不良和维生素缺乏等问题，因此，需要对患者的营养素摄入量和需求量进行详细评估，以便制订个性化营养支持方案。现存营养不良问题如下。

1. 蛋白质摄入不足　由于肝功能受损，患者对蛋白质的消化和吸收能力下降，造成蛋白质摄入不足。

2. 脂肪吸收不良　肝硬化可能导致脂肪代谢异常，患者容易出现脂肪吸收不良的情况。

3. 维生素缺乏　由于肝功能受损和肿瘤消耗，患者可能缺乏多种维生素，特别是维生素 A、维生素 D、维生素 E 和维生素 K 等脂溶性维生素。

4. 钠盐摄入过多　肝硬化患者往往伴有腹水，需要限制钠盐的摄入，但患者可能由于口味偏重等饮食习惯问题，导致钠盐摄入过多。

【动机性访谈】在动机性访谈中了解到患者对于疾病的担忧和恐惧，有改变不良生活方式的意愿，患者表示愿意积极配合治疗，改善饮食习惯，以提高生活质量。

【膳食治疗原则】针对肝癌合并肝硬化患者的特殊情况制订以下膳食治疗原则。

1. 术前营养评定

（1）热量摄入：每日热量摄入量应接近其机体的热量消耗值，以维持热量平衡。热量需求可以通过间接测热法测量，或者在无法直接测量时，使用体重公式或热量预测公式估算。一般而言，非肥胖患者的围手术期热量需求为每日 25 ～ 30kcal/（kg·d）。

（2）非蛋白能量物质：包括碳水化合物和脂肪。充足的非蛋白热量摄入可以减少蛋白质的消耗，促进肝糖原的合成和储备。推荐碳水化合物作为主要热量来源，占总热量的 65%，而脂肪的供给量应低于正常水平，占总热量的 15% ～ 20%。

（3）蛋白质：充足的蛋白质摄入对患者的预后极为重要。围手术期患者的蛋白质需求量为 1.5 ～ 2.0g/（kg·d），其中超过 50% 应为优质蛋白质。术前高蛋白饮食有助于纠正病程中的蛋白质消耗，预防术后低蛋白血症，促进伤口愈合，并减少术后并发症。

（4）维生素：术前 7 ～ 10 天开始，应每日补充维生素 C 100mg，胡萝卜素 3mg，维生素 E 5mg，维生素 B_1 50mg，维生素 B_6 6mg。再有出血或凝血机制障碍的情况下，需每日补充维生素 K 15mg。

此外，对于肥胖患者（BMI > 30kg/m²），热量摄入量的推荐值会有所不同，需要根据具体情况调整。

2. 术后营养评定

（1）热量：手术后热量消耗的估算，通常采用 3 种方法。方法一：通过经验公式计算，最常用的是 H-B 公式，计算出患者的基础热量消耗（BEE），再乘上相应的应激系数。但有研究表明，H-B 公式的测算结果高于实际测量值约 10%。方法二：通过间接热量测定仪来测定，是当前较为理想的方法，但仪器昂贵、对人员技术要求高。方法三是按实际体重简易计算，即 25 ～ 30kcal/（kg·d）。

术后营养治疗分为术后早期、并发症出现期和康复期 3 个阶段。术后早期被认为是高度应激期，营养治疗的作用在于保持内稳态的稳定，供给机体基础的热量与营养底物，降低应激反应此时应由少到多逐渐增加热量供应，一般热量供应在 20 ～ 25kcal/（kg·d），不宜超过 30kcal/（kg·d）。

康复期，营养治疗应有补充的作用，除维持机体代谢所需的基本热量外，还需增加部分热量，以求达到适度的正氮平衡，补充机体在前一阶段的损耗，促进体力的恢复，加快患者的康复，如热量为 35kcal/（kg·d）。

（2）蛋白质：是维持组织生长、更新和修复所必需的原料，也是增强机体免疫功能、保持血浆渗透压的重要物质。手术后的患者多伴有不同程度的蛋白质缺乏，呈负氮平衡状态，不利于创伤愈合。在术后早期及并发症期，供给蛋白质 1.2 ～ 1.5g/（kg·d）较为合适，过多的蛋白质摄入由于机体蛋白质吸收有限，并不会增加氮的潴留，相反还会增加机体负荷；康复期，摄入的氮量可以更高些，达到蛋白质 1.5 ～ 2.0g/（kg·d），以实现正氮平衡的营养治疗效果。

（3）脂肪：是含热量最丰富的营养素，是创伤感染及大手术后机体主要供能物质之一，可占总热量的 20% ～ 30%。肝脏术后患者应限制口服脂肪摄入量，最好给予中链三酰甘油，因其比长链三酰甘油更易消化吸收，而且可经门静脉直接入肝，也易于氧化分解代谢。在康复期，可由脂肪提供约 50% 非蛋白质热量。其中，饱和脂肪酸、单不饱和脂肪酸（MUFA）和多不饱和脂肪酸（PUFA）比例保持在 1 ∶ 1 ∶ 1 较为合理，一般患者应用 1 ～ 2g/（kg·d）的脂肪乳剂是安全的。

（4）碳水化合物：由于机体的糖原储备有限（禁食 24 小时后已耗竭）。因此每天提供的葡萄糖量不应低于 120g。一般葡萄糖摄入的推荐量不宜超过 4 ～ 5g/（kg·d），否则过量的葡萄糖将转化为脂肪而聚集在肝内，导致肝脂肪浸润；此外由于大手术后往往出现胰岛素抵抗，从而出现应激性高血糖，故膳食供应中尽量增加复合糖类的摄入，减少单糖、双糖的摄入；对肠外营养治疗中应用的葡萄糖，应配比一定比例的胰岛素，将血糖稳定在正常范围。

（5）无机盐：在维持正常生理功能和代谢方面具有重要作用。手术后的患者因失血和渗出液体等原因，常大量丢失钾、钠、镁、锌、铁等无机盐，应根据临床检验结果，通过输液或调整膳食予以补充。

（6）维生素：一般对术前缺乏维生素者，应立即补充；对营养状况良好的患者，术后无须供给太多的脂溶性维生素，但要给予较大量的水溶性维生素。维生素 C 术后每日可给予 500～1000mg。B 族维生素每日供给量应增加至正常供给量的 2～3 倍为宜。

【健康教育】

1. 教会患者调整饮食结构，建议患者改变不良的饮食习惯，遵循高蛋白、低脂肪、适量碳水化合物的饮食原则。同时，增加新鲜蔬菜和水果的摄入量，以获取足够的维生素和矿物质。

2. 指导患者控制钠盐摄入：对于伴有腹水的患者，强调控制钠盐摄入的重要性，并介绍如何通过改变烹饪方式和选择低盐食品来降低钠盐的摄入量。

3. 规律作息和适量运动：建议患者保持规律的作息时间，避免过度劳累和熬夜。同时，鼓励患者进行适量的运动锻炼，以提高身体免疫力和改善肝功能。

4. 告知患者定期监测和随访：强调定期监测肝功能、肿瘤标志物等指标的重要性，以便及时了解病情变化和调整治疗方案。同时，建议患者定期随访，以便及时发现问题并进行处理。

5. 心理支持和情绪管理：关注患者的心理状态，提供心理支持和情绪管理的建议。鼓励患者保持积极乐观的心态，树立战胜疾病的信心。

三、相关知识链接

1. 肝癌合并肝硬化需要关注的指标　肝癌合并肝硬化是一种复杂的疾病状态，涉及肝功能、肿瘤进展和全身健康等多个方面。因此，在评估和管理这类患者时，需要关注一系列关键指标，以便全面了解病情并制订相应的治疗方案（表10-1）。

2. 肝癌合并肝硬化患者的碳水化合物摄入管理

（1）在肝癌合并肝硬化的治疗中，合理管理碳水化合物的摄入对于控制病情、营养状态至关重要。碳水化合物计数法作为一种有效的饮食管理策略，可帮助患者更好地控制碳水化合物摄入量，以优化治疗效果。

（2）碳水化合物计数法强调计算每天正餐和点心等食物中碳水化合物的克数，并据此调整饮食结构。通过平均分配一天每餐中的碳水化合物，确保每餐或每顿点心中含有相似数量的碳水化合物，从而有助于稳定血糖水平，减轻肝脏负担。

表 10-1　肝癌合并肝硬化关键指标正常值

指标		正常值范围
肝功能指标	丙氨酸转氨酶（ALT）	＜ 40U/L
	天冬氨酸转氨酶（AST）	＜ 40U/L
	总胆红素（TBil）	＜ 17.1μmol/L
	白蛋白（ALB）	＞ 35g/L
凝血功能指标	凝血酶原时间（PT）	11 ～ 14 秒
	国际标准化比值（INR）	＜ 1.2
肿瘤标志物	甲胎蛋白（AFP）	＜ 20ng/ml
影像学指标	肝脏大小	正常大小或轻度增大
	肝脏形态	无明显占位性病变或结节
	门静脉直径	＜ 1.3cm
	腹水情况	无腹水或少量腹水
	肝脏大小	正常大小或轻度增大
全身状况指标	体重	稳定或适度减轻
	食欲	良好或轻度减退
	体力活动能力	正常或轻度受限
	心理状态	稳定或轻度焦虑 / 抑郁
	体重	稳定或适度减轻

在实施碳水化合物计数法时，应根据患者的个体情况和营养需求进行个性化调整。对于非超重患者，男性每餐建议摄入 4 ～ 5 份（60 ～ 75g）碳水化合物，女性每餐建议摄入 3 ～ 4 份（45 ～ 60g）碳水化合物。对于超重患者，则建议适当减少碳水化合物的摄入量。

（3）此外，对于每周进行有氧运动次数较多的患者，可适当增加碳水化合物的摄入量，以满足热量需求。需要注意的是，在实施碳水化合物计数法时，还应关注食物的质量和种类。患者应选择富含优质碳水化合物的食物，如全谷类、豆类、蔬菜等，同时避免过多摄入高糖、高淀粉等碳水化合物。

3. 肝癌合并肝硬化患者的营养风险筛查　为了及时发现肝癌合并肝硬化患者

的营养风险，并采取相应的营养支持措施，营养风险筛查工具（NRS-2002）可作为一种有效的评估手段，通过对患者的营养摄入情况、身体负荷、患病情况及年龄进行综合评分，以判断患者是否存在营养不良的风险。在评估肝癌合并肝硬化患者的营养风险时，应重点关注患者的营养摄入情况，了解患者是否存在食欲减退、消化不良等问题，以及是否能够满足日常营养需求。同时，还需评估患者的疾病严重程度、肝功能状况及是否需要手术治疗等因素，以全面评估患者的营养风险。

第五节　急性化脓性胆管炎

学习目标

掌握急性化脓性胆管炎患者的营养治疗原则，在患者不同疾病阶段，及时调整营养方案，以达到改善营养状况、减轻症状、提高生活质量的目的。

一、概述

急性化脓性胆管炎是由于胆管梗阻和细菌感染，胆管内压力增高，胆汁淤积、细菌繁殖，大量细菌和毒素进入血液循环，造成肝胆系统损害。若治疗不及时，可导致多器官损害和严重的全身感染，死亡率高。

急性化脓性胆管炎的发病原因与生活规律、饮食习惯、食物结构、精神因素直接相关。通过合理的膳食管理，控制食量、保持良好的进食习惯、选择健康的生活方式，可预防和减少疾病的发生。

二、典型案例

【场景】肝胆胰外科医学部六病区。

【案例】

1.患者女，55岁。5天前患者出现发热，体温最高达40℃，伴有恶心、食欲差，急诊以"急性化脓性胆管炎、左肝内胆管扩张"收入院。

2.职业：自由职业。

3.既往史：10年前行胆肠吻合术后。

4.生活饮食习惯：秦皇岛人，平日喜面食，口味偏重，喜爱烧烤、海鲜，三餐不规律，无吃早餐的习惯，经常暴饮暴食，餐后无吃水果的习惯，蔬菜摄入偏少，纤维膳食摄入不足，饮食结构单一。

5. 人体体格测量：身高 165cm，体重 73kg，BMI 26.81kg/m²。

6. 劳动强度：轻体力劳动。

7. 运动方式：无规律运动，偶尔步数会在 2000～3000 步。

8. 实验室检查：白细胞计数 18.85×10⁹/L，白细胞介素 –6 35.77pg/ml，总胆红素 8.7μmol/L，直接胆红素 3.8μmol/L。

9. 腹部 CT：提示胆囊切除术后、胆肠吻合术后、左肝内胆管扩张，右肾结石，腹腔多发小淋巴结。

10. 治疗情况：由于近期体温较高且为不规则热，给予抗炎治疗，待炎症控制后，再行开腹左半肝切除、胆肠吻合口成形再吻合术。

11. 膳食医嘱：术前需严格遵循低盐低脂肪普通饮食，适当增加水果摄入；术后初期应以流质或半流质饮食为主，逐渐过渡到低盐低脂肪直至正常饮食。

【营养风险筛查】

1. 应用营养风险筛查工具（NRS–2002）进行营养风险筛查评估，对筛查评分≥ 3 分的患者给予营养干预。

2. BMI：26.81kg/m²，超重。

3. 血液检验结果：葡萄糖 7.10 mmol/L、丙氨酸转氨酶 84.7U/L、天冬氨酸转氨酶 69.2U/L，评估患者代谢指标异常，血清白蛋白 32.1g/L。

【营养评估】

1. 患者饮食结构不合理，高脂肪饮食、营养搭配不均衡。

2. 三餐不规律，暴饮暴食，脂肪摄入量过多，无吃早餐的习惯，是胆道系统疾病的高危因素。

3. 粗粮摄入不足：应用饮食日志对患者饮食习惯实施评估，患者来自河北秦皇岛，平日喜面食，每餐摄入过多，碳水化合物摄入过多，海鲜摄入足量，也喜欢吃甜食。

4. 口味偏重，喜爱烧烤。

5. 水果蔬菜摄入不足：新鲜绿叶蔬菜、水果、富含膳食纤维的食物摄入严重不足。

6. 生活不规律，平日无运动习惯，运动量不足，脂肪产生大于消耗。

7. BMI：26.81kg/m²，超重。

【动机性访谈】通过实施动机性访谈，了解到患者有意愿改变不良生活方式，由于近期间断出现发热，2 周前偶尔出现腹痛，严重影响患者的食欲及生活质量，感到焦虑和恐惧，担心后续治疗。

【膳食治疗原则】根据手术类型、术后恢复情况、个人饮食习惯等多重因素制订适合患者的食谱。

1. 术后胃肠减压期间　禁食、禁水，给予肠外营养支持治疗，待胃肠道功能恢复拔除胃管后由流食、半流食、软质饮食逐步过渡。饮食恢复正常后给予低脂肪饮食。

2. 轻体力劳动者　计算每日所需总热量，身高165cm，体重73kg，BMI 26.81kg/m² 超重。理想体重为165-105=60kg，每日总热量为60×30= 1800kcal，全天总热量≤1800kcal，其中碳水化合物占总热量的55%，蛋白质占15%～20%，脂肪占30%，食盐＜5g/d，油＜20g/d。

3. 避免食用高胆固醇及产气易腹胀的食物　如动物内脏、牛奶、豆浆等。

【健康教育】

1. 教会患者把握饮食总原则：清淡饮食、易消化、少油腻、富含维生素饮食。

2. 告知患者三餐定时、定量，摒弃暴饮暴食及不吃早餐的不良习惯。

3. 鼓励患者改变饮食习惯：将高脂肪饮食调成低脂肪、高维生素A、高维生素C、高膳食纤维、高蛋白质、高钙、高钾、高铁的食物。多食用全谷物、豆类；选择低脂肪蛋白质，如鸡胸肉、鱼肉；选择健康脂肪，如橄榄油、坚果、鱼油等；进餐时细嚼慢咽，避免暴饮暴食。多食用蔬菜和水果，特别是富含膳食纤维的蔬菜和水果，如青菜、番茄、苹果等，有助于促进消化和排毒。

4. 教会家庭烹调者控盐、控油的技巧：使用厨房电子计重秤，油壶换成喷头式油壶。

5. 教会患者使用饮食App进行营养成分换算；教会患者及其家属学会看食物配料表及热量表；同时注意相克的食物避免一起食用，如柿子和豆腐。

6. 督导患者戒烟、戒酒，适量食入海鲜产品，养成良好的生活饮食习惯。

7. 注意饮食的均衡和多样化，关注患者在改变饮食结构和习惯中的心理变化，使患者养成易于接受的饮食结构改变。

三、相关知识链接

（一）动机性访谈

动机性访谈（motivational interviewing，MI）是一种特殊的访谈方法，起源于心理学和精神医学领域，由美国心理学及精神医学教授米勒（Miller）和英国心理学家罗尔尼克（Rollnick）创立。它主要基于行为分阶段转变理论、人本主义心理治疗的基本理论和认知失调理论，通过独特的面谈原则和谈话技巧，协助人们认识到现有的或潜在的问题，进而提升他们改变现状的动机。以下是动机性访谈的4个基本过程。

1. 导入阶段　这是建立信任和理解的阶段。咨询师通过倾听和共情，建立与来访者的关系，了解来访者的背景、需求和期望。

2. 聚焦阶段　在这一阶段，咨询师帮助来访者明确他们想要在咨询中处理具体问题或改变的领域。这涉及探索和澄清来访者的目标和价值观。

3. 唤出阶段　这是激发来访者改变动机的阶段。咨询师通过开放式问题、倾听反馈和总结，帮助来访者探索和增强改变的理由和信念。

4. 计划阶段　在这一阶段，咨询师协助来访者制订实际的行动计划。这包括设定目标、探索可行的策略和步骤，以及预期可能的挑战和应对策略。

（二）营养风险筛查量表（NRS-2002）知识链接

1. 营养风险筛查量表（NRS-2002）是在 2002 年，欧洲肠内肠外营养学会（European Society of Parenteral and Enteral Nutrition，ESPEN）以 Kondrup 为首的专家组在 128 个随机对照临床研究（randomized controlled clinical trials，RCT）的基础上，发展了一个有客观依据的营养风险筛查工具，信度和效度在欧洲已得到验证。包括 4 个方面的评估内容，即人体测量、近期体重变化、膳食摄入情况和疾病的严重程度。

2. NRS-2002 突出的优点在于能预测营养不良的风险，并能前瞻性地动态判断患者的营养状态变化，便于及时反馈患者的营养状况，并为调整营养支持方案提供证据。这是其他方法所缺乏的。有研究显示，应用 NRS-2002 能发现存在营养风险的患者，给予营养支持后，临床预后优于无营养风险的患者，改善临床结局，如缩短患者住院时间等。而且 NRS-2002 简便、易行，能进行医患沟通，通过问诊的简便测量，可在 3 分钟内迅速完成。结果判断：根据 NRS-2002 量表观察营养状况，包含疾病评分（0 ～ 3 分）、营养评分（0 ～ 3 分）及年龄（年龄＞70 岁则总分加 1 分）3 个项目，NRS-2002 评分＜ 3 分：营养正常，3 分≤ NRS-2002 评分≤ 4 分：营养风险，5 分≤ NRS-2002 评分≤ 7 分：营养不良。

（三）中国膳食指南

1. 合理膳食结构　建议居民在日常膳食中合理搭配主食、蔬菜、水果、蛋白质等各类食物，确保各种营养素的均衡摄入。控制胆固醇摄入：减少高胆固醇食物摄入，如肥肉、蛋黄、动物内脏等，以降低胆固醇在胆汁中的浓度，有助于减少胆结石形成风险。

2. 食物多样性　鼓励人们选择多样化食物，避免偏食，从而提供身体所需的各种营养素。

3. 饮食清淡　避免油腻、辛辣、刺激性食物，以减轻对肝胆系统的刺激，有助于减少胆管炎的发作。

4. 控制盐分、糖分摄入　建议居民减少盐分和糖分的摄入量，减少相关疾病的风险。多摄入富含纤维的食物：增加膳食纤维摄入，如水果、蔬菜、全谷类等，有助于促进肠道蠕动，排出毒素，预防便秘，减少胆固醇吸收。

5. 合理饮水　建议多喝水，保持水分平衡，有益于健康。保持充足的水分摄入可以稀释胆汁，促进排毒，预防胆结石形成。

6. 饮食行为　提倡正确的饮食行为，例如规律进餐、咀嚼充分、避免暴饮暴食等。有助于维持肠道正常蠕动，降低胆石形成的风险。

第六节　胆囊结石

学习目标

熟悉胆囊切除术后的营养治疗原则，运用动机性访谈技巧，指导患者执行健康宣教内容依从性。

一、概述

胆结石也被称为胆石症，指人体胆囊或胆管内所发生的结石疾病。胆结石的主要成分为胆固醇、胆色素等，其形成与个人生活习惯、原发疾病等因素相关。胆道感染是胆结石的常见继发疾病，因胆道梗阻、结石的反复刺激等原因引起，严重时可威胁患者的生命安全。根据发病部位，胆道感染可分为胆囊炎与胆管炎。结石对胆囊黏膜造成的长期慢性刺激，还可能引发胆囊癌。因胆结石诱发的胆囊癌，发生率为 1% ～ 2%。

胆石症发病的危险因素除了传统的危险因素（包括年龄、女性、肥胖、糖尿病、高血压和家族遗传倾向）外，还包括环境因素，主要为饮食结构不合理及饮食习惯不良，特别是与喜食油腻食物有关。合理膳食可使大部分胆石症患者减轻症状，还可有效降低胆石症的发病率。

二、典型案例

【场景】肝胆胰外科病房。

【案例】

1. 患者男，34 岁。5 年前开始每次进食油腻食物后出现右上腹疼痛，呈阵发性，伴恶心、呕吐，呕吐物为胃内容物，行经内镜逆行胆胰管成像（ERCP）检查，发现胆囊结石，行 ERCP 取石术，术后仍间断性腹痛，现患者为行手术治疗就诊，门诊以"胆囊炎、胆囊结石"收入院。

2. 职业：银行公职人员。

3. 既往史：无。

4. 生活饮食习惯：北京市，平日爱油炸食物，口味偏重，三餐饮食后无吃水果的习惯，膳食纤维摄入不足，应酬、喝酒居多。

5. 人体体格测量：身高 174cm，体重 72kg，BMI 23.8kg/m^2。

6. 劳动强度：中等体力劳动。

7. 运动方式：无规律运动，每天步行＜ 2000 步，外出开车居多。

8. 实验室检查：总胆红素 166.6μmol/L、直接胆红素 120.9μmol/L，血清总胆红素 34μmol/L、血清尿酸 80.1μmol/L。

9. 腹部超声：B 超显示胆囊炎、胆囊多发性结石。

10. 手术治疗：在全身麻醉下行腹腔镜胆囊切除术后。

11. 膳食医嘱：术前患者需严格遵循低盐低脂肪饮食原则，戒酒戒烟，增加蔬菜和水果摄入，改善饮食结构。术后经过清流、流食、半流食、软食逐渐过渡到普食，要禁忌油腻辛辣性食物。

【营养风险筛查】

1. 应用 24 小时膳食回顾法或食物日记，以了解和评估其总能量、蛋白质、饱和脂肪、胆固醇、钠盐和其他营养素的摄入水平。

2. 使用营养风险筛查工具（NRS-2002）对患者进行评估。考虑到患者年龄，近期油腻食物摄入过多，以及 BMI 为 23.8 kg/m²，拟行全身麻醉下腹腔镜胆囊切除术，营养风险评分 0 分。

3. 通过生化指标进行了营养评价，血清白蛋白 36.7g/L，红细胞计数 4.06 × 10^{12}/L，血钾 3.94mmol/L。

结合 NRS-2002 评估和生化指标，目前患者存在营养过剩的问题。

【营养评估】

1. 粗粮摄入不足：应用饮食日志对患者饮食习惯实施评估，患者平日喜面食，以面条、馒头为主食，每餐主食＞250g，碳水化合物摄入过多。

2.口味过重：喜欢食入蛋糕、炸鸡、腌制食品等重油重盐食物，摄入食盐＞10g/d。

3.高脂肪饮食：每周6次与朋友在外聚餐、饮酒、吃烤羊肉串、火锅等。

4.果蔬摄入不足：新鲜绿叶蔬菜、水果、富含膳食纤维的食物摄入严重不足。

5.生活不规律，平日无运动习惯，运动量不足，脂肪产生大于消耗。

6.BMI：23.8kg/m^2。

【动机性访谈】在动机性访谈中，了解到患者对于疾病的担忧和恐惧，有改变不良生活方式的意愿。患者表示愿意积极配合治疗，改善饮食习惯，以提高生活质量。

【膳食治疗原则】根据营养处方和个人饮食习惯制订食谱，选择健康膳食，指导患者改变不良行为，纠正不良饮食习惯。

1.术前营养评定　胆囊炎急性期应暂时禁食，使胆囊得到充足的休息，尽量减少胃肠道对胆囊收缩的刺激，此时的营养支持方式可选用肠外营养，经静脉输注脂肪乳、葡萄糖、复方氨基酸，以满足急性期的营养需要。疼痛缓解后，根据病情循序渐进地调配饮食，可先给予清淡的低脂肪、低胆固醇、高碳水化合物流食，如藕粉、豆浆等食物，病情好转后再给予低脂肪半流食或低脂、少渣软食。

2.术后营养评定　基础代谢率（是指维持人体基本生命活动的热量消耗）=66+13.7×体重（72）+5×身高（174）−6.8×57=1534.8kcal，全天总热量≤1534.8kcal，其中碳水化合物占总热量55%，蛋白质占19%，脂肪占26%，食盐＜5g/d，油＜15g/d。

术后营养治疗分为术后早期、并发症出现期和康复期3个阶段。

术后早期：此期被认为是高度应激期，营养治疗的作用在于保持内环境稳定，供给机体基础的热量与营养底物，降低应激反应。此时应由少到多逐渐增加热量供应，一般热量供应在20～25kcal/（kg·d），不宜超过30kcal/（kg·d）。

（1）术后应限制热量摄入：长期热量摄入过多可导致超重或肥胖，胆石症多见于肥胖、血脂异常患者。体重增加，肝胆固醇的合成也增加。人体不能将过剩的胆固醇转化为胆汁酸，而是仍以胆固醇的形式存在胆汁中，这可能是胆石症形成的主要原因。因此，平时限制热量摄入非常重要。根据情况给予正常或稍低于正常所需的热量，肥胖者更应严格限制热量摄入，减轻体重。

（2）应给予适量蛋白质：蛋白质摄入过多会增加胆汁分泌，影响病变组织恢复，同时很可能脂肪和胆固醇摄入量也增加，容易发生胆固醇结石。蛋白质摄入过少不利于受损胆管组织的修复，而且容易发生胆红素结石。建议蛋白质按标准体重 1.0 ～ 1.2g/（kg·d）摄入，既可以保证人体内的正氮平衡，又能间接预防胆囊炎与胆石症。蛋白质供给应以生物价高且脂肪含量低的优质蛋白来源食物为宜，如鱼虾类、瘦猪肉、兔肉、鸡肉，以及富含磷脂、对预防胆石症有一定作用的大豆及其制品。

（3）限制脂肪和胆固醇摄入：脂肪的摄入量和胆囊炎、胆石症的病情直接相关。高脂肪饮食能促进胆汁分泌，具有很强的刺激胆囊收缩的作用，患者因胆汁分泌障碍，胆囊收缩功能差，脂肪消化吸收受到影响，摄入过多的脂肪特别是动物脂肪，会促进缩胆囊素分泌，使胆囊收缩，诱发胆囊炎与胆石症的急性发作。因此，应该改变喜食油腻食物的习惯，清淡饮食，多选用植物性食物，减少烹调油用量，烹调油宜选植物油，不用动物油。烹调方式以蒸、煮、炖、小炒为主，避免用油炸、油煎方法。如鸡蛋可选鸡蛋羹或水煮蛋，而不宜选煎蛋。

（4）保证碳水化合物供给：碳水化合物摄入过多会导致超重、肥胖。特别是已经超重或肥胖的患者，应该减少主食和游离糖的摄入。但碳水化合物能增加糖原储备，保护肝，发挥节约蛋白质作用，而且易于消化、吸收，对胆囊的刺激作用较脂肪和蛋白质弱。胆囊炎、胆石症患者由于限制了脂肪摄入，在维持理想体重的前提下应增加碳水化合物供能的比例，特别是应多摄入富含膳食纤维的多糖类食物如燕麦、玉米、甘薯、蔬菜等；应限制单糖和双糖如砂糖、葡萄糖等，合并高脂血症、冠心病、肥胖的患者更应严格限制。

（5）合理补充维生素：维生素有助于预防胆石症，也有助于病变胆道的修复，平时可多摄入含 β‑胡萝卜素的食物。维生素 K 对内脏平滑肌有解痉镇痛作用，不仅能缓解胆囊、胆管痉挛和胆石症引起的疼痛，还能促进胆汁排泄。B 族维生素、维生素 C 也有利于胆道的功能康复。患者因限制脂肪的摄入，可能会影响脂溶性维生素的吸收与储存，可酌情补充。

（6）增加水和膳食纤维摄入：胆囊炎与胆石症患者每天应多饮水，以稀释胆汁，促使胆汁排泄，这是预防胆囊炎与胆石症发生和复发的关键。日饮水量以1500 ～ 2000ml 为宜，推荐以白开水或茶水为主，不喝或少喝含糖饮料。膳食纤维能促进胆盐排泄，抑制胆固醇吸收，同时还能刺激肠道蠕动，促使肠内产生的吲哚、粪臭素等有害物质排出，减少胆石症的患病率和复发率。平时应多食用新鲜的蔬菜及菌藻类食物，如香菇、黑木耳等以增加膳食纤维的摄入。

（7）节制饮食、定时定量：暴饮暴食、进食高脂肪餐是胆石症或胆囊炎发作的主要诱因；不按时进餐，或者全天只吃 1 ～ 2 餐者，空腹时间过长，胆汁在胆囊内过度浓缩，也是胆石症形成的一个重要原因。不清洁的饮食易引起肠道蛔虫病引发胆道梗阻，也可促进胆石症的形成。食用辛辣刺激性食物、调味品和饮酒可促使缩胆囊素产生，促进胆囊收缩，使胆总管括约肌不能及时松弛排出胆汁引发胆石症或胆囊炎。因此，饮食要有规律，定时定量，避免过饱或过饥。除一日三餐规律进食外还可适当加餐，以刺激胆道分泌胆汁，防止胆汁淤积，但加餐量应从三餐总热量中分出。食物应清洁卫生，预防因不洁食物摄入导致肠道寄生虫感染。同时还需戒酒，少食用辛辣刺激性食物和调味品。

康复期，营养治疗应有补充的作用，除维持机体代谢所需的基本热量外，还需增加部分热量，以求达到适度的正氮平衡，补充机体在前一阶段的损耗，促进体力的恢复，加快患者的康复。

【健康教育】

1. 教会患者把握饮食总原则：少油、低盐、低脂肪、低胆固醇、控制总热量，多吃富含优质蛋白、维生素和膳食纤维的食物。

2. 鼓励患者改变饮食习惯，将红肉替换为白肉，如猪肉替换成鱼肉、虾肉、禽类肉，全脂牛奶替换为脱脂牛奶，将部分主食替换为杂粮、粗粮等，增加含钾钙丰富的新鲜蔬菜及水果摄入。

3. 建议膳食搭配（示例）（表10-2）

表10-2　胆结石患者膳食搭配

餐次	建议食谱
早餐	鸡蛋100g（143kcal），脱脂牛奶250ml（98kcal），全麦面包100g（254kcal）
午餐	莴笋炒虾仁（莴笋100kcal/660g、虾仁79kcal/100g），黄瓜鸡胸肉（黄瓜16kcal/100g、鸡胸肉118kcal/100g），青椒炒肉丝（青椒10kcal/100g、猪肉里脊150kcal/100g），米饭100g（116kcal）
晚餐	小米粥100g（45kcal），玉米100g（96kcal），番茄豆腐汤（番茄15kcal/100g、娃娃菜8kcal/100g、豆腐84kcal/100g），清蒸鲈鱼100g（98kcal）

4. 教会家庭烹饪者控盐、控油的技巧。将家中盛盐的瓶子换成小罐子，每次炒菜使用小勺子放油。

5. 督促患者限制饮酒或戒烟、戒酒。

6. 进食富含膳食纤维的食物，如糙米、燕麦、荞麦、红薯等粗粮，有助于胆汁排泄和肠道蠕动，预防便秘。

7. 避免油腻和刺激性食物的摄入，如油炸食品、高脂肪肉类、牛奶、巧克力、辛辣食品，减轻消化道负担。

8. 关注患者在改变饮食习惯过程中的心理变化，愉快接受饮食习惯。

三、相关知识链接

1.胆囊结石发生的原因　胆囊结石的形成原因多种多样，但主要与生活习惯、饮食习惯、疾病和遗传因素有关，生活中以下几种情况都容易导致胆囊结石的发生：不健康的饮食习惯引发胆囊结石。食物是补充能量的重要方式，但是很多人因为个人口味或精神压力等原因喜欢吃富含脂肪、胆固醇或糖分的食物、零食和饮品，加上不爱运动，所以会越来越胖，而肥胖是胆囊结石形成的重要诱因。同时，摄入过多富含胆固醇的饮食也会让胆汁中胆固醇的浓度升高，从而为胆囊结石的形成提供有利条件。

2.如何预防胆囊结石

（1）避免高脂肪、高胆固醇、高钠盐饮食：高脂肪饮食会增加胆固醇在胆汁中的浓度，增加结石形成的风险；高盐饮食会增加尿液中钙的排泄，增加结石形成的风险，加重结石疾病；而胆固醇是胆结石的主要成分之一，减少摄入胆固醇含量高的食物有助于预防结石的形成。因此，应坚持低脂肪、高纤维饮食，避免过多摄入蛋黄、肝脏、奶酪等高胆固醇食物，选择低脂肪食物，如瘦肉、鱼类等食品。另外，长期过度节食和长时间禁食会导致胆汁淤积，加重疾病发展，或影响疾病恢复。

（2）适量运动，控制体重：保持健康的体重可以降低结石的风险。控制体重可通过饮食和运动来实现。而且，适度运动可促进胆汁流动，保证消化系统的正常运作。患者在病情稳定后，可积极进行中等强度的有氧运动，如游泳、慢跑等，结合适量的力量训练，增强肌肉力量，提高新陈代谢，维持健康的体重。规律作息，保证充足的睡眠，养成健康的生活方式。

（3）限制胆固醇饮食：胆固醇是胆囊结石的主要成分之一，因此，患者应限制胆固醇的摄入，尽量避免进食高胆固醇食物，如蛋黄、动物内脏、奶酪和黄油等。相反，可以选择富含不饱和脂肪酸的食物，如鱼类、坚果和橄榄油等。此外，还可以选择富含亚麻酸的食物，如亚麻籽和胡麻等，有助于降低胆固醇水平。

（4）高膳食纤维饮食：高膳食纤维饮食对于胆囊结石患者非常重要。膳食纤维可以帮助消化系统正常运作，减少胆固醇的吸收和胆汁的浓缩，从而减少结石的形成。患者应多食用粗粮、蔬菜、水果和豆类等富含纤维的食物。不过，饮食中的纤维应逐渐增加，以免引起消化不良或腹胀等不适症状。

第七节　肝门部胆管癌

学习目标

掌握肝门部胆管癌的营养治疗原，准确评估肝门部胆管癌患者的营养状况，制订个性化的营养治疗方案。

一、概述

胆管癌起源于胆管上皮细胞的恶性肿瘤，包括肝内胆管癌和肝外胆管癌。肝门部胆管癌在肝外胆管癌中最常见，是胆道系统较常见的肿瘤类型，也是导致梗阻性黄疸的重要原因之一，因其早期诊断困难，治疗棘手，预后较差，患者多因胆道梗阻引起高度黄疸，肝、肾功能损伤和感染而导致机体衰竭甚至死亡。

由于肝门部胆管癌多为高分化腺癌，肿瘤生长缓慢，主要向胆管周围局部侵犯，较少发生远处转移，由于其解剖位置特殊，受累器官对生命影响重大，因而本病恶性程度高；又由于此肿瘤初发隐匿，早期诊断率很低，往往发现时已中晚期，出现梗阻性黄疸，多数失去了根治性切除的机会，预后极差。

肝门部胆管癌患者，是由于胆道系统功能紊乱，出现厌食、食欲减退、消化不良等情况，进而出现营养不良、身体消瘦、体重降低、抵抗能力与免疫能力下降等问题。通过合理膳食管理，可以提高治疗成功的机会和患者的生活质量。

二、典型案例

【场景】肝胆胰外科病房。

【案例】

1. 患者男，58岁。于1个月前无明显诱因出现全身皮肤及巩膜黄染，伴皮肤瘙痒，尿黄，白陶土样便，腹胀，进食后加重，偶有反酸、嗳气，体重近1个月降低10kg，大便为白土样，尿色发黄，经影像学检查和实验室检查，诊断为肝门部胆管癌。

2. 职业：自由职业。

3. 既往史：高血压10余年，血压控制尚可，无过敏史。

4. 生活饮食习惯：平日喜食肉类，每周5～6天喝酒，饮白酒6两、啤酒5000ml。饮食不规律，水果和蔬菜摄入少，膳食纤维摄入量严重不足，饮食结构单一。

5. 人体体格测量：身高 172cm，体重 75kg，BMI 25.35kg/m^2。

6. 劳动强度：中等体力劳动。

7. 运动方式：无规律运动，每日步数＜ 1000 步。

8. 实验室检查：总胆红素 486.7μmol/L，直接胆红素 327.8μmol/L。

9. 腹部增强 CT 提示肝内胆管及胆总管稍扩张，胆总管管壁不均匀强化，考虑胆管癌可能性大；胆囊炎性改变。

10. 上腹部增强 MRI 提示肝内外胆管异常扩张。

11. 手术治疗情况：全身麻醉下行机器人肝门部胆管癌根治术。

12. 膳食医嘱：术前需严格遵循低盐低脂肪饮食原则，戒酒戒烟，增加维生素和膳食纤维的摄入，改善饮食结构。术后初期应以流质或半流质饮食为主，逐渐过渡到正常饮食。

【营养风险筛查】

1. 通过 24 小时膳食回顾法，了解患者的饮食习惯、摄入量及食欲变化，进餐后是否存在恶心、呕吐、腹泻等消化道症状。同时，观察患者的体重变化、皮肤状态、精神状态等体征，有助于初步判断患者的营养状况。

2. 使用了营养风险筛查工具（NRS-2002）对患者进行评估。患者近期食物摄入较一周前减少一半，BMI 25.35 kg/m²，营养风险评分 2 分。

3. 实验室检查结果：血清白蛋白 31g/L，提示患者为低蛋白血症。

通过用以上风险筛查工具，表明患者有营养不良的风险，应进行营养治疗。

【营养评估】在营养评估过程中，结合患者的饮食习惯、平日喜好、身高、体重及 BMI，对患者的营养状况进行量化评估。以便制订个性化营养支持方案。在评估过程中，发现该患者存在。

1. 高盐饮食：喜欢重油重盐，口味偏重，摄入食盐＞ 10g/d。

2. 高脂饮食：几乎每天都要摄入肉类。

3. 水果蔬菜摄入不足：新鲜绿叶蔬菜、水果、富含膳食纤维的食物严重摄入不足。

4. 饮酒：每周 5 ～ 6 天喝酒，饮白酒 6 两、啤酒量 5000ml。

5. BMI：25.35kg/m²，超重。

【金的概念系统模式】达标理论的基本假设（1990 年）：护患共同的目标是建立提高日常生活活动的能力，参与目标建立的患者，其目标的实现优于未参与目标建立的患者；共同目标的建立将提高老年患者的信心；在护患相互作用过程中感知一致可促进共同目标的建立；目标实现可降低护理情境中的应激与焦虑；

角色期望和角色相一致可增进护患互动中的交流。

【膳食治疗原则】

1. 术前营养评定

（1）热量摄入：充足的热量可以减少对蛋白质的消耗，以维持热量的平衡。建议围手术期患者的每日总热量消耗为卧床患者 30kcal/（kg·d），非卧床患者 35kcal/（kg·d）；如果摄入量少于目标需要量的 60%，则需要肠内营养和（或）肠外营养。

（2）非蛋白热量物质：包括碳水化合物和脂肪。充足非蛋白热量的摄入，可减少蛋白质的消耗。总热量的 50%～70% 来源于糖类，30%～50% 由脂类提供。

（3）蛋白质：摄入充足的蛋白质对患者的预后很重要。患者围手术期的蛋白质需求量应为 1.0～1.2g/（kg·d），术前高蛋白饮食可有助于纠正病程中蛋白质的消耗，预防术后低蛋白血症，促进伤口的愈合，并减少术后并发症。如蛋类、鱼类、豆类、瘦肉等。

（4）维生素：胆管癌患者可以考虑增加维生素和矿物质的摄入，如维生素 C、维生素 E、维生素 D、锌、硒等。这些营养素可以提高免疫力、抗氧化，并有助于减轻放疗和化疗的副作用。

（5）益生菌：益生菌可以改善肠道菌群平衡，增强免疫力，并减轻治疗的副作用。胆管癌患者可以通过饮食或益生菌补充剂摄入益生菌，如酸奶、酸奶菌片等。

此外，对于高血压患者，需要继续控制血压，选择低盐指数的食物，如蔬菜水果、豆制品、奶和奶制品等，可以帮助稳定血压水平。

2. 术后营养评定

（1）热量摄入：如果采用全肠外营养，卧床患者 25kcal/（kg·d），非卧床患者 30kcal/（kg·d）。

（2）蛋白质：是增强机体免疫力、维持机体血浆渗透压的重要物质，也是促进组织生长、更新和修复所需的重要原料。术后患者多伴有不同程度的蛋白质缺失，导致机体呈负氮平衡状态，不利于伤口的愈合。术后蛋白质需求量应为 1.2～1.8g/（kg·d）。

（3）脂肪：建议多吃低脂肪且易消化的食物。胆汁的作用是分解人们摄入的脂肪。而当患有肝门胆管癌时，患者的胆汁将无法顺利排出，从而无法对脂肪进行消化，这就容易导致消化不良、食欲减退等症状的出现。因此肝门胆管癌患者手术后一定要减少油脂食物的摄入，多吃一些低脂肪且富含蛋白质的食物，比如牛肉、虾、鱼、豆制品等。

（4）碳水化合物：易消化的碳水化合物，如燕麦片、小米粥等是肝门部胆管癌患者术后首选食品，因为它们易于消化吸收且能提供必要的热量。适当的碳水化合物摄入可以帮助维持血糖稳定并支持肝脏功能恢复。但不宜过量以防脂肪堆积引起不适。

（5）无机盐：对维持机体正常生理功能和代谢方面有很重要的作用。由于术后患者失血和渗出液较多等原因，常丢失大量的钾、钠、镁、锌、铁等无机盐，根据临床检验结果对输液量或膳食进行调整给予补充。

（6）维生素：维生素是人体所需的重要营养素，可以促进身体的新陈代谢，还可以维持身体的正常运转，有利于身体健康。因此，胆管癌术后患者可以适当进食富含维生素的食物，有利于促进身体的恢复，如胡萝卜、菠菜等，以辅助改善病情。其他富含维生素的食物有苹果、香蕉、橙子、番茄、黄瓜等。

【健康教育】

1. 指导患者不宜进行重体力活动和高强度体育锻炼。

2. 告知患者避免不必要且疗效不明确的药物、各种解热镇痛的复方感冒药、不正规的中药偏方及保健品，避免肝毒性损伤。

3. 督导患者不可擅自停药和更改治疗方案。

4. 指导患者当出现皮肤瘙痒的症状时，应注意皮肤清洁，避免随意搔抓，定时进行温水擦浴。

5. 饮食要有规律性、定时定量进餐、细嚼慢咽、避免暴饮暴食，也要避免吃不洁净的食物。少吃油腻、油炸食品，严格戒烟戒酒，养成健康的生活方式和饮食习惯。多吃清淡、易消化的食物，不要吃辛辣和刺激性食物。不吃太甜或太酸、太咸、太凉、太烫的食物。也要注意保持心情舒畅。

6. 指导患者避免滥用药物，以免损伤肝脏，坚持正规有效的治疗。

7. 指导患者每天要适当进食新鲜的水果和蔬菜等，有助于保护肝脏，促进身体恢复。

三、相关知识链接

（一）King 达标理论

Imogene M. King 1923 年出生于美国中西部，是著名的护理理论家、教授、研究者、演说家、咨询专家。King 的概念系统中的唯一核心理论就是人。King 将人视为一个整体，将其定义为个体系统；以此为拓展，King 在研究人际间系统和社会系统对个体系统影响的基础上，提出了她的理论系统。个体系统、人际间系统与社会系统三个系统动态互动过程。达标过程如下。

1. 确定共同目标　护士与患者通过互动确定共同的护理目标，且双方意见达成一致；在这一过程中，要求护士向患者及其家属分享必要的护理信息。

2. 找到实现目标的途径　护患双方通过评估目标达成的可能性，最终形成实现目标的护理方案，要求双方意见须一致。

3. 达成互变　护士与患者共同实施双方均认同的护理方案，在互动过程中达成互变。

4. 实现目标　护士与患者双方共同完成的互动-互变过程的结果，体现在患者健康状态的恢复、自身能力和功能的提升等方面。

（二）梗阻性黄疸临床表现

1. 良性梗阻性黄疸：结石合并感染引起的梗阻性黄疸多表现为剧烈腹痛、皮肤及巩膜黄染、尿液发黄、大便呈灰白色、畏寒、发热、恶心呕吐等症状。

2. 寄生虫引起的黄疸：可表现为阵发性剧烈腹痛，腹痛常放射至右肩或背部，有钻顶感，可伴有恶心、呕吐或吐出蛔虫，患者常坐卧不安、面色苍白、大汗淋漓，腹痛间歇期可安然无恙。

3. 恶性梗阻性黄疸：指由恶性肿瘤引起的梗阻性黄疸，主要表现为皮肤及巩膜黄染、尿液发黄、大便呈灰白色、消瘦、腹痛、乏力、贫血等症状。

4. 梗阻性黄疸伴随症状：可能出现神经系统症状如神志淡漠、嗜睡；合并休克者可出现烦躁不安、谵妄等。合并肝硬化者可能出现腹水、门静脉高压、上消化道出血等。

5. 合并外伤可能出现腹腔内脏器出血、休克、昏迷等。合并胰腺炎可能出现血糖异常，以及腰部、右上腹、下腹或脐周大片青紫瘀斑，可有呕血、便血等症状。

（三）胆红素指标正常值（表 10-3）

表 10-3　胆红素指标正常值

指标	正常参考值
总胆红素	0 ～ 21.0μmol/L
直接胆红素	0 ～ 8.6μmol/L

第八节　胰腺癌合并糖尿病

学习目标

掌握胰腺癌合并糖尿病的营养治疗原则，运用动机性访谈，使患者产生内在动机执行健康宣教内容。

一、概述

胰腺癌（pancreatic carcinoma）是一种发病隐匿、进展迅速，治疗效果及预后极差的消化道恶性肿瘤，40 岁以上好发，男性略多于女性，胰腺癌包括胰头癌、胰体尾部癌，约 90% 为起源于腺管上皮的导管腺癌，5 年生存率＜8%，是预后最差的恶性肿瘤之一，胰腺癌早期确诊率不高，手术死亡率较高，而治愈率很低。胰腺癌早期一般无明显体征，典型者可见消瘦、黄疸、上腹部压痛，晚期可在上腹部触及结节状、质硬的肿块。

胰腺癌的病因包括饮酒、糖尿病、吸烟等，糖尿病是导致胰腺癌的主要因素之一，胰腺癌影响胰岛素的分泌，导致血糖异常，血糖异常一般是胰腺癌的初期表现症状。胰腺癌由于自身的生物学特性，目前以手术为主的综合治疗依然是提高疗效的主要手段，胰腺癌手术方式的选择有赖于肿瘤的部位、有无远处转移及胆道系统梗阻、全身状况及合并症、综合医疗条件及手术者的经验和能力。胰腺癌是恶性程度很高的消耗性疾病，80%～90% 的胰腺癌患者在疾病初期即有消瘦、乏力、体重减轻等症状，肿瘤晚期伴随恶病质，可出现电解质紊乱、低蛋白血症和血糖变化。胰腺癌患者需要进行常规营养筛查及评估，通过调整患者的饮食结构和生活习惯，以达到缓解症状、改善生活质量和辅助整体治疗效果的目的。

二、典型案例

【场景】肝胆胰外科病房。

【案例】

1. 患者女，71 岁。因近期无明显诱因出现右上腹部疼痛，间断发作，呈针扎样疼痛，可随时间自行缓解，伴肩背部放射痛，近 1 个月体重明显下降约 5kg，大便呈陶土样，小便呈深褐色，经影像学检查和实验室检查，诊断为"胰腺癌"。

2. 职业：无。

3. 既往史：糖尿病病史 10 余年，血糖控制欠佳，肺结核病史 3 余年，钙化转归，自诉有环丙沙星药物过敏史、海鲜类食物过敏、白胶布过敏。

4. 生活饮食习惯：吉林省人，平日喜面食，口味偏重，有吸烟史，饮酒史，三餐后无吃水果的习惯，不喜欢吃蔬菜，纤维膳食摄入不足，饮食结构单一。

5. 人体体格测量：身高 158cm，体重 62kg，BMI 24.84kg/m^2。

6. 劳动强度：轻体力劳动。

7. 运动方式：无规律运动，每天步数＜ 1000 步。

8. 血生化检查：葡萄糖 16.9mmol/L，丙氨酸转氨酶 330.2U/L，天冬氨酸转氨酶 577.8U/L，总胆红素 130.lμmol/L。

9. 腹部增强 CT：考虑胰腺钩突占位性病变继发胆道梗阻、胰管扩张。

10. 上腹部增强 MRI 提示胰头部异常信号，恶性可能性大，累及胆总管末端可能，继发上游胰管及肝内外胆管扩张，上游胰腺萎缩，腹腔多发淋巴结转移待除外。

11. PET-CT 提示胰头部腺体内小结节状 FDG 摄取异常增高略低密度病灶，考虑恶性肿瘤性病变（胰腺癌）可能性大，肝门区、腹膜后胰腺周围 FDG 高摄取肿大淋巴结，考虑淋巴结转移，病变局限于腺体内，累及胆总管下段，合并低位胆道梗阻，肝内外胆管扩张。

12. 手术治疗情况：在全身麻醉下，行机器人胰十二指肠切除术。

13. 膳食医嘱：术前，严格遵循低脂肪糖尿病饮食原则，戒酒戒烟，增加维生素和膳食纤维的摄入，改善饮食结构。术后，初期应以流质或半流质饮食为主，逐渐过渡到正常饮食。

【营养风险筛查】

1. 应用 24 小时膳食回顾法，了解每日膳食摄入的总热量、总脂肪、饱和脂肪酸、胆固醇、钠盐和其他营养素摄入水平，准确记录患者连续 3 天的食物消耗量。

2. 详细询问患者是否存在恶心、呕吐、腹泻等消化道症状，同时，记录患者近期体重变化、皮肤状态、精神状态等体征，根据上述情况，判断患者的营养状况。

3. 使用营养风险筛查工具（NRS-2002）进行营养评估。患者高龄，近期食物摄入量减少，体重下降明显，BMI 24.84 kg/m²，营养风险评分 3 分。

4. 实验室检查结果：血清白蛋白 29.7g/L，红细胞计数 3.5 × 10^{12}/L，监测空腹血糖 9.18mmol/L，餐后 2 小时血糖 16.6mmol/L，提示患者有糖尿病、血糖控制不佳，低蛋白血症情况。

通过使用以上风险筛查，表明患者有营养不良的风险，应进行营养治疗。

【营养评估】在营养评估过程中，采用专业营养评估工具，结合患者的饮食习惯、平日喜好、身高、体重及 BMI，对患者的营养状况进行量化评估。对于胰腺癌合并糖尿病患者，由于存在高血糖危险，需控制摄入量导致的营养不良的风险。因此，需要对患者的摄入量和需求量进行详细评估，以便制订个性化营养支持方案。

1. 蛋白质摄入不足　由于胰腺功能受损，蛋白质摄入量控制，造成蛋白质摄入不足。

2. 碳水化合物摄入过多　患者吉林人，平日喜面食，碳水化合物摄入过多。

3. 口味过重　饮食习惯口味偏重。

4. 水果蔬菜摄入不足　不喜食新鲜绿叶蔬菜、水果等富含膳食纤维的食物，饮食结构单一。

5. 生活不规律　吸烟、饮酒，无运动的习惯，久坐不动，运动量不足，脂肪产生大于消耗。

6. BMI　24.84kg/m^2。

【动机性访谈】通过实施动机性访谈，了解到患者出现右上腹疼痛，间断发作，呈针扎样疼痛，血糖控制不理想，体重严重下降，心理压力大，严重影响身体健康水平及生活质量，患者有意愿改变不良生活方式。

【膳食治疗原则】针对胰腺癌合并糖尿病患者，制订膳食治疗原则。

1. 术前营养评定

（1）热量摄入：充足的热量可以减少对蛋白质的消耗，以维持热量平衡。可通过间接测热法测量机体静息时的热量消耗值，如无法测定时可采用体重公式计算法或热量预测公式法。目前认为，提供热量 25 ～ 30kcal/（kg·d）能满足大多数非肥胖患者围手术期的热量需求。

（2）非蛋白热量物质：包括碳水化合物和脂肪。充足的非蛋白热量的摄入，可减少蛋白质消耗。碳水化合物作为热量的主要来源，供给量占总热量的 65%。脂肪供给量一般应低于正常水平，可占全日总热量的 15% ～ 20%。

（3）蛋白质：摄入充足的蛋白质对患者的预后很重要。患者围手术期的蛋白质需求量应为 1.5 ～ 2.0g/（kg·d），其中优质蛋白质含量应超过 50%。术前高蛋白饮食有助于纠正病程中的蛋白质消耗，预防术后低蛋白血症，促进伤口的愈合，并减少术后并发症。如蛋类、乳类、豆类、瘦肉等。

（4）维生素：从术前 7 ～ 10 天开始，每日应补充维生素 C 100mg，维生素 B$_1$ 50mg，维生素 B$_6$ 6mg，维生素 E 5mg，胡萝卜素 3mg。有出血或凝血机制障碍的情况下，应补充维生素 K 15mg/d，如胡萝卜、无花果等。

此外，对于糖尿病患者，需要继续控制血糖，选择低血糖指数的食物，如全谷物、蔬菜、豆类等，可以帮助稳定血糖水平。

2. 术后营养评定

（1）热量摄入：术后营养治疗一般分为 3 个阶段，术后早期、并发症期和康复期。术后早期通常被认为是高度应激期，营养治疗在于保持内环境稳定的作用，提供机体基础的热量与营养，降低应激反应的发生，热量供应由少到多逐渐增加，一般供应量为 20 ～ 25kcal/（kg·d），不超过 30kcal/（kg·d）。

患者进入康复期后，为达到正氮平衡，除补充机体代谢正常所需热量外，还需要增加营养治疗达到补充的作用，补充前一阶段机体的热量损耗，加快患者体力的恢复，如热量为 35kcal/（kg·d）。

（2）蛋白质：是增强机体免疫力、维持机体血浆渗透压的重要物质，也是促进组织生长、更新和修复所必需的重要原料。术后患者多伴有不同程度的蛋白质缺失，导致机体呈负氮平衡状态，不利于伤口的愈合。术后早期和并发症期蛋白质供给量为 1.2 ～ 1.5g/（kg·d），由于机体对蛋白质的吸收有限，摄入过多并不会增加氮潴留，反而会增加机体的负荷，进入康复期后氮的摄入量会更高些，蛋白质供给量为 1.5 ～ 2.0g/（kg·d），以达到正氮平衡的营养治疗效果。

（3）脂肪：是机体大手术后及创伤感染后的主要供能物质，占每日总热量的 20% ～ 30%。进入康复期后约 50% 的非蛋白质热量由脂肪提供，患者应用 1 ～ 2g/（kg·d）的脂肪乳剂是较为安全的。

（4）碳水化合物：由于禁食机体的储备有限糖原，因此葡萄糖量每日提供的量应不低于 120g。推荐葡萄糖的摄入量的一般不应超过 4 ～ 5g/（kg·d），大手术后会出现胰岛素抵抗，出现应激性高血糖反应，因此在膳食供应中应增加复合糖类的摄入量，减少单糖和双糖的摄入量，肠外营养应用葡萄糖时应按一定的配比加入胰岛素，控制血糖在正常范围内。

（5）无机盐：对维持机体正常生理功能和代谢方面有着很重要的作用。由于术后患者失血和渗出液较多等原因，常丢失大量的钾、钠、镁、锌、铁等无机盐应，根据临床检验结果对输液量或膳食进行调整并给予补充。

（6）维生素：对于术前缺乏维生素的患者，应立即给予补充；对于营养状况良好的患者，术后不需要补充过多的脂溶性维生素，但需要给予足量的水溶性维生素。术后每日可补充维生素 C 500 ～ 1000mg。B 族维生素的供给量每日应增加至正常供给量的 2 ～ 3 倍。

【健康宣教】

1. 指导患者调整生活方式，养成良好的饮食习惯，不可暴饮暴食，忌烟酒，忌辛辣刺激性食物；生活要有规律，要适量运动，应根据自身情况选择适合的运动方式，如散步、打太极拳等；规律作息、避免过度劳累和熬夜、保证充足的睡眠，有助于调节机体代谢，提高免疫力。

2.教会患者调整饮食结构：选择低糖低脂肪的食物，控制总热量的摄入；多食用富含维生素、矿物质和膳食纤维的蔬菜和水果，保证充足的维生素和矿物质摄入；摄入优质蛋白质，如鱼类、瘦肉、蛋类等，有助于机体维持正常的代谢，提高免疫力。

3.指导控制钠盐的摄入方法，介绍如何通过改变烹饪方式和选择低盐食品来降低钠盐的摄入量。

4.教会患者识别与预防并发症，患者应积极预防感染、出血、胆瘘、胰瘘等常见并发症，学会识别相关症状，如出现不适应及时就医。

5.指导患者辨识血糖、尿糖、肿瘤标志物等指标的意义，以便及时了解病情变化和调整治疗方案。

6.关注患者和家属的心理状态，给予患者足够的关心和支持，同时协助患者监测血糖、调整饮食等，帮助患者缓解焦虑、抑郁等不良情绪，给予足够的陪伴，保持积极乐观的心态，树立战胜疾病的信心。

三、相关知识链接

（一）糖尿病患者每日热量供给量（表 10-4）

表 10-4　糖尿病患者每日热量供给量（kcal/kg）

体型	卧床休息	体力劳动	中体力劳动	重体力劳动
肥胖、超重	15	20～25	30	35
体重正常	15～20	30	35	40
消瘦、偏瘦	20～25	35	40	45～50

（二）糖尿病诊断标准

1.典型糖尿病症状

（1）加上随机血糖≥ 11.1mmol/L。

（2）或加上空腹血糖≥ 7.0mmol/L。

（3）或加上口服葡萄糖耐量试验 2 小时血糖≥ 11.1mmol/L。

（4）或加上糖化血红蛋白≥ 6.5%

2.无糖尿病典型症状者，需改日复查　确认典型糖尿病症状包括烦渴、多饮、多尿、多食、不明原因体重下降；随机血糖指不考虑上次用餐时间，一天中任意时间的血糖，不能用来诊断空腹血糖受损或糖耐量减低；空腹状态，指至少 8 小时没有进食。

第九节 急性坏死性重症胰腺炎

学习目标

掌握急性坏死性重症胰腺炎的营养治疗原则，通过回授法，使患者熟悉健康宣教的内容，从而提升遵医行为依从性。

一、概述

胰腺炎是多种原因导致胰腺内胰酶异常激活而引发的胰腺组织自身消化、水肿，甚至坏死等炎症反应，随着人们生活水平的提高及饮食结构的改变，胰腺炎的发病率呈现升高趋势。胰腺炎的病因复杂，我国胰腺炎患者最常见的病因是胆道疾病，占胰腺炎发病原因的 50% 以上。其次，过量饮酒和暴饮暴食、十二指肠液反流、创伤、感染等也是其中的原因。

急性胰腺炎患者中 10%～20% 会进展为急性坏死性重症胰腺炎，最终导致器官衰竭，死亡率高达 14.3%。胰腺炎的病理改变易导致患者营养物质代谢失调、内环境紊乱，造成机体营养不良甚至多器官功能衰竭。胰腺炎恢复周期长，长期禁食水，容易导致住院患者营养不良。研究表明：胰腺炎患者的营养不良程度与并发症有关，并对预后造成不良影响。合理的营养支持虽不能改变胰腺炎的病理过程，但有助于患者较为顺利地度过疾病的急性反应期，降低病死率。应用完全胃肠外营养治疗使胰腺炎患者的病死率从 22% 降至 14%，空肠内营养能够维持免疫反应和肠道完整，减少细菌和内毒素移位，改善预后。

二、典型案例

【场景】肝胆胰外科医学部重症医学科。

【案例】

1. 患者男，44 岁。主诉腹痛发热 2 个月，以"急性坏死性胰腺炎；腹腔感染；胰周包裹性坏死穿刺置管术后；胆囊穿刺引流术后"收入院。

2. 既往史：2008 年曾行阑尾切除术。

3. 职业：务农。

4. 生活饮食习惯：黑龙江七台河人，吸烟 20 年，20～40 支/日，饮酒 20 年，每次 4 ～ 5 瓶啤酒，2 ～ 3 次 / 周。适龄婚配，配偶健康，子女健康状况良好。

5. 人体体格测量：身高 175cm，体重 70.8kg，BMI 23.12kg/m²。

6. 劳动强度：中等体力劳动。

7. 运动方式：无规律运动。

8. 辅助检查：腹部超声检查提示胰腺异常，结合病史考虑胰腺炎；上腹部胰周多发低回声结节反应性增生待除外，应结合增强影像学检查；腹水。

9. 治疗医嘱：禁食水，同时予以补液维持水、电解质平衡，给予抑制胰腺分泌药物，抗菌药物预防感染，对疼痛严重病例给予镇静药物对症处理，早期（通常是入院后 24 ～ 48 小时）予以肠内营养治疗。

【营养风险筛查】

1. 应用 24 小时膳食回顾法，了解每日膳食摄入的总热量、总脂肪、胆固醇、钠盐、饮酒量及其他营养素摄入水平，对患者连续 3 天食物消耗量准确记录。

2. BMI：23.12kg/m²。

3. 通过查询病史、回顾性收集重症胰腺炎病史，应用营养不良通用筛查工具（MUST），急性坏死性重症胰腺炎，因禁食水，胃肠减压，胃液减少大于 5 天；评分 2 分，有高风险营养不良的风险。

【营养评估】

1. 该患者体重 70.8kg，使用 H-B 回归公式计算得到目标热量（BEE）为 1507kcal，入院后给予短肽型肠内营养混悬液 25kcal/h 持续泵注，可耐受；24 小时后泵注速度增加至 50ml/h，然而患者存在呼吸衰竭、肾衰竭等脏器功能障碍，故营养支持方面先追求给予热量达标，未使用蛋白强化配方。

2. 因肾功能障碍，高尿素氮血症（入院时 76.5mmol/L），高血肌酐（入院时 763.18μmol/L），该患者于入院 12 小时后接受了 CRRT 治疗。随着高渗状态的纠正，患者逐渐出现低血容量性休克的表现，伴随无尿，酸中毒。患者液体需求量增加，日静脉输液量达 3000ml，同时需要血管活性药物维持血压，去甲肾上腺素用量为 0.08 ～ 0.15μg/（kg·min），此时胃肠道方面出现腹胀、腹压增高等表现，故肠内泵注速度维持在 50ml/h。

3. 入院 3 天后，患者循环状态渐稳定，去甲减量至停用，然而该患者腹胀仍持续存在，并间断呕吐，给予胃肠动力药（甲氧氯普胺 10mg，3 次 / 日）效果不佳，肠内营养耐受性差，每日肠内摄入量不足 1000kcal，给予留置胃管后发现胃液为大量反流的胃肠营养液，胃肠造影检查提示十二指肠下端梗阻，十二指肠瘘。

4. 此阶段营养方案：调整暂停肠内营养，使用全肠外营养，总热量 1560kcal，非蛋白热量 1250kcal，糖脂比为 5.5 : 4.5，热氮比约 100 : 1。

【膳食治疗原则】针对急性坏死性重症胰腺炎患者的特殊情况，制订了以下膳食治疗原则。

1. 急性胰腺炎患者营养支持指征：依据对急性胰腺炎患者的营养状况评价结果、禁食天数和对病情、病程、预后的综合判断，确定患者是否已经存在营养不良或具有营养不良的风险，若是，则应提供营养支持。

2. 急性胰腺炎患者的营养支持目标：①减少胰液分泌，防止坏死和炎症的继续发展；②纠正营养物异常代谢；③尽可能将机体组织的分解降到合理水平，预防和减轻营养不良；④降低炎症反应，增强肠系膜屏障功能。

3. 胰腺炎急性期患者往往发病前营养状况良好，营养物摄入不足的矛盾并不十分突出；同时，由于代谢紊乱和炎症介质的作用，机体存在不同程度的脏器功能不全，且对外源营养物耐受不良。因此，胰腺炎急性期的治疗应以抗休克、维护内稳态和器官功能、补充水电解质为主。在生命体征平稳、血流动力学和内环境稳定的前提下可以进行营养支持。

4. 胃肠道功能恢复之前使用肠外营养，重点是处理高血糖、高血脂、低蛋白血症及低钙血症等代谢紊乱，待胃肠功能恢复，腹胀减轻，患者应及时建立肠内营养通路，给予肠内营养。

5. 胰腺炎营养支持需要量

（1）胰腺炎急性期：患者处于高代谢高分解状态，此阶段营养支持的原则是纠正代谢紊乱，尽可能地将蛋白质的丢失减少到合理水平，既不要因为营养物不足造成机体额外的分解，也不要因为不合理的营养支持，给呼吸、循环系统和肝脏增加不适当的负荷。营养途径以胃肠外营养为主，热量为 20 kcal/kg，每天氮量为 0.2 ～ 0.24g/kg。

（2）胃肠功能恢复后，可以给予肠内营养。此阶段由于脏器功能有所恢复，各系统对提高营养所增加的负荷也逐渐耐受，此时所提供的营养物质必须超过机体消耗的营养物质，获得正氮平衡，热量应为 25 ～ 30 kcal/kg，每天氮量为 0.2 ～ 0.24g/kg；并且在 2 个月后营养支持的热量和氮量可进一步增加，每天热量提供 25 ～ 30kcal/kg，氮量 0.25 ～ 0.3g/kg，并且最终过渡到经口进食。

6. 胰腺炎营养支持的制剂选择：胃肠外营养制剂的选择应含有代谢所需的热量、三大营养素、电解质、多种维生素和微量元素。研究表明，含有糖和脂肪的肠外营养制剂更有利于改善胰腺炎患者的负氮平衡。因此，推荐在严密监测血脂的情况下，对无高脂血症的患者可以应用脂肪乳剂。

肠内营养制剂的选择推荐使用要素饮食或半要素饮食，主要是基于以下考虑：①相对于普通饮食中的长链脂肪酸、整蛋白和多肽，要素饮食或半要素饮食中的小分子物质(氨基酸、中链脂肪酸等)可能对胰腺的刺激更小,且后者的渗透压更低。②由于胰腺外分泌功能的不足,使用要素或半要素饮食是合理的。③某些特殊的营养物质如谷氨酰胺、ω–3 多不饱和脂肪酸等,虽然有部分临床研究对胰腺炎患者具有较好的临床效果。

7. 营养支持的方式

(1)胃肠外营养输注途径包括周围静脉途径和中心静脉途径。

(2)肠内营养途径推荐经空肠置管。

【健康教育】

1. 告知患者早期肠内营养有助于维护胰腺炎患者的肠道功能。

2. 说明胰腺炎与暴饮暴食、嗜酒等不良习惯有关,酒精性胰腺炎患者首先要戒酒。因为酒精能直接刺激并损伤胰腺,还可刺激胰液分泌,引起十二指肠乳头水肿和 Oddi 括约肌痉挛,其结果造成胰管内压力增高,胰管破裂。

3. 指导患者养成良好的饮食习惯,饮食规律,勿暴饮暴食,食物应以无刺激性、少油腻、易消化为原则。

4. 告知高脂血症引起胰腺炎者,应长期服用降脂药,患者宜低脂肪、清淡饮食。

5. 告知患者因胰腺炎内分泌功能不足而表现为糖尿病的患者,应遵医嘱服用降血糖药物;行胰腺全切者,则需终身注射胰岛素。

6. 告知患者定时监测血糖和尿糖的重要意义,严格控制主食摄入量,不吃或少吃含糖量高的水果,多吃蔬菜,注意适度的锻炼。

7. 指导患者定期实施营养风险评估,加强营养状况监测,定期随访。

三、相关知识链接

(一)回授法健康教育

回授法也被称作"Teach–back"法(英文名可翻译为"showme"或"closing the looping")。回授法健康教育是基于遗忘曲线规律,采用双向信息传递模式,在不断提问、反馈等渐进式循环过程中实现潜移默化的教育效果。即在对受教育者进行健康教育后,让其用自己的语言表达对教育信息的理解,对于受教育者理解错误或者是未理解的信息,教育者再次强调,直至受教育者正确掌握。所有信息。通过询问受教育者、受教育者复述和演示之前的教育信息,使医护人员更好地了解受教育者对健康信息的理解和记忆程度,对于理解有偏差或错误的信息及时进行纠正,这样可以使健康信息得到有效传递,提高健康教育效果。使用回授法健康教育的注意要点如下。

1. 护士在健康宣教前应创造一个安全、舒适的环境。这样患者和家属可以没有任何顾虑地讲出他们不懂的地方。

2. 护士要用通俗易懂的语言宣教，拉近护患双方的距离，使用简单的日常用语帮助患者及其家属更好地理解信息，避免使用专业医学术语。

3. 合理控制每次宣教的内容量，可在不同时间段（特定的场景）进行重复宣教。在宣教过程中信息过量是极易发生的。患者及其家属需要一定的时间来消化新学的知识和技能。

4. 重点宣教。重复是牢固掌握信息的有效方法，护士应该选择患者及其家属必须学会的关键内容进行宣教，抓住每一个适合宣教的时间强调关键信息。对重要的内容进行重复宣教或提问，帮助患者掌握相关内容。

（二）胰酶测定

血清、尿淀粉酶测定是胰腺炎最常用的诊断方法。血清淀粉酶在发病数小时内开始升高，24 小时达高峰，持续 4 ～ 5 天后逐渐降至正常；尿淀粉酶在发病 24 小时后开始升高，48 小时达高峰，持续 1 ～ 2 周后恢复正常。不同检测方法诊断参考值不同，一般血清淀粉酶值超过 500U/dl（正常值 40 ～ 180U/dl，Somogyi 法），尿淀粉酶明显升高（正常值 80 ～ 300U/dl，Somogyi 法）有诊断价值。淀粉酶值越高诊断正确率越大，但淀粉酶升高的幅度和病变严重程度呈正负相关。

（三）肠内营养期间的注意事项

低浓度、低速率、低容量开始，使肠道形成耐受性。

1. 营养液浓度　渗透压 300mOsm/L 有益于耐受。

2. 营养液速度　鼻饲泵输注速率空肠 20 ～ 100ml/h，胃内 50 ～ 150ml/h。

3. 营养液温度　30 ～ 40℃。

4. 营养液洁净度　洗手器具及卫生，避免抗生素过度使用。

5. 营养液适应度　根据胃肠功能，选择合适的剂型。

6. 患者床上进食角度　以患者床头抬高 35° 半卧为宜，减少误吸或呕吐。

参考文献

[1] 胡文静 . 原发性肝癌合并糖尿病患者围术期护理研究进展 [J]. 全科护理，2015，13（25）：205.

[2] 中华医学会糖尿病学会 . 中国糖尿病防治指南 [M]. 北京：北京大学医学出版社，2004.

[3] 刘新民 . 实用内分泌学 [M]. 北京：人民军医出版社，1997.

[4] 陶军秀，郭明星，李晓东，等 . 研究型门诊慢性乙型病毒性肝炎健康管理模式的探索与实践 [J]. 河北中医，2017，39（6）：844-847.

[5] 罗非君，聂莹 . 膳食纤维抗癌作用及其分子机理的研究进展 [J]. 食品与生物技术学报，2015，34（12）：1233-1238.

[6]　林玉桓，王晓红 . 中国居民膳食营养状况分析与对策 [J]. 江苏调味副食品，2019（2）：1-3.

[7]　刘成果，陈思婷 . 肝癌合并肝硬化的临床治疗策略 [J]. 中国肝脏病杂志，2020，12（2）：123-130.

[8]　孙悦，周杰 . 肝硬化患者的营养管理 [M]. 北京：人民卫生出版社，2019.

[9]　黄志强 . 肝癌的早期诊断与治疗 [J]. 肿瘤学杂志，2018，24（4）：305-312.

[10]　王丽，刘强 . 肝癌合并肝硬化患者的饮食与生活方式干预 [J]. 中华消化杂志，2017，37（6）：488-495.

[11]　赵言 . 肝癌合并肝硬化患者的护理要点 [J]. 中国实用护理杂志，2016，32（15）：107-110.

[12]　郭强，钟锴，蒋铁民，等 . 经内镜胆道内支架放置术在老年急性梗阻性化脓性胆管炎中的应用价值 [J]. 中华消化内镜杂志，2022，39（8）：645-649.

[13]　高青豹，李文刚，林明强，等 . 经内镜下逆行胰胆管造影术治疗急性梗阻性化脓性胆管炎患者疗效及感染病原菌调查 [J]. 实用肝脏病杂志，2019，22（5）：740-743.

[14]　王睿斌 . 胆结石多大才能动手术 [J]. 食品与健康，2024，36（5）：36-37.

[15]　王淑梅 . 胆结石患者腹腔镜胆囊切除术围手术期的护理满意度分析 [J]. 中国医药指南，2020，18（2）：245-246.

[16]　曾吉林，金键，丁良福 . 腹腔镜联合胆道镜治疗胆囊结石合并胆总管结石的疗效评价 [J]. 中国现代普通外科进展，2021，24（11）：907-909.

[17]　闫伟，郑丽玲 .《2017 年英国胃肠病学会胆总管结石的管理指南》摘译 [J]. 临床肝胆病杂志，2017，33（8）：1440-1447.

[18]　中华医学会外科学会分会胰腺外科学组，中华医学会肠外肠内营养学分会 . 胰腺外科围术期全程化营养管理中国专家共识（2020 版）[J]. 中华消化外科杂志，2020，19（10）：1013-1029.

[19]　Reddy SB，Patel T. Current approaches to the diagnosis and treatment of cholangiocarcinoma[J]. Curr Gastroenterol Rep，2006，8（1）：30-37.

[20]　刘磊，徐汇，邹多武 .3c 型糖尿病诊治进展 [J]. 中华消化杂志，2021，41（9）：642-644.

[21]　余洁，张化冰，李玉秀 . 胰源性糖尿病 [J]. 中华糖尿病杂志，2021，13（1）：116-118.

[22]　中华医学会外科学会分会胰腺外科学组，中华医学会肠外肠内营养学分会 . 胰腺外科围术期全程化营养管理中国专家共识（2020 版）[J]. 中华消化外科杂志，2020，19（10）：1013-1029.

第 11 章

糖尿病视网膜病变

学习目标

掌握糖尿病性视网膜病变患者的营养治疗，辨识食物血糖生成指数，指导患者健康膳食。

一、概述

糖尿病视网膜病变（diabetic retinopathy, DR）作为糖尿病微血管并发症的一种，其发生机制与慢性高血糖状态引发的视网膜微循环损伤密切相关。长期高血糖水平导致视网膜血管内皮细胞功能紊乱，血管壁的完整性受损，进而出现微动脉瘤、出血、水肿、视网膜新生血管形成及潜在的视网膜脱落等病理改变。这些病变最终导致视力减退甚至失明。2022 年中国糖尿病视网膜病变临床诊疗指南指出，DR 的患病率高达 22.4%，农村地区达到了 34% 的患病率；50 ～ 59 岁年龄段的糖尿病视网膜病变患病率高达 22.1%。由于长期不良的生活方式、饮食习惯，导致食物中摄入过多的糖分、油脂、胆固醇等成分，从而导致血糖、血脂水平升高，进而又加重了视网膜病变，因此，通过科学合理的饮食调整、健康的生活方式，有助于控制病情、减缓视网膜病变的发展。

二、典型案例

【场景】眼科病房。

【案例】

1.患者女, 44 岁。主诉右眼突发无痛性视力下降 20 余天，不伴视物变形和变色，无眼前固定黑影、无眼胀、眼痛及同侧头痛，无畏光、流泪，无眼红伴分泌物增多，以"右眼 2 型糖尿病增殖性玻璃体积血性视网膜病变"，于 2024 年 1 月收住眼科治疗。

2.职业：财务人员。

3. 既往史：糖尿病 15 年。

4. 生活饮食习惯：云南省昆明市人，久居本地，平日主食以米线、面条、米饭为主；配菜以洋芋、瘦肉、火腿为主；口味偏重，重盐、重辣；食物烹饪方式以煎、炒为主。烹调用油以猪油为主，摄入较多；三餐后进食水果，以西瓜、苹果为主；优质蛋白摄入较少，饮食单一。

5. 人体体格测量：身高 150cm，体重 60kg，BMI 26.67kg/m^2。

6. 劳动体力强度：轻体力强度。

7. 运动方式：无规律运动，饭后偶尔散步，20 ～ 30 分钟 / 次，每天步数＜6000 步。

8. 实验室检查：空腹血糖 10.58mmol/L、糖化血红蛋白 9.3%。

9. 辅助检查：眼科专科检查。视力 VOD：LP，VOS：HM/40cm； Goldman 眼压：OD：60mmHg， OS：11mmHg， 双眼眼底玻璃体腔出血，视力极差，严重影响患者的生活质量。眼部 B 超检查：双眼玻璃体积血、双眼牵拉性视网膜脱离。

10. 膳食医嘱：糖尿病饮食。

【营养风险筛查】

1. 应用 24 小时膳食回顾法，了解、评估每日膳食摄入的总热量、总脂肪、饱和脂肪酸、胆固醇、钠盐和其他营养素摄入水平，对患者连续 3 天食物消耗量准确记录。

2. 使用营养风险筛查工具（NRS-2002），针对患者所患糖尿病，综合评分结果为 1 分。

3. 血脂、血糖检验结果：空腹血糖 10.58mmol/L，糖化血红蛋白 9.3%，三酰甘油 6.5mmol/L，总胆固醇 4.81mmol/L，低密度脂蛋白胆固醇 3.5mmol/L，患者血糖、血脂控制不理想。

4. BMI：26.67kg/m^2。

【营养评估】

1. 该患者饮食结构不合理，高脂肪饮食、营养搭配不均衡。

2. 粗粮摄入不足：应用饮食日志对患者饮食习惯实施评估。

3. 口味过重：重油重盐，摄入食盐＞ 15g/d。

4. 摄入过多动物性油脂和饱和脂肪酸：烹调用油超过 25 ～ 30g，炒菜时喜欢使用猪油。

5. 水果蔬菜摄入不足：新鲜绿叶蔬菜、水果、富含膳食纤维的食物摄入严重不足。

6. 生活不规律，平日喜欢看手机，久坐，无运动习惯，偶尔饭后散步 20 分钟，运动量不足。

7. BMI：$26.67kg/m^2$，超重。

【动机性访谈】通过对患者实施动机性访谈，了解到患者有意愿要改变目前不良生活方式和饮食结构，由于血糖控制不稳定，近半个月双眼视力下降明显，导致生活不能自理，严重影响患者的生活质量。

【膳食治疗原则】国家卫生健康委员会办公厅发布 2023 年版成人糖尿病食养指南，制订符合糖尿病视网膜病变（DR）患者的饮食原则如下。

1. 控制总热量摄入　根据患者的年龄、性别、体重、体力活动水平等因素，合理控制每日摄入的总热量，以维持正常体重。

2. 轻体力劳动者　计算每日所需总热量，身高 150cm，体重 60kg，BMI $26.67kg/m^2$，超重。按布罗卡公式（Broca index）测算理想体重为 150（cm）–105（cm）=45kg。每日总热量为 $45 \times （20 \sim 25）$=900 $\sim$ 1125kcal，全天总热量≤ 1125kcal，其中脂肪占总热量的 25% $\sim$ 30%，蛋白质 15% $\sim$ 20%，碳水化合物 50% $\sim$ 65%，食盐＜ 5g/d。

3. 优化碳水化合物摄入　选择低血糖指数（GI）的食物，如全谷物、豆类、蔬菜等，减少高血糖指数食物的摄入，如白米饭、白面包等。

4. 适量摄入优质蛋白　选择鱼、瘦肉、鸡蛋、豆制品等优质蛋白，每日摄入量应根据体重和身体状况调整。

5. 增加膳食纤维摄入　推荐摄入富含膳食纤维的食物，如蔬菜、水果、全谷物等，有助于降低血糖和胆固醇，对糖尿病视网膜病变患者具有保护作用。

6. 调整脂肪摄入　减少饱和脂肪酸和反式脂肪酸的摄入，增加不饱和脂肪酸的摄入，如橄榄油、鱼油等，有助于减缓糖尿病视网膜病变的发展。

7. 适量摄入矿物质和维生素　保证充足的钙、镁、锌、硒等矿物质和维生素 A、维生素 C、维生素 E 等摄入，有助于视网膜健康。

8. 限盐　减少食盐摄入，每日不超过 5g，以免加重高血压等并发症。

9. 戒烟限酒　烟草中的有害物质会加重血管损伤，酒精会影响血糖控制，因此戒烟、限酒对糖尿病患者至关重要。吸烟与饮酒会增加 DR 患病风险，其中吸烟会诱导内皮过氧化物阴离子生成，导致血管内皮功能障碍，造成眼部组织缺血缺氧，增加 DR 的发生率；而长期大量饮酒会显著影响眼底的微循环。因此，应倡导患者戒烟、限酒。指导患者每周饮酒次数应不超过 2 次，每日酒精摄入量，女性≤ 15g，男性≤ 25g。

【健康教育】

1. 教会患者理解糖尿病视网膜病变与饮食的关系，强调饮食总原则：低糖、低盐、低脂肪、高纤维，并控制总热量的摄入。

2. 鼓励患者采取适合糖尿病视网膜病变的饮食习惯：选择瘦肉，如鱼肉、鸡胸肉，并减少红肉摄入；选择低脂肪或脱脂乳制品；用全谷物和豆类替换精制碳水化合物，增加蔬菜尤其是含叶绿素和维生素丰富的种类。

3. 教会患者辨识食物血糖生成指数食物，提供各类食物血糖生成指数（GI）表。

4. 教会家庭烹饪者减少食物中糖分、盐分和油脂的技巧。例如，使用低钠盐、不添加糖的调味料，以及使用烤、蒸、煮等健康的烹饪方式。

5. 教会患者使用糖尿病餐盘法，以及使用应用程序或工具来评估和计算食物中糖分、碳水化合物的含量，帮助患者更好地控制血糖。

6. 糖尿病属于慢性病，合并视网膜病变后随着患者病程的延长，视力逐渐降低，给患者自身及其家属都带来了极大的负面影响，部分患者因担心疾病预后、费用等产生担忧从而出现失眠，护理人员针对不同情况进行安慰、鼓励和疏导，让患者了解饮食控制对 DR 疾病发生、发展的重要性，让其保持希望和信心，帮助他们以积极的心态接受饮食控制，并提供必要的心理支持和指导。

7. 教会患者自我血糖监测及定期到医院进行糖化血红蛋白、血脂等指标的监测，了解自身的血糖控制情况及眼部病情是否有新的进展，从而调整患者饮食、运动及药物控制方案，提高患者的依从性。自我血糖监测（SBMG）时间：每日 7 次，即晨起空腹、午餐及晚餐前、三餐后 2 小时及睡前。

8. 指导患者居家时自测眼压法、阿姆斯勒表黄斑自测法及视力观察等自我赋能的能力，如有异常，立即到医院就诊。

9. 教会患者识别低血糖反应，外出或居家时常备升糖食物，如苏打饼干、葡萄糖水、糖块等。

10. 糖尿病视网膜病变患者的饮食建议

（1）合理平衡各营养素的比例：碳水化合物占 50% ～ 65%，脂肪占 20% ～ 35%，蛋白质占 15% ～ 20%。

（2）定时定量进餐，饮食以清淡为主，避免偏食及高糖油腻食物，多选择高纤维食物。

（3）蛋白质适量摄入，限制脂肪、胆固醇摄入，增加膳食纤维摄入。

（4）减少酒的摄入，注意维生素、矿物质的供给。

（5）具体每餐饮食搭配建议见表 11-1。

表 11-1 低血糖指数食物食谱

	进餐时间	进餐内容（低血糖指数食物）				
		主食	蛋白质	蔬菜	水果	其他
第1天	早餐	燕麦粥、燕麦粗粉饼干	鸡蛋（蒸、煮）	绿叶蔬菜（水煮，无油，无盐）	苹果	纯牛奶
	午餐	糙米饭	瘦肉（蒸）	绿叶蔬菜		豆腐
	晚餐	荞麦饼	鱼肉（蒸）	绿叶蔬菜	猕猴桃、桃	——
	加餐	——	——	——	芒果 芭蕉	无糖酸奶 巧克力
第2天	早餐	玉米粒粥 黑麦粒面包	鸡蛋	黄瓜（削皮生吃）	——	纯牛奶
	午餐	糙米饭	蒸肉饼	绿叶蔬菜	——	豆腐
	晚餐	玉米饼	鸡胸肉	绿叶蔬菜	——	青豆
	加餐	——	——	——	苹果、梨	无糖牛奶咖啡、坚果
第3天	早餐	加鸡蛋面条	鸡蛋	绿叶蔬菜	——	酸乳酪
	午餐	糙米饭	瘦肉	绿叶蔬菜、山药	——	——
	晚餐	苕粉	鱼肉	绿叶蔬菜	——	青豆
	加餐	——	——	——	葡萄、柑橘	无糖酸奶、坚果（花生）
饮水	每日保证饮水量 2000ml，以降低血糖、血脂浓度					
运动	每日餐前 30 分钟、餐后 30 分钟以散步为主，时长 1 小时					

三、相关知识链接

（一）血糖指数

血糖指数（glycemic Index，GI）是一项反映食物生理学效应的参数，用于衡量人体进食一定量富含碳水化合物的食物后，所引起的 2 小时内血糖变化太小。低 GI 食物对血糖影响较小，有利于餐后血糖控制，因此糖尿病患者应多选择低 GI 食物。根据 GI 值，食物可以分为低 GI 食物（GI ≤ 55）、中 GI 食物（55 < GI ≤ 70）和高 GI 食物（GI > 70）。同时，注意食物的摄入量，即使是低 GI 食物，进食过多也会加重餐后血糖负担。高 GI 食物并非完全限制使用，适当减少摄入量并通过合理搭配也能帮助维持血糖稳定（表 11-2）。

表 11-2　各类食物血糖指数（GI）

食物分类		食物名称	GI 分类
谷类及制品	整谷粒	小麦、大麦、黑麦、荞麦、黑米、莜麦、燕麦、青稞、玉米	低
	谷麸	稻麸、燕麦麸、青稞麸	低
	米饭	糙米饭	中
		大米饭、糯米饭、速食米饭	高
	粥	玉米粒粥、燕麦片粥	低
		小米粥	中
		即食大米粥	高
	馒头	白面馒头	高
	面（粉）条	强化蛋白面条、加鸡蛋面条、硬质小麦面条、通心面、意大利面、乌冬面	低
		全麦面、黄豆挂面、荞麦面条、玉米面粗粉	中
	饼	玉米饼、薄煎饼	低
		印度卷饼、披萨饼（含乳酪）	中
		烙饼、米饼	高
方便食品	面包	黑麦粒面包、大麦粒面包、小麦粒面包	低
		全麦面包、大麦面包、燕麦面包、高纤面包	中
		白面包	高
	饼干	燕麦粗粉饼干、牛奶香脆饼干	低
		小麦饼干、油酥脆饼干	中
		苏打饼干、华夫饼干、膨化薄脆饼干	高
薯类、淀粉及制品		山药、雪魔芋、芋头（蒸）山芋、土豆粉条、藕粉、苕粉、豌豆粉丝	低
		土豆（煮、蒸、烤）、土豆片（油炸）	中
		土豆泥、红薯（煮）	高

续表

食物分类	食物名称	GI 分类
豆类及制品	黄豆、黑豆、青豆、绿豆、蚕豆、鹰嘴豆、芸豆	低
	豆腐、豆腐干	低
蔬菜	芦笋、菜花、西蓝花、芹菜、黄瓜、茄子、莴笋、生菜、青椒、番茄、菠菜	低
	甜菜	中
	南瓜	高
水果及制品	苹果、梨、桃、李子、樱桃、葡萄、猕猴桃、柑橘、芒果、芭蕉、香蕉、草莓	低
	菠萝、哈密瓜、水果罐头（如桃、杏）、葡萄干	中
	西瓜	高
乳及乳制品	牛奶、奶粉、酸奶、酸乳酪	低
坚果、种子	花生、腰果	低
糖果类	巧克力、乳糖	低
	葡萄糖、麦芽糖、白糖、蜂蜜、胶质软糖	高

（二）自我血糖监测

自我血糖监测（self-monitoring of blood glucose，SBMG）是糖尿病综合管理的重要组成部分，能够帮助患者进行有效的生活方式管理和药物调整。

（三）指测眼压法

指测眼压法（palpation tonometry）是一种简单、非侵入性检查眼压（intraocular pressure，IOP）的方法。这种方法通常由眼科医师或经过训练的医疗专业人员执行，用于快速估计眼压是否正常，尤其是在没有 Goldmann 眼压计或其他精确仪器的情况下。指测眼压法虽然方便快捷，但它的准确性不如 Goldmann 眼压计或非接触式眼压计（non-contact tonometer， NCT）等标准仪器。因此，指测眼压法通常只用于初步筛查或无法使用标准仪器的情况。如果指测眼压法发现眼压异常，通常需要使用更精确的方法来确认眼压的准确值。

（四）阿姆斯勒表黄斑自测

阿姆斯勒表（Amsler grid）是一种用于检测中心视场（即黄斑区）功能的方法，尤其用于监测和诊断与黄斑变性相关的视力问题。黄斑是视网膜中负责中心视力和细节识别的区域,黄斑变性是一种影响这一区域的眼病,可能导致中心视力下降。阿姆斯勒表是一种简单实用的自测工具,可以帮助早期发现可能与黄斑变性相关的视力问题。然而,它不能替代专业眼科检查,如果自测中发现任何问题,应尽快寻求专业医师的帮助。

(五)低血糖反应

也称为低血糖症(hypoglycemia),是指血糖水平下降到低于正常范围。在医学上,低血糖通常被定义为血糖浓度< 70mg/dl 或 3.9mmol/L。低血糖的常见症状包括颤抖、出汗、心慌、焦虑、头晕、视物模糊、疲倦、饥饿感、注意力不集中、意识模糊甚至意识丧失。

参考文献

[1]　中华医学会眼科学分会眼底病学组,中国医师协会眼科医师分会眼底病学组.我国糖尿病视网膜病变临床诊疗指南(2022 年)——基于循证医学修订 [J].中华眼底病杂志,2023,39(2):99-124.

[2]　游海玲,谢莉玲.糖尿病视网膜病变患者健康教育模式研究进展 [J].现代医药卫生,2022,38(1):89-92.

[3]　Kowluru RA. Retinopathy in a Diet-Induced Type 2 Diabetic Rat Model and Role of Epigenetic Modifications[J]. Diabetes, 2020,69(4):689-698.

[4]　麦环.糖尿病性视网膜病变患者不良生活方式调查及护理对策 [J].现代医院,2006(8):94-95.

[5]　高胡进,覃小芳.Ⅱ型糖尿病性视网膜病变患者不良生活方式调查及其对发病率的影响研究 [J].实用防盲技术,2022,17(2):80-82,93.

[6]　中华人民共和国国家卫生健康委员会.成人糖尿病食养指南(2023 年版)[J].全科医学临床与教育,2023,21(5):388-391.

[7]　Xi HH, Zhou W, Sohaib M, et al. Flaxseed supplementation significantly reduces hemoglobin A1c in patients with type 2 diabetes mellitus:A systematic review and meta-analysis[J]. NUTR RES, 2022, 110: 23-32.

[8]　Adwi Al, Maryam E, Haswsa Al, et al. Effects of different diets on glycemic control among patients with type 2 diabetes: A literature review[J]. Nutr Health, 2022, 29(2):215-221.

[9]　胡哲,黄平平,赵益,等.糖尿病视网膜病变患者延续护理的研究进展 [J].护士进修杂志,2022,37(8):694-699.

第 12 章

口腔科疾病

第一节　腮腺肿瘤

学习目标

掌握腮腺肿瘤围手术期营养治疗原则，通过个案分析健康教育模式，使患者产生内在动机来执行健康宣教的依从性。

一、概述

人体包括腮腺、下颌下腺、舌下腺三对较大的唾液腺及许多小唾液腺，腮腺是最大的一对腺体，它的功能是分泌唾液，润滑口腔黏膜，保持口腔湿润和卫生，帮助咀嚼和消化食物。腮腺肿瘤根据肿瘤性质，可分为良性和恶性，发病比例为4：1左右。本病的致病机制较为复杂，目前认为最可能与基因突变有关，遗传和病毒（如腺病毒）感染是重要的危险因素，慢性腮腺炎可诱发本病；其他诱发因素有不良的生活习惯（如长期吸烟、饮食不均衡），长期暴露在烟尘中，接触放射线或某些化学物质等。发现腮腺肿瘤后，应尽快手术切除，腮腺肿瘤恶性发病率虽然不高，但如果拖延治疗存在恶性变风险。手术治疗后，良性肿瘤患者通常预后良好，恶性肿瘤术后同时需要放、化疗。

上述治疗手段在控制肿瘤的同时，术后给患者的营养状况带来严重影响，因为口腔颌面部疾病及相应的治疗，会引起组织水肿、组织缺失、张口受限、咀嚼功能失调或消失、疼痛不愿进食等，造成进食困难或吞咽困难，从而引起营养不良。另外，口腔颌面部感染、创伤、肿瘤等也易造成机体的分解代谢亢进，增加机体对营养素的需求，如果此时营养供给不足，特别是蛋白质和热量不足，则会加重机体营养不良，降低免疫力，使伤口愈合缓慢，增加合并感染的机会，延长住院时间，因此术后合理的营养膳食治疗对于减少术后并发症、促进伤口愈合和机体恢复起到重要作用。

二、典型案例

【场景】口腔外科病房。

【案例】

1. 患者男，52 岁。左侧腮腺区肿物逐渐增大 1 年余，因左侧下颌角区疼痛，自行服用抗生素治疗（具体药物不详）后疼痛减轻，发现"鸡蛋样大小肿物"，情绪激动时面部肿胀，疼痛状加重。近 3 个月明显增大，以左侧面部肿胀，下颌角区见一 5cm×5cm 大小的肿物，以"左腮腺肿瘤"收入口腔外科病房。

2. 职业：务农。

3. 既往史：无。

4. 生活饮食习惯：山东人，平日喜面食、肉食，口味重。早餐大多以主食配咸鱼干、咸菜为主；午餐带饭到劳动场所，大多是煎饼、馒头配以酱熏肉、腌菜、虾酱、生大葱、生辣椒或提前炒制的蔬菜，饮白酒 4 两；晚餐在家正常用餐，油炸花生米是下酒小菜，饮白酒 6 两；无吃水果的习惯。吸烟史 35 年，2 包 / 日，饮酒史 20 年，1 斤 / 日。

5. 口腔卫生习惯不良，每天刷牙 1 次。

6. 查体：身高 170cm，体重 74kg，BMI 25.6kg/m²。左侧面部肿胀，下颌角区见一 5cm×5cm 大小的肿物。

7. 营养状况：患者近 3 个月因本病的困扰，精神压力大，食欲减退、睡眠差，体重下降 4kg。

8. 实验室检查：TP 54.6g/L，ALB 34.7g/L，K^+ 3.53mmol/L，Hb 131g/L，FPG 4.54mmol/L。

9. 外院超声检查提示左侧腮腺内见一大小 40mm×33mm×22mm 囊实性肿物。

10. 颅脑 CT 提示左侧腮腺内占位性病变，大小约 4.5cm×4cm×3cm。

11. 劳动强度：重体力劳动。

12. 运动方式：无规律运动，以每日劳动代替运动，每天步数约在 10 000 步以上。

13. 手术治疗：在全身麻醉下行左腮腺肿瘤切除术。术后病理报告：左腮腺涎腺源性肿瘤。

14. 膳食医嘱

（1）术前：普食。

（2）术后：术后当天中午禁食、水，术后 12 小时后给予口腔流质膳食。

（3）术后第 3 天：口腔半流质膳食。

（4）术后第5天：口腔软食。

15. 饮食禁忌：避免辛辣刺激性食物。

【营养风险筛查】

1. 应用24小时膳食回顾法，了解患者在一周内进行"左腮腺肿瘤"切除术，术后伤口疼痛，恐惧进食、水，每日膳食摄入的总热量、总蛋白、碳水化合物及其他营养素摄入不足，有潜在营养不良风险，入院后饮食结合临床制订营养干预计划，在手术后即刻开始营养支持治疗。

2. BMI：25.6kg/m²。

【营养评估】应用饮食日志对患者饮食习惯实施评估，结果显示：该患者饮食结构不合理，为高盐、高脂肪饮食，有饮酒、吸烟的嗜好。

1. 营养搭配不均衡　患者喜面食，以煎饼、馒头为主，每餐主食＞350g，碳水化合物摄入过多。

2. 口味过重　早餐咸菜、咸鱼干，午餐煎饼抹虾酱卷大葱、酱肉，每天摄入食盐＞10g。

3. 隔夜饭菜不安全　午餐带饭到劳动场所，提前炒制的蔬菜放置6小时以上。隔夜菜容易产生亚硝酸盐及其他有害物质，维生素氧化，营养流失，容易滋生细菌，存在变质风险。

4. 就餐时间无保障　经常干完活才吃饭，不按时就餐可增加营养不良、消化系统紊乱、低血糖、免疫力下降等风险。

5. 水果蔬菜摄入不足　平时无吃水果的习惯，富含维生素的蔬菜和水果摄入不足。

6. 喜欢吃辛辣刺激性食物　经常生吃大葱、辣椒，刺激口腔黏膜。

7. 蛋白质来源单一　只喜欢吃猪肉或加工的酱肉、熏肉，而较少食用其他含蛋白质丰富的食物。

8. 平日无运动　无规律运动，以重体力劳动代替运动，全身各肌肉用力不均衡，会出现过度疲劳和肌肉劳损。

9. 过度饮酒　每天饮白酒1斤，饮酒史20年。过度饮酒会导致口腔黏膜反复受到刺激，增加唾液腺分泌。

10. 大量吸烟　吸烟史35年，每天吸烟40支，尼古丁重度依赖。

11. 口腔卫生习惯不良　每天只刷牙1次。

12. 体重下降　身高170cm，体重74kg，BMI 25.6kg/m²，近3个月体重下降4kg。

13. 精神心理因素　食欲减退，精神压力大，担心疾病预后。

14. **劳动强度** 重体力劳动。

15. **实验室检查** 总蛋白54.6g/L（正常值55～80g/L），血清白蛋白34.7g/L（正常值35～50g/L），低于血清白蛋白正常值。

【**个案分析健康教育模式**】了解患者有意愿改变不良的生活习惯，针对患者术后恐惧进食等问题，鼓励其克服恐惧心理，教会患者进行咀嚼吞咽训练，从细软、易吞咽的食物开始，根据恢复情况逐渐增加进食量和进餐次数，讲明惧怕进食有可能产生的危险因素，鼓励积极进食对恢复身体功能、促进伤口愈合、减少术后并发症有很大帮助，从而提高经口进食的依从性。

【**膳食治疗原则**】

1. 治疗营养原则：考虑到术后分解代谢亢进，人体蛋白分解，所以应供给充足的热量和均衡的营养。根据病情热量供给25～35kcal/（kg·d），蛋白质1.0～1.5g/（kg·d），脂肪供给量占总热量的25%～30%，碳水化合物占总热量的50%～60%，充足的多种维生素及微量元素。补充液体和保持水、电解质平衡，以弥补术后因摄入减少、发热、出血等排泄量增加所致的代谢紊乱。

2. 膳食模式应根据患者的营养状况、手术情况和医嘱进行调整。左侧腮腺肿瘤切除术后当天中午禁食水，12小时后给予口腔流质膳食，根据恢复情况，一般第3天给予口腔半流质饮食，第5天给予口腔软食（表12-1～表12-4）。

表 12-1　腮腺肿瘤术后膳食

天数	饮食种类	饮食要求
术后当天	禁食水	
术后2～3天	口腔流质膳食	呈液体状态或在口腔内能融化为液体：米糊、藕粉、蛋羹、肉糜烂粥等
术后3～4天	口腔半流质膳食	食物细软、少咀嚼、易消化；禁食粗、硬、不好消化的食物，忌选含粗纤维较多的食物及刺激性调味品
术后5天	口腔软食	容易消化，质地软、易咀嚼食物，总热量略低于普食，蛋白质按正常量供给，各类营养素充足

表 12-2　口腔流质膳食一日食谱

类型	食物名称和量	蛋白质（g）	热量（kcal）
早餐	南瓜米糊 200ml	1.24	70
	豆腐脑 200g	4.0	72

续表

类型	食物名称和量	蛋白质（g）	热量（kcal）
加餐	鸡肉汤 200ml	2.6	54
午餐	豆浆米糊 200ml	8.86	154
	稠藕粉 200ml	0.8	688
加餐	鱼肉汤 200ml	4.0	32
晚餐	黑芝麻米糊 200ml	6.22	136
	青菜汁 200ml	1.68	38
加餐	鸡蛋羹 200g	10.48	110
总计		39.88	1354

表 12-3　口腔半流质膳食一日食谱

类型	食物名称和量	蛋白质（g）	热量（kcal）
早餐	碎菜叶肉末粥 100ml	3.92	73
	煮嫩鸡蛋 50g	7.6	216
	花卷 100g*	6.4	214
加餐	百合薏米羹 200ml	10.52	176
午餐	鸡肉丸米粉 200g*	11.42	194
	肉末蛋羹 100g	6.3	61
加餐	牛奶莲子羹 200ml	28.1	348
晚餐	黄瓜丝鸡蛋挂面 100g	8.4	202
	龙利鱼羹 100g*	10.84	97
加餐	纯牛奶 250ml	7.75	162
	蜜桃果泥 100g	0.9	41
总计		102.15	1784

注：* 为高钾食品

表 12-4　口腔软食膳食一日食谱

类型	食物名称和量	蛋白质（g）	热量（kcal）
早餐	馒头 100g*	7.0	223
	煮鸡蛋 100g	12.1	143
	炝拌豆腐 100g*	6.6	84
	豆浆 100ml	3	31
加餐	牛奶香蕉麦片粥 200ml*	7.68	220
午餐	豆腐鸡肉丸 100g	6.82	150
	肉末蛋羹 100g	6.3	61
	碎菜叶肉末粥 100g	3.92	73
加餐	红枣糕 100g*	6.35	354
晚餐	清蒸龙利鱼 100g*	15.01	73
	闷烧猪血 100g	10.43	75
	白菜叶鸡蛋面 100g	9.0	206
加餐	纯牛奶 250ml	7.75	162
	芒果 100g*	1	32
总计		102.96	1887

注：*. 为高钾食品

3. 重体力劳动者：计算每日所需总热量，患者为男性，身高 170cm，体重 74kg，BMI 25.6kg/m²，超重。

理想体重为 170-105=65kg。每日基础代谢热量为 10×74+6.25×170-5×52+5=1547.5kcal，全天摄入总热量≥1547.5kcal。正常人每天摄入碳水化合物占总热量的 50%～60%，蛋白质占 10%～15%，脂肪占 20%～30%，考虑到患者术后恢复需要，每天摄入碳水化合物 55%，蛋白质 25%，脂肪 20%。

患者体重超重，但其营养摄入并不均衡，根据肿瘤术后膳食原则，每日供给的优质蛋白质、维生素要充足，以促进术后恢复。全天摄入总热量应≥1547.5kcal，蛋白质含量应≥98.3g，应摄入充足的多种维生素及微量元素，食盐<5g/d。随着术后下床活动量的增加，能量逐步增加到 1800～2200kcal。

4. 推荐治疗膳食：高蛋白、充足维生素和微量元素、低盐膳食，如牛奶、鸡蛋、瘦肉、鱼肉、虾肉、豆腐、蛋糕、菜汁、烂粥、芝麻糊等，并将这些食物按照流食、口腔半流食、软饭的制作要求烹饪。

5. 进食注意事项：单侧手术者，术后用健侧进食；为防止呛咳、误吸，首次进食尽量选坐位并缓慢小口进食；为预防术后出血，食物温度不宜超过 40℃；避免煎炸食品，忌用过咸、辛辣刺激性食物刺激伤口；禁食番茄、醋、酸奶等过酸的食物，以免刺激唾液腺分泌，使伤口渗液增加，导致伤口出血和感染。

6. 烹饪方法：以冲、蒸、水煮为宜。流食要打烂捣碎，制成浆、糊、泥状；软食要煮烂制软。

7. 进餐次数：少食多餐，每天约 6 次。

8. 围手术期膳食治疗过程中，为患者提供心理支持和关爱，鼓励其积极参与膳食治疗，提高膳食治疗依从性。

【健康教育】

1. 针对术后患者疼痛不能进食的情况，说明长时间禁食水可能会诱发与营养相关的疾病，如出现营养不良、低钾血症、低血糖等症状。营养不良会导致身体恢复缓慢、免疫力降低、伤口愈合不良、感染、消瘦、贫血等。低钾血症会出现肌肉无力，甚至呼吸、吞咽困难，腹胀、恶心、精神萎靡，反应迟钝，心律失常，严重者可导致心力衰竭、猝死等。低血糖常见症状为心悸、大汗、震颤、饥饿，严重的低血糖可出现神志改变，造成脑不可逆损伤，甚至死亡。

2. 指导患者术后饮食应遵循少食多餐、循序渐进的模式，由流食→口腔半流食→软饭逐渐过渡。

3. 教会患者学会看食品成分表及主要营养成分含量。

4. 向患者宣传戒烟的必要性，要求患者戒酒或限制饮酒。

5. 告诉患者术后需要供给蛋白质、多种维生素、微量元素充足的食物，限制食盐的摄入量，防止血压升高。

6. 关注患者在改变饮食习惯过程中的诉求和心理变化，愉快接受口腔半流食和软食。

三、相关知识链接

（一）个案分析健康教育模式

健康教育模式是通过传播健康知识、观念、态度、技能和行为，帮助目标人群建立正确的健康行为和生活方式。个案分析健康教育模式是一种注重个体差异、以具体案例为基础的教育方式，它能够帮助教育者深入了解受教育者的健康状况和需求，通过对其生活习惯、家族病史、健康状况等方面的深入分析，制订符合其实际需求的健康教育计划。

（二）治疗膳食

在常规膳食治疗基础上，根据病情特点，采用调整膳食中营养素成分或制备方法达到治疗目的而设置的膳食，称为特殊治疗膳食或调整营养成分的膳食。

1. 流质膳食　流质膳食简称流食，容易消化，无须咀嚼，含渣很少，呈流体状态，在口腔内能融化为液体的膳食。

（1）适用范围：高热、急性重症、无力咀嚼者、口腔术后、耳鼻喉术后、消化道急性炎症或溃疡、肠道手术前后患者等。

（2）膳食原则

1）热量及营养素要求：流质膳食是不平衡膳食，营养素不足，只能作过渡期膳食。全天供给总热量 800 ～ 1600kcal。

2）膳食性状：食物均为流体、糊体状态，进入口腔后即溶化成液体，易吞咽，易消化。

（3）食物选择（表 12-5）。

表 12-5　流质膳食

	种类	食物名称
适用食物	主食	米汤、米糊、藕粉、芝麻糊、五谷豆浆等
	肉类	滤渣后的肉汤、鸡汤、鸭汤、鱼汤等
	蛋类、豆制品	蛋羹、豆浆、豆腐脑、杏仁豆腐等
	蔬菜、水果类	蔬菜汁、水果汁、蘑菇菌汤等
	奶类	牛奶、麦乳精、奶酪等
忌选食物		固体食物，含膳食纤维多的食物，油腻刺激性食品，强烈刺激调味品口腔科患者不能食用番茄汤（容易刺激唾液分泌，伤口渗液增加，导致伤口出血和感染）

（4）制作要求：将原料食物蒸熟煮透后研磨绞碎成糊状，各种汤类煲成浓汤，滤渣后食用。

（5）餐次餐量要求：少食多餐，每日 6 餐以上。主餐全量为 400ml/ 餐，加餐全量为 200ml/ 餐。

2. 口腔半流质膳食　口腔半流质膳食是口腔患者常用的一种饮食，外观呈半流体状态，易咀嚼和消化，是介于软食与流质膳食之间的过度膳食。

（1）适用范围：口腔疾病、颌面部整形手术后、喉部疾患手术前后、食管疾病症同手术前后；咀嚼功能不好的老年人。

（2）膳食原则

1）热量及营养素要求：保证充足的热量、维生素和矿物质，蛋白质正常量供给。全天供给总热量 1500 ～ 1800kcal。

2）食物性状：食物均切碎制软，呈半流体状，易咀嚼吞咽，含膳食纤维少。

3）食物选择见表 12-6。

表 12-6　口腔半流膳食

种分类		食物名称
适用食物	主食	馒头、小笼包、面条、面片、馄饨、面包、蛋糕等；各种粥类，如白米粥、小米粥、肉末粥、肉末碎菜粥、麦片粥、皮蛋粥、山药粥等
	肉类	瘦嫩的猪肉、鸡肉、鸭肉等制成肉末、肉泥，如肉末菜泥羹、肝泥羹、动物血，鱼虾等制成小鱼丸、虾丸等
	蛋类、豆制品	蛋类除煎、炸之外各种烹调方法均可，如蒸蛋羹、煮嫩鸡蛋、松花蛋等；豆浆、豆腐脑、豆腐汤等
	蔬菜、水果类	粗硬纤维较少的蔬菜切碎加于汤面或粥中，如胡萝卜、菠菜、冬瓜等，或制成菜汁、菜泥；水果制成果泥、果冻、果汁，如香蕉、桃、西瓜等
	奶类	牛奶、奶酪等
忌选食物	主食	米饭、蒸饺、煎饼等粗硬、不好咀嚼消化的主食
	肉类	大块肉类
	蔬菜、水果类	大块蔬菜，含粗纤维较多的蔬菜，如韭菜、芹菜、藕等 口腔科患者禁用过酸的食物，如番茄等
	油类、调味品	煎炸烤食物，如煎鸡蛋、熏鱼、炸丸子等；刺激性调味品，如辣椒、胡椒粉、芥末等

（4）制作要求：主食应制软做细，蔬菜要剁成碎末，肉类加工成肉末、肉泥，烹调忌用煎、炸、爆炒等方式，不用辛辣刺激性调味品。

（5）餐次要求：每日 6 餐。

3. 软食　也叫软饭，质地软，易咀嚼，易消化，是介于普通膳食和半流质膳食之间的一种膳食。

（1）适用范围：轻度发热、胃肠手术后、口腔疾病、消化道疾病及老年人、幼儿。

（2）膳食原则：软食是一种平衡膳食，各类营养素应满足患者的需求，通常总、热量为 1800 ～ 2200kcal，蛋白质和其他营养素按正常摄入量供给。

（3）食物选择见表 12-7。

表 12-7 软食膳食

种类		食物名称
适用食物	主食	软米饭、各种米粥、馒头、发糕、包子、饺子、馄饨、面条、蛋糕、面包等
	肉类	肌纤维较细短的鸡肉、鱼肉、虾肉制成肉末或细丝，肉丸、鱼滑、虾滑、软烧鱼块
	蛋类、豆制品	蒸蛋羹、煮嫩鸡蛋、松花蛋、豆浆、豆腐、豆腐脑、豆腐汤、豆腐丝等
	蔬菜、水果类	含粗纤维少的蔬菜及水果，如南瓜、冬瓜、菜花、土豆、山药、胡萝卜、菠菜及香蕉、木瓜、苹果、桃等
	奶类	牛奶、奶酪、酸奶等
忌选食物	主食	硬饭、粗粮等不好消化的主食，如死面烙饼、糙米饭、玉米、烤馍片等
	肉类	刺多的小鱼，粗硬带筋的肉类，如鸡爪、腱子肉、蹄筋等
	蔬菜、水果类	含粗纤维多的蔬菜和水果，如芹菜、韭菜、竹笋、黄豆芽、金针菇、蒜薹、山楂、菠萝等
	干果	硬壳干果类，如花生仁、核桃仁等
	油类、调味品	煎炸、油腻食物，刺激性调味品，如煎鸡蛋、辣椒、胡椒粉、咖喱等

（4）制作要求：烹调时大多采用蒸、煮、炖、烩等方式，蔬菜选用嫩叶切成小段儿，质硬蔬菜应煮烂制软，苹果类水果可蒸炖食用，肉类皆切碎制软。避免用煎、炸、爆炒等方法，避免用辛辣刺激食品及调味品。

（5）餐次要求：每日 5 餐。

第二节 口腔颌面部恶性肿瘤

学习目标

掌握口腔颌面部恶性肿瘤患者的营养治疗原则及吞咽、张口、咀嚼功能的评估与功能锻炼。运用知信行理论模式向患者讲解疾病相关健康知识，帮助患者建立科学的理念，增强有效的自我管理。

一、概述

口腔颌面恶性肿瘤发病率位居全球恶性肿瘤第六，且呈全年增长趋势，口腔位于消化道的起始位置，对进食及吞咽功能极为重要，口腔颌面恶性肿瘤常因疼痛、肿块等原因造成吞咽困难，使患者摄入量减少，从而导致营养不良。此外，恶性肿瘤本身的高代谢状态会消耗更多的营养素。研究表明，头颈部恶性肿瘤患者营养不良的发生率为 50%～70%，患者前期营养不良又因手术等原因无法得到足够的营养供给，势必会加剧口腔癌患者营养不良的风险，进而导致患者住院时间延长、创口愈合缓慢、并发症多。因此及早对口腔颌面部恶性肿瘤患者进行营养风险筛查、评估及干预将成为改善疾病预后的重要环节。

二、典型案例

【场景】口腔颌面外科病房。

【案例】

1. 患者男，71 岁。2 年前无明显诱因自觉右侧上颌后牙疼痛不适，伴面部肿胀，2022 年全身麻醉下行右侧上颌骨肿瘤扩大切除，术后局部疼痛，需长期服用镇痛药物；2023 年牙龈出血，纱布按压 20 分钟后血止；2024 年 1 月右侧面部肿胀，在外院切开排脓；2024 年 5 月再次出血，以"颌骨骨髓炎；上颌骨恶性肿瘤术后"收入院。

2. 职业：退休。

3. 既往史：无其他慢性病。

4. 生活饮食习惯：河北人，2022 年确诊恶性肿瘤行手术切除治疗后，患者咀嚼、吞咽有关的器官结构和（或）功能受损，导致患者继发结构性吞咽障碍。上颌骨恶性肿瘤术后，患者饮食清淡，以稀饭、面条汤半流食为主，食物种类单一，每日 3 餐后，养成食入少量水果的习惯，因颌骨缺损，咀嚼功能差，摄入新鲜蔬菜纤维膳食少。

5. 查体：身高 173cm，体重 52kg，BMI 17.4kg/m^2。右侧面部凹陷，张口受限，张口度约 1 横指，13～17 牙缺失，上腭部空腔状缺损，黏膜红肿。饮水频繁呛咳，不能全部咽下，洼田饮水试验 5 级，提示吞咽功能差。

6. 劳动强度：卧床休息为主。

7. 运动方式：每天步数＜100 步。

8. 实验室检查：血清白蛋白 32.7g/L，红细胞 3.66×10^{12}/L，血红蛋白 98g/L。

9. 颌面部增强 CT 提示右侧上颌 12 牙远中至上颌结节区骨缺失，右侧颧弓下缘不连续影像，下颌角、下颌升支不连续影像，呈蜂窝状吸收，下颌升支前缘大块死骨形成，游离状。喙突不连续影像，髁突较完整。

10. 膳食医嘱：匀浆膳 400ml，每日 3 次；肠内营养混悬液 500ml/d。

【营养风险筛查】

1. 应用 24 小时膳食回顾法/日志法，了解、评估每日膳食摄入的总热量、蛋白、维生素和其他营养素摄入水平，对患者连续 3 天食物消耗量准确记录。

2. 使用营养风险筛查工具（NRS2002），患者高龄，自 2002 年手术后，食物摄入减少，BMI 17.4kg/m^2，肱三头肌皮褶厚度 < 11.0mm，上臂肌围 23.0cm，营养风险评分 3 分，提示中度营养不良。

3. 营养评价指标：血清白蛋白 32.7g/L，红细胞 3.66×10^{12}/L，血红蛋白 98g/L，根据生化结果提示低蛋白血症，基于 NRS-2002 评估：血清白蛋白（32.7g/L）、BMI（17.4kg/m^2）等各项指标，目前患者存在中度营养不良。

【营养评估】

1. 患者饮食结构不合理，总热量、蛋白质摄入不足，营养搭配不均衡。

2. 总热量摄入不足，根据 24 小时膳食回顾法，患者每天摄入膳食总热量，远远低于每日身体所消耗量。

3. 蛋白质摄入不足：应用食物日志对患者饮食习惯实施评估，自 2002 年手术后，需长期服用镇痛药物引发胃部不适，经胃管注入少量匀浆膳，耐受性差，无其他蛋白质摄入。

4. 饮食结构单一：因吞咽困难及胃部不适，患者三餐摄入以匀浆膳为主，但量少，每次约 80ml，营养严重缺乏。

5. 睡眠质量差，因肿瘤导致疼痛明显，严重影响睡眠质量，夜间间断睡眠，时间 3 ~ 4 小时。

6. 饮水频繁呛咳，不能全部咽下，洼田饮水试验 5 级，提示吞咽功能差；上下切牙切缘间距仅可垂直置入 1 横指，MIO 为 10 ~ 20mm，提示中度张口受限。

【知信行理论模式】通过对患者营养评估、问诊，了解到患者对疾病严重程度认知不够充分，虽然在疾病确诊后对饮食结构有所调整，但是未根据"口腔癌"营养需求，设定每日营养配餐，最终导致机体营养物质摄入不足，营养不良加重，形成恶性循环。

通过护士健康宣教，患者获取了口腔癌有关知识，强化了患者对疾病的认识，在患者家属的积极配合下，提高了自我管理能力。

【膳食治疗原则】根据患者口腔颌面部恶性肿瘤病史判断，患者属于混合型营养不良，表现为体重下降、体质虚弱、低蛋白血症。为有效预防因摄入不足导致营养不良的恶性循环的进一步加重，改善营养状况，提高生活质量，我们采取了以下措施。

1. 制订膳食医嘱　匀浆膳 400ml，每日 3 次；肠内营养（SP）500ml，每日 1 次。

2. 正确指导患者计算每日所需总热量　身高 173cm，体重 52kg，BMI 17.4 kg/m^2。理想体重为 173-105=68kg，每日总热量为 68×（20～25）=1360～1700kcal，全天总热量≤1700kcal，其中碳水化合物占总热量 60%，蛋白质占 20%，脂肪占 20%，食盐＜3g/d。碳水化合物 816～1020kcal；蛋白质、脂肪各占总热量 20%，即 272～340kcal。按照 1g 碳水化合物 =4kcal；1g 蛋白质 =4kcal；1g 脂肪 =9kcal 计算，即碳水化合物 204～255g；蛋白质 68～85g；脂肪 30.2～37.8g。

3. 蛋白质摄入　蛋白质摄入量＞1.2g/（kg·d）时才能更好地发挥临床营养支持疗效，与热量供给不同，术后蛋白质的供给要求足量补充。一般术后蛋白质的目标需要量推荐为 1.2～1.5g/（kg·d），且可根据患者的实际情况适当调整营养方案，即患者每天蛋白质的目标供给量为 62.4～78g。

4. 膳食纤维摄入　在术后饮食中除匀浆膳所含的菜汁 200ml 外，加入了等渗配方的膳食纤维全营养配餐粉 200ml，含纤维素的等渗蛋白质配方具有良好的肠道耐受性，可以减少对胃肠道的刺激和减少消化液渗出，以降低患者腹胀、腹泻的发生风险。

5. 五阶梯疗法　营养计划根据患者病情和营养指标的变化进行调整。

（1）第一阶梯：为正常饮食 + 营养教育。

（2）第二阶梯：为正常饮食 + 口服营养补剂。

（3）第三阶梯：为完全肠内营养。

（4）第四阶梯：为部分肠内营养 + 部分肠外营养。

（5）第五阶梯：为完全肠外营养。

当下一阶梯不能满足目标需求量 70% 热量需求 3～5 天时，应选择上一阶梯。

6. 每日液体的摄入量　病情严重者液体入量应限制在 1.5～2.0L/d，保持出入量负平衡约 500ml/d。制订液体摄入量计划时也应遵循个体化原则，与患者体质量，有无呕吐、腹泻等实际情况相结合。

7. 营养干预　注意肠内营养的"6度"管理（浓度、速度、温度、角度、舒适度、清洁度），遵循浓度由低到高（从低浓度开始）、速度由慢到快（25ml/h 开始到 125ml/h）、容量从少到多（从 500ml/d 开始）的原则。如果患者耐受好则可以逐渐增加进食量，根据热量需求进行合理分配和精准评估，直至达到目标摄入量，与此同时应严密观察患者有无胃肠道反应。使用加温器维持营养液的温度在 38 ～ 40℃、鼻饲时摇高床头 30°，输注完毕后保持半卧位 30 分钟，保持环境干净、舒适。有严重营养不良风险或需要进行术后辅助放、化疗的口腔癌患者，出院后继续口服营养补充 4 周（表 12-8）。

表 12-8　口腔颌面部恶性肿瘤术后鼻饲方案

时间	鼻饲量	滴速
术后第一阶段	500ml 肠内营养液	25 ～ 50ml/h
术后第二阶段	1000ml 肠内营养液	50 ～ 100ml/h
术后第三阶段	鼻饲 1500ml 肠内营养液及以上	100 ～ 125ml/h

【健康教育】

1. 教会患者把握饮食总原则：高蛋白、富含膳食纤维，根据自身情况制订总热量。

2. 告知患者不宜食用过凉及辛辣刺激性食物，以免刺激唾液腺分泌。

3. 由家人监督患者每日进食，若每日热量、蛋白摄入量不足所需量的 3/4，应调配营养，改变食物的制作方式及种类。比如可以将富含优质蛋白的肉类搅成肉馅，蔬菜打碎呈菜泥，必要时辅以口服营养粉补充。

4. 养成记录饮食日记的习惯，记录每一餐食物种类、数量、每天进餐时间，若患者出现消化不良、食欲减退应及时调整饮食方案。

5. 术后选择鼻饲肠内营养液的患者，视个体恢复情况确定每日鼻饲肠内营养液的总量（控制在 1500 ～ 2500ml/d）。

6. 定期监测血清白蛋白、血红蛋白、转铁蛋白等营养指标，以此作为依据来调整饮食，满足机体需求。

7. 吞咽功能康复训练：指导患者进行口腔功能训练，根据患者吞咽功能恢复情况和伤口愈合情况适时拔除胃管，逐渐过渡到流质饮食，再过渡到半流质饮食或普通饮食。

（1）唇部训练：建议患者术后第 2 周进行。首先指导患者发数字"5"，然后张嘴发"7"，交替发"5""7"；上、下唇配合发"8"，鼓起两颊模仿漱口动作。上述每个发音动作持续 1 ～ 2 次，每次循环 5 ～ 10 分钟，以患者不疲劳为宜。该训练方法较为温和，适合大部分吞咽困难患者的早期康复。

（2）再造舌功能训练：建议患者术后第 3 周开始训练。开始先指导患者做伸舌、缩舌、顶舌、弹舌、舔舌、卷舌的功能训练，保证患者舌体在口腔各个方向运动，同时指导患者使用吸管吸取温开水、牛奶等，开始时每天 3～4 次，每次 15～20 分钟，逐步增加；鼓励患者通过讲话以锻炼患者舌体活动，尽快恢复其功能。但该方法适用于移植后发生吞咽困难的患者。

（3）口腔操：术后第 2 周开始，指导患者进行唇部放松，上、下唇微闭，舌自然放平，然后模拟咀嚼过程。同时指导患者上、下磨牙相对运动，以能耐受不引起疼痛为度。口腔操由于运动幅度小，不需要辅助工具参与，适合不同程度张口受限的患者进行训练。

（4）张口训练：术后第 3 周开始，对轻度张口受限者采用主动张口练习，指导患者用力张口至颞部肌肉稍有胀感，保持 5～10 分钟，暂停 1 分钟，进行 3～4 个循环，每天训练 3 次左右；中重度张口受限患者需要借助张口器进行，先嘱患者最大限度地张开口部，从一侧磨牙处塞入张口器，顺时针旋转张口器至患者颞部肌肉稍有胀感，同法训练另一侧，建议每日 3 次。

（5）吞咽功能训练法：指导患者进食时取高半卧位或端坐位，从吃较黏稠的糊状物(如藕粉、蛋羹等)开始，待患者适应后逐步过渡到半流质饮食再到流质饮食。循序渐进，逐步恢复正常吞咽功能。

8. 咀嚼吞咽康复训练

（1）口腔感觉训练：通过刺激 K 点可以诱发患者的张口和吞咽启动；咽部冷刺激可改善感觉及摄取食物能力。

（2）口腔运动训练：包括舌运动、唇及面颊运动和下颌运动。①舌运动：指导患者主动或被动向各个方向尽力伸舌，用舌尖舔抵口唇、双颊及腭部，练习舌根上抬；或用压舌板自舌尖处向舌根方向施压，患者伸舌用力前推抵抗。②唇及面颊运动：用力闭唇、鼓起双侧颊部模仿漱口的动作。③下颌运动：先尽量做张口运动，然后放松下颌后再做前伸及侧方运动。

（3）气道保护方法：用力吞咽法、声门上吞咽法、超声门上吞咽法和门德尔松手法。

（4）吞咽功能代偿性方法：吞咽姿势调整、每口进食量调整和食物性状调整。

9. 张口受限康复训练：推荐患者在术后 3～4 周或放疗前 1～3 周，根据自身情况，进行主动（张口法、叩齿）或被动（手指掰开法、支撑法）张口锻炼。其中张口法时，口腔迅速张开，然后闭合，张口到最大限度，停 5 秒，再闭口；每次练习 2～3 分钟，3～5 次 / 日。也可执行"5-5-30 方案"，即使用 TheraBite 运动康复系统锻炼，每日练习 5 组，每组重复张口 / 闭口动作 5 次，每次保持张口 30 秒。

三、相关知识链接

评估吞咽能力障碍量表及试验：针对口腔颌面部吞咽困难的患者，目前还没有适合护理人员操作的筛查金标准，目前临床上护理人员使用较多的是经典的洼田饮水试验、耶鲁吞咽方案和多伦多床旁吞咽筛选试验。

（一）洼田饮水试验

洼田饮水试验是根据患者饮水时间和呛咳情况将其分为 5 级。该试验操作简单，但依赖患者主观感觉，只能反映液体误吸而不能发现隐匿性误吸，与临床和实验室检查结果存在较多不一致，并需要患者意识清楚并能根据指令完成试验（表 12-9）。

表 12-9　洼田饮水试验

分级	描述	吞咽功能说明
1 级 a（优）	5 秒内 1 次喝完无呛咳	正常
1 级 b（优）	5 秒以上 1 次喝完无呛咳	可疑吞咽障碍
2 级（良）	分 2 次以上能不呛咳咽下	
3 级（中）	能 1 次咽下，但有呛咳	吞咽障碍
4 级（可）	分 2 次以上咽下，但有呛咳	
5 级（差）	频繁呛咳，不能全部咽下	

（二）耶鲁吞咽方案

耶鲁吞咽方案用以评估患者有无中断饮水及饮水前后有无咳嗽、梗阻等。但该试验对受众存在一定的选择性，其排除标准为：意识不清患者、存在吞咽障碍病史且目前具有饮食性质限定的、现有肠内营养管路的、气管切开患者、必须抬高床头＜ 30° 患者。试验具体操作流程如下。

1. 简易认知水平测试，如说出你的名字及今年年份。

2. 口腔检查，如按照指令合拢口唇、观察舌灵活度、观察面部的表情。

3. 90ml 饮水任务，指导患者端坐，连续缓慢饮用 90ml 的水。

4. 观察患者有无中断饮水及饮水前后有无咳嗽、梗阻现象。若中断饮水，或出现明显的误吸征象如咳嗽、梗阻等，即被认为存在吞咽障碍。若患者状态改善则指导患者在 24 小时内重新进行测试。

（三）多伦多床旁吞咽筛选试验

多伦多床旁吞咽筛选试验（Toronto bedside swallowing screening test, TOR-

BSST）是由舌活动、饮水试验、饮水前及后发声 4 个条目组成，是识别吞咽困难程度的简易筛查工具。

（四）咀嚼吞咽功能的评估

建议进行咀嚼效率测试、咬合力分布评定。

1. 咀嚼效率测试　称取花生仁 3g（含水率约 5%）、胡萝卜丁 4g（含水率 85%），分别咀嚼一定次数后，将咀嚼后的食物团干燥、过筛（孔径 2.4mm）、称重后计算咀嚼效率，计算时乘以干燥系数。该测试适用于有牙颌患者来判断其咀嚼功能，对吞咽困难者应谨慎选择。

2. 咬合力分布评定　采用 T-Scan Ⅱ 咬合分析仪对患者自然咬合至使用最大咬合力的过程进行记录，重复 3 次，每次间隔 3 分钟，详细方法可参照使用说明书，该方法为咬合力康复提供客观指标。

（五）张口受限状况的评估

张口受限（mouth opening，RMO）又称张口困难。测量方法为：患者处于直立位，测量其最大张口时上、下颌中切牙切缘间的距离，即最大切牙距离（maximal interincisal opening，MIO），单位为毫米（mm）；对于无牙颌患者，MIO 即测量最大张口状态下，上、下颌牙槽嵴顶之间的距离。正常 MIO 为 37～45mm，MIO≤35mm 可诊断为张口受限。建议临床上按照以下标准进行张口受限评定（表 12-10）。

表 12-10　张口受限评定

受限评定	张口程度
轻度张口受限	上、下切牙切缘间距仅可垂直置入 2 横指，MIO 为 20～25mm
中度张口受限	上、下切牙切缘间距仅可垂直置入 1 横指，MIO 为 10～20mm
重度张口受限	上、下切牙切缘间距仅可垂直置入不到 1 横指，MIO＜10mm
完全张口受限	完全不能张口，也称牙关紧闭

参考文献

[1] Pfister DG, Spencer S, Aaelstein D, et al. Head and eck cancers，version 2.2020，NCCNcl Inical patice guicelines in oncology[J]. J Natcompr Cane Netw，2020，18（7）873-898.

[2] 王延，蒋通辉，庄海，等. 术前肠内营养支持治疗在口腔鳞癌患者加速康复中的应用 [J]. 中国口腔颌面外科杂志，2020，18（2）：122-126.

[3] 张慧敏，刘俊杰，刘进，等. 口腔癌患者营养风险管理的循证实践 [J]. 护理学杂志，2022，37（12）：88-91.

[4] 顾芬，王悦平，杨文玉，等 . 口腔颌面头颈肿瘤术后康复护理专家共识 [J]. 上海交通大学学报（医学版），2023，43（10）：1289-1296.

[5] 吴洪芸，杨悦 . 口腔颌面部肿瘤患者吞咽困难评估量表的应用现状及功能训练的研究进展 [J]. 中华现代护理杂志，2019，25（14）：1842-1845.

[6] 郭宏梅，徐春燕，牛文娟，等 . 改进蛋白质饮食护理方案在口腔颌面部恶性肿瘤游离组织瓣修复术患者中的应用效果研究 [J]. 当代护士，2023，30（28）：45-48.

[7] 田境，胡琼，粟洪艳，等 . 营养风险筛查指导干预模式在口腔癌患者围手术期的应用效果 [J]. 中西医结合护理（中英文），2023，9（3）：5-8.